En defensa de las vacunas

Familia

Carlos González

En defensa de las vacunas

Protege la salud de tu hijo

Edición revisada y actualizada

ESPASA

PEFC Certificado

Este libro procede de bosques gestionados de forma sostenible

PEFC

PEFC/14-38-00305 www.pefc.es

Espasa, un sello editorial de Editorial Planeta, S. A.
Avda. Diagonal, 662-664, 08034 Barcelona (España)
www.espasa.com
www.planetadelibros.com

Diseño de la cubierta: Booket / Área Editorial Grupo Planeta
Ilustración de la cubierta: Shutterstock
Primera edición en Colección Booket: abril de 2025

Depósito legal: B. 5.758-2025
ISBN: 978-84-670-7688-2
Composición: Realización Planeta
Impreso en España

Biografía

Carlos González (Zaragoza, 1960), licenciado en Medicina por la Universidad Autónoma de Barcelona, se formó como pediatra en el Hospital de Sant Joan de Déu de esta ciudad. Fundador y presidente de la Asociación Catalana Pro Lactancia Materna (ACPAM), en la actualidad imparte cursos sobre dicha materia para profesionales sanitarios. Durante más de veinte años colaboró con la revista *Ser Padres*. Tras el éxito de *Mi niño no me come* (1999), publicó *Bésame mucho* (2003) y *Un regalo para toda la vida* (2006), traducidos a diferentes idiomas. Estas tres obras conjuntamente editadas conforman *Comer, amar, mamar* (2009). Su cuarta obra, *Entre tu pediatra y tú* (2010), es una selección de cartas (y sus respuestas) de padres y madres angustiados por problemas de alimentación, sueño, hábitos y maternidad en general. *En defensa de las vacunas* (2011) es un argumentado y riguroso alegato en favor de la vacunación, mientras que *Creciendo juntos* (2013) trata temas como la paternidad en el mundo de hoy, los estilos parentales, la hiperactividad o la adolescencia. En su último libro, *Hablando de niños* (2019), hace un recorrido por la crianza en la literatura. Está casado, tiene tres hijos y dos nietos, y vive en Hospitalet de Llobregat.

Índice

A Luis y Fina, viejos amigos

Agradecimientos

El autor da las gracias por sus valiosos comentarios a la doctora Mireia García-Carrasco y al doctor Joan Ramón Villalbí, de la Agencia de Salud Pública de Barcelona, al doctor Adriano Cattaneo, del Instituto Burlo Garofolo de Trieste, y al doctor Luis Ruiz. Gracias también a Julio Basulto y a Marina González por su ayuda en la búsqueda de bibliografía.

Prólogo a esta edición

En la primera edición de esta obra (2011) intenté desmentir los errores y las falsedades de los que entonces eran casi los únicos libros antivacunas publicados en España: el del doctor Uriarte y el del doctor Marín.

Desde entonces han surgido numerosos libros contra las vacunas, y aún más páginas y canales de internet. En esta actualización intentaré desmentir algunos de esos bulos de la red y también comentaré el libro del médico italiano Eugenio Serravalle *Vaccinazioni: alla ricerca del rischio minore* (Turín, Il Leone Verde, 2014).

No se puede llegar a todo, por supuesto. Se dice que la mentira tiene las patas muy cortas, lo que podría interpretarse como que no puede llegar muy lejos, o como que la verdad la atrapará pronto. Pero me temo que ambas interpretaciones serían demasiado optimistas. La mentira puede llegar lejísimos; y ahora, gracias a internet, lo hace en un instante. Además, una mentira se puede inventar en segundos, mientras que desmentirla de forma correcta a menudo requiere horas de trabajo. La que tiene las patitas cortas es la verdad.

También hemos vivido en este tiempo una terrible pandemia. Millones de muertos, la economía mundial destrozada y, como era de temer, los antivacunas más activos que nunca. El COVID ha traído dos importantes novedades (o tal vez son dos cosas que ya estaban presentes y simplemente se han hecho más evidentes):

1. La relación entre los antivacunas y la extrema derecha

Durante décadas, ser antivacunas parecía ser un poco de izquierdas. No de izquierdas de verdad, desde luego, sino solo de ese laxo sector «progre» o «alternativo». La Unión Soviética, la China comunista o Cuba siempre han vacunado con entusiasmo. En España, ni el PSOE ni los partidos a su izquierda han estado nunca contra las vacunas. En Italia, Beppe Grillo, el fundador del Movimiento 5 Estrellas, más o menos de izquierdas, había criticado repetidamente las vacunas. Pero cuando en 2017 un editorial del *New York Times* se lo reprochó, Grillo lo negó rotundamente.

Y de pronto, con el COVID, vimos a la ultraderecha profundamente involucrada con los antivacunas. Ultraderecha de la que da miedo, sobre todo en Alemania e Italia. Hubo antivacunas entre los que tomaron el Capitolio en Washington en enero de 2021, y más tarde otros antivacunas asaltaron la sede del principal sindicato italiano. ¿Se han vuelto fachas los antivacunas de toda la vida, o se han vuelto antivacunas los fascistas de toda la vida?

En España, Santiago Abascal, líder de Vox, se negó a declarar en público si se había vacunado o no. Supongo que sí que se había vacunado, pero sabía que iba a perder algunos votos si lo reconocía.

2. La ruina moral e intelectual de su argumentario

Tradicionalmente, la mayoría de los argumentos contra las vacunas eran, si no ciertos, al menos racionales.

¿Que una vacuna no funciona? Podría ocurrir. Sin duda los científicos han investigado muchas vacunas que al final no han funcionado. A principios de 2020, había un centenar de proyectos de investigación en busca de una vacuna contra el COVID; la mayoría no llegaron a ninguna parte. Lo que los antivacunas ocultan es que las vacunas solo se aprueban y se utilizan de forma generalizada cuando se ha demostrado que sí que funcionan.

¿Que las vacunas tienen efectos secundarios? Por supuesto que sí, todas las vacunas (y todos los medicamentos) los tienen, y en internet se puede encontrar fácilmente el prospecto y la ficha técnica de cualquier vacuna, con una larga lista de posibles efectos adversos. En cada país y en cada momento solo se usan las vacunas cuyos beneficios superan ampliamente los posibles efectos secundarios.

Pero con el COVID asistimos a una avalancha de argumentos antivacunas absolutamente absurdos, irracionales, enloquecidos. Que si un chip que se activa con el 5G (cuando le pusimos el chip al perro, nos cobraron bastante, y el cacharro era claramente visible; ¿y ahora te están poniendo gratis uno invisible de última generación?), que si un intento de esterilizar a la población (cuando la natalidad está disminuyendo en todo el mundo, y en Europa a niveles muy alarmantes, y lo que quieren los gobiernos es que nazcan más niños), que si nos van a cambiar el ADN, que si a un señor en internet se le ha quedado una cucharilla pegada al brazo porque la vacuna es magnética...

Y luego, todavía peor, llegó la infamia. Docenas de personajes famosos murieron, según los bulos, por la vacuna. Pero habían muerto por otra causa, y algunos ni siquiera se habían vacunado (¡y otros ni siquiera se habían muerto!). No entiendo qué mentes retorcidas pueden dedicarse a inventar esos bulos.

Un cambio importante en esta edición es la supresión casi total de las referencias a internet. He comprobado que muchos de los enlaces que llevaban a ellas estaban rotas; muchas instituciones parece que se dediquen a mover las páginas de sitio. Así que, si le interesa cualquier documento de los que menciono, simplemente busque el título entre comillas y probablemente lo encontrará.

«Abascal tiene miedo de ahuyentar el voto de los antivacunas». *elDiario.es*, 15 de enero de 2022.

«Cómo la ultraderecha alimenta las protestas de los antivacunas en Europa». *El Periódico*, 11 de febrero de 2022.

«El fascismo resurge en Italia de la mano de los antivacunas». *The Conversation*, 13 de octubre de 2021.

«Leaders of the anti-vaccine movement used "Stop the Steal" crusade to advance their own conspiracy theories». CNN, 5 de febrero de 2021.

«NYT contro 5 Stelle: "Crociata anti-vaccini aiuta diffusione malattie". Grillo: "Su di noi fake news"». *La Repubblica*, 3 de mayo de 2017.

Introducción

Desde hace unos años, cada vez me encuentro con más padres que no vacunan a sus hijos porque creen que las vacunas son inútiles o innecesarias o peligrosas o las tres cosas a la vez. Algunos incluso se sorprenden de que yo esté a favor de las vacunas. Como si hubiera una especie de paquete ideológico raro-progre-natural, y si defiendes la lactancia materna o coger en brazos a los niños, también debes estar, «lógicamente», en contra de las vacunas y creer en la medicina «alternativa» y en la era de Acuario.

Pues no; son cosas que no tienen nada que ver. Para empezar, la lactancia materna a demanda no es una «cosa rara y alternativa», sino lo que recomiendan los expertos, las sociedades científicas, la OMS..., los mismos que recomiendan las vacunas, precisamente.

Si entra en la web de UNICEF, www.unicef.org, encontrará amplia información sobre lactancia materna y amplia información sobre vacunas, también en español. Son dos pilares fundamentales para la salud de los niños del mundo.

Si entra en la página web de la Asociación Española de Pediatría, www.aeped.es, verá arriba a la izquierda, muy juntitos, los enlaces al Comité de Lactancia Materna y al

Comité Asesor de Vacunas. El primero recomienda claramente la lactancia materna a demanda durante dos años o más (los seis primeros meses, lactancia exclusiva, y luego con otros alimentos). Y el segundo recomienda las vacunas.

¿Es usted votante o simpatizante de algún partido político? ¿Ha oído alguna vez a su partido prometer la supresión de las vacunas cuando lleguen al gobierno? Todos los gobiernos del mundo, de derechas, izquierdas o centro, capitalistas, comunistas, revolucionarios o islamistas, tienen programas de vacunación.

Y a las ONG a las que usted respeta y apoya, como Cruz Roja, Medicus Mundi, Ayuda en Acción, Médicos sin Fronteras o Intermón, ¿alguna vez las ha visto hacer campaña para «salvar a los niños del tercer mundo de las peligrosas vacunas»? ¿O las ve más bien intentando garantizar el acceso a las vacunas de todos los niños y promoviendo programas de vacunación allí donde trabajan?

¿Quién está a favor de las vacunas y quién está en contra? Abra los ojos.

A mí me los abrió una buena amiga, la doctora Sofía Quintero, colombiana afincada en Italia que durante años trabajó en Mozambique. La conocí hace muchos años, en una reunión europea sobre lactancia materna. En un grupillo, uno de los participantes hizo algún comentario contra las vacunas. Yo no le di importancia, había escuchado y leído otros comentarios similares y había aprendido a sufrirlos en silencio, como una de esas creencias que no vale la pena discutir, como el horóscopo o los ovnis. Pero Sofía se indignó y me dijo al oído: «¡Cómo puede ser tan irresponsable! ¡Qué rabia me dan estos europeos, que no han visto nunca morir a un niño de sarampión, de difteria o de tétanos, y se atreven a criticar las vacunas!». Desde entonces, ya no escucho estos comentarios con la misma calma.

Los padres que no vacunan a sus hijos suelen estar

muy informados. Han leído libros, han visitado páginas y páginas de internet. Están muy informados, pero muy mal informados. Porque esas páginas y esos libros que atacan a las vacunas están llenos de errores, falacias, medias verdades y mentiras completas. Mentiras a veces tan absurdas, tan contrarias a los hechos y tan insultantes para la razón, que los científicos no siempre se toman la molestia de desmentirlas. Los padres encuentran, por un lado, información oficial dirigida al público general, escueta, a veces algo paternalista, que frecuentemente se limita a decir «vacuna a tu hijo para protegerlo contra las enfermedades» o información científica muy muy larga, muy muy aburrida, a veces difícil de entender; y, por otro, argumentaciones vehementes y coloristas, datos y más datos (mal interpretados o falseados) y paranoicas denuncias sobre supuestas conjuras de la industria farmacéutica.

Muchos de esos que reniegan de las vacunas son médicos, y eso les da mayor credibilidad para algunas familias. ¿De qué se sorprende? Si hay médicos capaces de negar todas las enseñanzas de la ciencia y de recomendar la lactancia cada tres horas o dejar llorar a los bebés, ¿por qué no habría de haber también médicos que no tengan ni idea sobre las vacunas?

En este libro intentaré ofrecer a las familias la información que los antivacunas les niegan, y desmontar uno por uno sus engaños. No todos, porque se puede decir una mentira en apenas unas líneas, y a veces hacen falta varias páginas para desmentirla. En varios casos describiré paso a paso el proceso seguido para buscar la información correcta, para que el lector pueda hacer lo mismo.

Tal vez pueda servir también de ayuda para algunos compañeros, médicos y enfermeras, que se ven sorprendidos por las preguntas y dudas de los padres y que no saben bien qué contestar. Una vez me comentó una madre, a la que al parecer conseguí convencer para que vacunase a su hija: «Es que mi pediatra no me dio ninguno de esos datos que tú me has dado, se limitó a decir: "Hay que vacunar, porque es lo que hace todo el mundo"». Pues claro, lo comprendo perfectamente. De entrada, hablar sobre las vacunas con unos padres reticentes me suele llevar más de media hora; la mayoría de los pediatras no tienen más de cinco minutos por niño. Y, además, los médicos sabemos muchas cosas que no podríamos argumentar de memoria, sin pasar primero unas horas consultando libros. Por ejemplo, yo sé que la meningitis produce fiebre, vómitos y rigidez de nuca; pero no sé por qué, quién lo descubrió, cómo lo demostró... Si un paciente entrase en mi consulta diciéndome: «Pues he leído en un libro que la meningitis no da fiebre, vómitos y rigidez de nuca, sino tos, estornudos y dolor en el pie izquierdo», yo no tendría argumentos para intentar convencerle; me tendría que limitar a decir: «Eso son tonterías, le aseguro que los síntomas de la meningitis no son esos».

Este libro no intenta ofrecer información general sobre los efectos, indicaciones y contraindicaciones de las distintas vacunas (algo que ya se puede encontrar en muchos libros y muchas páginas de internet). No he escrito este libro con la intención de vender muchos ejemplares (¡mi editora me va a matar!), sino con la de llegar precisamente a quienes lo necesitan, a esos pocos padres que, con la mejor intención del mundo y engañados por las mentiras de los antivacunas, están dejando de vacunar a sus hijos.

Me he centrado en dos libros bastante populares en España, el del doctor Uriarte y el del doctor Marín. Mi primera intención era desmentir todos y cada uno de sus errores; pronto comprendí que era tarea imposible. Los libros que intento analizar y refutar son *Los peligros de las vacunas* (Ática, Barcelona, 2022), de Xavier Uriarte, y *Vacunaciones sistemáticas en cuestión* (Icaria, Barcelona, 2005), de Juan Manuel Marín Olmos.

Cómo engañan los antivacunas

Antes que nada, una aclaración. Criticar una o varias vacunas, decir que una o varias vacunas tienen demasiados efectos secundarios o que son poco efectivas o innecesarias en determinado momento y situación, no le convierte a uno en «antivacunas». El Gobierno español ha decidido no incluir en el calendario oficial de vacunaciones la vacuna de la fiebre amarilla, la de la tuberculosis, la de la encefalitis japonesa, la del cólera, la de la rabia..., pero no por ello es antivacunas. Varios médicos —y, entre ellos, varios expertos en salud pública— proponían hacia 2010 una moratoria en el uso de la vacuna del papiloma humano, considerando que su eficacia para prevenir el cáncer de útero y su efectividad en el caso concreto de España no estaban probadas y eran dudosas. Pero no por ello eran antivacunas. En 2009, numerosos especialistas se mostraron en contra de la conveniencia de vacunarse de la gripe A, pero no por eso eran antivacunas. Todos los expertos están de acuerdo en que las vacunas tienen contraindicaciones, en que hay niños que no se deben vacunar, pero no por eso son antivacunas.

Como en cualquier otra materia, también hablando de vacunas es posible encontrar datos contradictorios, interpretarlos de distinta manera, llegar a distintas conclusiones. Opinar que una determinada vacuna no es conveniente o necesaria en un determinado momento y lugar no significa ser antivacunas, como tampoco es «antiantibióticos» el médico que recomienda no tomar antibióticos para el resfriado.

Pero algunas personas son antivacunas. Siempre. Por principio. Engañan, porque están dispuestas a hacer cualquier cosa para desacreditar las vacunas.

La corrupción del lenguaje

Los antivacunas engañan ya en el nombre. En España han creado una Liga para la Libertad de Vacunación, un título doblemente engañoso:

Primero, porque a favor de la libertad de vacunación estamos todos. En España, como en la mayoría de los países, las vacunas no son obligatorias. Sería posible, en caso de epidemia con grave riesgo para la salud pública, hacer obligatoria alguna vacuna. Pero, en general, las vacunas del calendario oficial de vacunaciones son plenamente voluntarias. Podrán insistir más o menos, pero siguen siendo voluntarias, y hay en España (desgraciadamente) miles de familias que no vacunan a sus hijos, y no pasa nada. En algunos países, algunas vacunas sí que son «obligatorias», pero, por lo que sé, la exigencia no es muy grande. Serravalle, por ejemplo, se queja en su libro de que en Italia algunas de las vacunas son obligatorias..., pero, por otra parte, dice que conoce muchos niños sin vacunar. No parece que sus padres estén en la cárcel, ni que la policía los haya vacunado a la fuerza.

Pero, sobre todo, porque «libertad de vacunación» no significa eso. Si usted oye hablar de una liga para la libertad de prensa o para la libertad de sindicación, ¿cree que están a favor o en contra de los periódicos o de los sindicatos? ¿Qué le parecería que la Asociación para la Libertad de la Lactancia Materna se dedicase a decir que la leche materna no alimenta y que el biberón es mucho mejor?

Lo menos que pueden hacer es ir con la verdad por delante y denominarse «Liga contra la Vacunación» si eso es lo que piensan.

Porque, si usamos las palabras en su recto sentido, cualquier «Liga para la Libertad de X» debe dedicarse a defender X, a promocionar X, a defender el derecho de todos los ciudadanos a conseguir X.

Hay otros ejemplos de utilización de un lenguaje pomposo para hacer pasar una cosa por otra. El currículum de Uriarte, según la web de la Liga para la Libertad de Vacunación (en la reseña de uno de sus libros) incluye: Premio a la Investigación en Inmunidad y Vacunas en 1990 por la Academia de Homeopatía de Barcelona, Fundador del European Forum for Vaccine Vigilance (EFVV), miembro de la Liga por la Libertad de Vacunación (LLV), estudioso de las teorías endógenas y exógenas de la infección, divulgador por Cataluña, España, Europa y América del Sur del conocimiento sobre la inmunidad, infección y vacunas.

¿Quién concede ese premio?, ¿con qué criterios?, ¿cada cuánto tiempo?, ¿quién más lo ha recibido? Y, sobre todo, ¿por qué se lo han dado a un individuo que jamás ha investigado ni sobre vacunas ni sobre nada, que no tiene ningún estudio publicado en ninguna de las revistas indexadas en PubMed, y que en su libro demuestra saber bien poco sobre el tema? Busque «Premio a la Investigación en Inmunidad y Vacunas» en Google. No sale en ninguna otra página. Ni en la página de la Academia Médico Homeopática de Barcelona, ni en una nota de prensa, ni siquiera en las páginas de los antivacunas. Es un premio concedido entre amiguetes.

Si los padres leen que «el European Forum of Vaccine Vigilance dice tal cosa o tal otra», pueden pensar que se trata de un organismo serio, tal vez dependiente de la Unión Europea, que reúne a los principales expertos en el tema del continente, que es el organismo encargado de vigilar el funcionamiento de las vacunas. Pero no es así. Es la coordinadora de los antivacunas europeos. Es como si cuatro amigos, reunidos en el bar de la esquina, decidieran fundar el European Forum of Football Vigilance. Luego pueden dedicarse a hacer declaraciones oficiales sobre si lo del domingo pasado fue o no penalti.

En realidad, sí que existe un organismo oficial europeo que controla la seguridad de las vacunas y de otros medicamentos; la EMA, European Medicines Agency (www.ema.europa.eu). Y otro que controla las enfermedades, el ECDC, European Centre for Disease Prevention and Control (www. ecdc.europa.eu), y una red seria de información sobre enfermedades vacunables, Euvac (www.euvac.net).

En el capítulo 19 de su libro, Uriarte explica que en 1997 «se reunieron diversos países europeos». En cualquier otro contexto, decir «se reunieron diversos países» significa que se reunieron sus presidentes o sus ministros o sus representantes del más alto nivel. Si se reunieran los catedráticos de varias universidades, o los directores de varios hospitales, nadie diría «se reunieron diversos países», sino simplemente «se reunieron catedráticos de varios países». Pero a las reuniones de las que habla Uriarte no asisten ni catedráticos, ni directores de hospital, ni investigadores serios, ni ministros de Sanidad, ni embajadores ni presidentes de organizaciones científicas. Solo se han reunido «antivacunas de diversos países». Ellos solitos, sin la molesta presencia de ninguno de los miles de médicos o científicos europeos que sí saben algo sobre el tema. Y en una de esas reuniones han sacado, nada menos, el *Manifiesto europeo de cómo minimizar los efectos secundarios de las vacunas.*

Los padres que leen un *Manifiesto europeo* sobre un tema de salud tienen derecho a esperar que, con ese nombre, sea una cosa seria, respaldada por un organismo oficial. Por el Parlamento Europeo, o por una Cumbre Europea de Ministros de Salud o, al menos, por un Congreso Europeo de Farmacología o de Salud Pública. Los padres tienen derecho a esperar que las medidas recomendadas en semejante documento hayan sido científicamente demostradas en estudios clínicos y epidemiológicos bien hechos. Pero no es así. El dichoso *Manifiesto europeo* lo han hecho ellos solos, unos cuantos antivacunas, y recomienda lo primero que se les pasa por la cabeza, medidas absurdas cuya eficacia jamás ha sido evaluada, como «no se darán varias vacunas a la vez» o «evitar los antitérmicos»; o, lo que es peor, medidas que pueden causar enfermedad y muerte, como «evitar las vacunaciones durante el primer año de vida» (ver págs. 68 y 325).

En la web de la Liga para la Libertad de Vacunación (vacunacionlibre.org) hay ahora otro manifiesto distinto, que ya no dice ser «europeo». En él se puede leer: «Los médicos firmantes declaramos hoy que», pero no hay firmantes. Debajo del manifiesto no hay ni un solo nombre, ni siquiera el de Uriarte o Marín, ni hay un mecanismo para que otros médicos puedan adherirse al manifiesto.

La creación de un falso debate

A los partidarios de teorías absurdas siempre les interesa dar la impresión de que jugamos todos en la misma liga. «Sectores vacunalistas», les gusta decir para referirse al resto de la humanidad. Tendemos a pensar: «Unos opinan una cosa, otros opinan otra, el tema es controvertido, nadie tiene la verdad absoluta...» (donde «nadie», por supuesto, significa «nadie de vosotros», porque ellos sí que tienen la verdad absoluta).

No, nadie tiene la verdad absoluta, y en muchos casos es imposible saber cuál es la verdad. Pero en otros casos sí es posible. Existen verdades y existen mentiras. El que una o varias o muchas personas dijeran que dos y dos son cinco no va a hacer que dos y dos dejen de ser cuatro. No es un tema controvertido, en el que cada uno defienda lo suyo y no se sepa quién tiene razón. El simple hecho de que alguien diga una tontería no hace que un tema se convierta en «controvertido».

Existe gente que niega la teoría de la evolución, o la igualdad de la mujer, o que el hombre pisó la Luna, o incluso que la Tierra es redonda (sí, existen, mire aquí: theflatearthsociety.org). Pero eso no demuestra que sean temas controvertidos o dudosos. Simplemente, demuestra que hay chiflados dispuestos a decir cualquier tontería.

Pero no les basta con jugar en la misma liga. Quieren jugar solos, y se valen de la mentira más descarada para intentar desprestigiar y silenciar a quienes no piensan como ellos:

> Habitualmente, a un médico convencional le cuesta mucho trabajo admitir, aunque solo sea desde la teoría, la posibilidad de que las vacunas pueden ocasionar trastornos, la escasa información que reciben acostumbra a ir en sentido contrario (Marín, pág. 232).

Mentira descarada. Los efectos adversos de las vacunas están en el prospecto que viene en cada cajita de vacuna y se puede leer fácilmente en internet, donde las fichas técnicas también están disponibles, o en cualquier libro médico que trate del tema.

Tras repetir hasta la saciedad que los efectos adversos de las vacunas «se niegan, se minimizan y no se investigan», se queja de que los programas de farmacovigilancia «están tutelados por sectores vacunalistas», y de que «los datos aportados por organismos "prestigiosos" desgraciadamente no son fiables» (ver pág. 285).

¿Ve la trampa lógica? Apliquémosla a otro campo:

—La Tierra es redonda.

—¡No me lo creo! ¿Quiénes lo dicen? ¿En qué se basan?

—Bueno, lo dicen desde hace más de dos mil años cientos de miles de físicos, geógrafos, astrónomos..., lo dicen los pilotos de avión y los marinos que lo han comprobado dando la vuelta al mundo, lo dicen los astronautas que han visto la Tierra desde el espacio...

—Pero todos esos son terrarredondistas. No son imparciales. Seguro que no encuentras ni un solo terraplanista que diga que la Tierra es redonda.

Pues eso. No importa cuántos inmunólogos, epidemiólogos o expertos en enfermedades infecciosas puedan investigar sobre la eficacia o los efectos secundarios de las vacunas; no importa cuántos años puedan dedicar a esa investigación, con qué métodos lleven a cabo sus estudios, con qué precisión analicen los resultados... Si por casualidad llegan a la conclusión de que cierta vacuna es eficaz y tiene pocos efectos secundarios y proporciona más ventajas que inconvenientes y, en consecuencia, es recomendable, automáticamente se convierten en vacunalistas, y, por tanto, lo que digan no es de fiar. ¿La OMS, los *centers for disease control*, la Universidad de Oxford, el Ministerio de Salud noruego...? No me importa lo que digan, porque son vacunalistas.

Miren lo que argumenta Uriarte en la página 43 de su libro sin citar ni una sola referencia bibliográfica:

Sin embargo, las nuevas áreas del saber así como las observaciones realizadas a lo largo de las dos centurias de práctica vacunal nos sitúan en condiciones de afirmar que la vacunación no es ni ha sido tan efectiva como se suponía.

Por otra parte, estas observaciones, muchas de ellas contradictorias, han dado pie a la aparición en escena de las diversas concepciones, en ocasiones enfrentadas, que de la enfermedad y su tratamiento tienen los diferentes representantes de la ciencia.

Miente descaradamente. Las observaciones realizadas en dos centurias han demostrado que la vacunación es altamente efectiva: la viruela erradicada del planeta, la poliomielitis en vías de erradicación, el sarampión, la difteria, el tétanos, la rabia o la tosferina prácticamente eliminadas en aquellos países que han mantenido un buen programa de vacunación, millones de vidas salvadas... ¿Qué debía hacer la vacuna de la viruela, aparte de erradicar la viruela, para que Uriarte reconozca su eficacia? ¿Pensaba acaso que al vacunarnos nos volveríamos guapos, listos y ricos, nos saldrían alas o aprenderíamos a tocar el piano? Pues no, señor, lamento informarle de que la vacuna de la viruela solo ha sido efectiva para evitar la viruela.

¿Cuáles son esas «observaciones contradictorias»?, ¿quiénes son esos «diferentes representantes de la ciencia»? Los antivacunas no representan a ninguna ciencia, y los científicos de todo el mundo podrán discutir pequeños detalles, pero están de acuerdo en lo esencial, en la gran utilidad y eficacia de las vacunas.

Mucha gente cae en la trampa del falso debate. He tenido repetidamente ocasión de comprobarlo desde la primera edición de este libro. Varias veces, cuando ha surgido alguna noticia relacionada con las vacunas, me han llamado de algún medio de comunicación para entrevistarme. Y varias veces me han dicho que estaban intentando montar un debate, entrevistar a alguien a favor y a alguien en contra de las vacunas. Intento explicarles que eso es absurdo, ¿acaso harían un debate a favor o en contra del voto femenino, a favor o en contra de la tortura, a favor o en contra de emborracharse? En una ocasión me llamaron de no recuerdo qué emisora de radio (les juro que no recuerdo cuál), a ver si me podían entrevistar por la tarde. Y al cabo de unas horas volvieron a llamarme para anularlo: «Es que pensábamos que usted estaba en contra de las vacunas, pero nos hemos dado cuenta de que está a favor, y ya tenemos a alguien a favor».

La ocultación de motivos

Los antivacunas presentan, uno tras otro, cientos de supuestos motivos para condenar las vacunas: que si son inútiles, que si producen autismo, que si llevan mercurio, que si las hacen las multinacionales para enriquecerse... Pero estos no son verdaderos motivos, sino simples excusas. En realidad, el antivacunas típico no estudia los datos disponibles y llega a una conclusión a partir de ellos, sino que procede al revés. En algún momento llegó a la conclusión de que las vacunas son malas, y a partir de ahí se dedica a buscar datos que en apariencia sustenten esa conclusión. Escoge unos datos, oculta otros, retoca los de más allá. A algunos datos los tortura hasta que confiesan, otros simplemente se los inventa.

¿Que un científico dice que existe la posibilidad de que tal vez cierta vacuna cause autismo? Para los científicos honestos, eso es una posibilidad muy preocupante que requiere una rápida confirmación. Porque, si fuera verdad, tal vez habría que suprimir esa vacuna o abandonar o limitar su uso o modificarla. Decenas de científicos, en todas las partes del mundo, estudian la situación desde distintos ángulos. Uno tras otro llegan a la conclusión de que no, de que la vacuna no produce autismo, y de que se puede seguir vacunando sin temor.

Pero los antivacunas no actúan así. De entrada, acogen con entusiasmo cualquier remoto indicio, como si fuera una prueba definitiva y una verdad irrefutable. Y luego, cuando decenas de estudios mucho más grandes, profundos y fiables desmienten el indicio original, los ignoran, los niegan o intentan desacreditarlos. Jamás dirán: «Hemos comprobado con alivio que la vacuna no produce autismo, como se pensaba, y por tanto recomendamos a los padres que vuelvan a vacunar a sus hijos». Las vacunas usadas en España en la actualidad ya no llevan mercurio, pero los antivacunas siguen estando en contra.

Tal vez alguien pensará que la llamada «ciencia oficial» siempre dice que las vacunas son buenas. Pero no es así. La ciencia investiga honestamente, encuentra lo que encuentra y obra en consecuencia. Sirva como ejemplo la historia de la vacuna contra el rotavirus (ver pág. 206).

Imagine, querido lector, que dentro de cinco años aparece una nueva vacuna. ¿Qué cree usted?, ¿que Uriarte y Marín estarán a favor o que estarán en contra? No importa contra qué enfermedad sea, o qué grado de eficacia tenga, o cuáles y cuán frecuentes sean sus posibles efectos secundarios. Usted y yo sabemos que los antivacunas siempre estarán en contra, por principio. Y ellos también lo saben. Y entonces, ¿por qué no lo dicen?

(Escribí el párrafo anterior a finales de 2010, para la primera edición de este libro. Diez años después apareció, en efecto, una nueva vacuna contra una nueva enfermedad, el COVID. Y los antivacunas no decepcionaron: estuvieron en contra. Más en contra que nunca. Siete millones de muertes confirmadas, que en realidad posiblemente fueron veinte o treinta millones, y hubo incluso manifestaciones públicas contra la vacuna, algo que no había ocurrido contra ninguna vacuna anterior).

Estar en contra de algo por principio no es malo. Yo también estoy, por ejemplo, en contra de la pena de muerte. Por principio. Pero lo que no voy a hacer es engañar y decir que estoy en contra por otro motivo, porque se cometen errores judiciales o porque la pena de muerte no disuade a los delincuentes. Porque, aunque la pena de muerte fuera eficaz para prevenir el delito o aunque los jueces no se equivocasen jamás, yo seguiría estando en contra.

La conspiración universal

Muchos de los que están en contra de las vacunas creen en una terrible conspiración mundial, en la que los malvados laboratorios farmacéuticos, de acuerdo con todos los gobiernos del mundo (capitalistas, comunistas, islámicos y no alineados, ¡todos!), junto a las universidades y sociedades científicas, la OMS, UNICEF, Cruz Roja y casi todos los médicos (menos algunas decenas de antivacunas), vacunan a nuestros hijos con productos inútiles y peligrosos con el único fin de ganar dinero.

En su versión completa, la teoría de la conspiración contiene tres puntos principales:

1. Las vacunas no sirven para nada (y Ellos lo saben).
2. Las vacunas son muy peligrosas (y Ellos lo saben).
3. Ellos solo hacen vacunas para enriquecerse.

A lo largo de este libro daremos muchos argumentos en contra de cada uno de los tres puntos. Pero es que, además, los tres no pueden ser ciertos a la vez. Sería contrario a toda lógica (y hasta Ellos, por malvados que sean, tendrían que tener cierta lógica).

Supongamos que soy el malvado presidente de un laboratorio farmacéutico. Sé que las vacunas son inútiles, sé que son peligrosas y solo quiero enriquecerme. ¿Saben qué haría entonces? Dejaría de hacer vacunas. Seguiría vendiendo «vacunas», por supuesto, en bonitas botellitas metidas en minúsculas cajitas de cartón, pero ya no serían vacunas. Sería solo suero fisiológico, agua con sal. Seguro que hacer vacunas de verdad cuesta dinero; fabricar botellitas de suero fisiológico es más barato, y vendiéndolas al mismo precio el beneficio sería mayor. Como de todas maneras no sirven para nada, nadie se daría cuenta de la diferencia. Y como el suero fisiológico no puede hacer daño a nadie, no tendría esos desagradables efectos secundarios, y por tanto no correría el riesgo de que me pusieran una demanda y me pidieran una indemnización. Por no mencionar que, pese a ser un malvado estafador, tampoco soy un psicópata asesino, y si puedo ganar el mismo dinero (¡o más!) sin hacer daño a nadie, prefiero irme a dormir sin ese cargo de conciencia.

Así que la conspiración cojea, necesariamente, de alguna de sus tres patas.

—Si de verdad nos están vendiendo agua con sal a precio de vacuna, ¿de dónde salen todos esos supuestos efectos secundarios? ¡Una inyección de 2 ml de suero fisiológico no puede hacer ningún daño! ¿Estarán los antivacunas imaginando cosas?

—Si de verdad tiene efectos secundarios, entonces es que hay algo más que agua en las jeringuillas. ¿Por qué se gastan el dinero en meter algo? Porque si vendieran agua, alguien se daría cuenta. Porque, al cabo de unos años de «vacunar» a los niños con suero fisiológico, habría unas epidemias tremendas, y alguien diría: «Parece que estas vacunas no funcionan muy bien, vamos a analizarlas a ver qué pasa», y se darían cuenta de que no eran más que suero fisiológico, se descubriría el pastel y meterían en la cárcel a los culpables. Las vacunas no pueden ser, al mismo tiempo, muy peligrosas y completamente inútiles.

—A no ser, claro, que no se hayan dado cuenta. Los que fabrican, venden y recomiendan vacunas están convencidos de que sí funcionan y de que sus efectos secundarios son leves. Y también están completamente equivocados cientos de miles de médicos y científicos, pobres estúpidos, médicos que trabajan en miles de universidades y hospitales y centros de salud, en la OMS y UNICEF y Cruz Roja, que asesoran a los gobiernos de todos los países del mundo, que incluso vacunan a sus hijos..., pero entonces no lo hacen solo para ganar dinero, no hay una conspiración para ocultar nada, lo hacen porque de verdad, honradamente, creen que están ayudando a nuestros hijos y protegiéndolos contra las enfermedades.

—O a lo mejor sí que se han dado cuenta. Los médicos y los gobiernos forman parte de una gigantesca conspiración para ponernos vacunas inútiles y peligrosas, con el único fin de que la industria farmacéutica gane dinero. Pero entonces, al darse cuenta de que las vacunas solo llevan suero fisiológico, ¿por qué se iban a enfadar?, ¿por qué iban a tirar de la manta? Unos gobernantes tan psicópatas y corruptos como para envenenar a sus propios niños, ¿iban a vacilar ante la pequeña estafa económica de vender agua al precio de vacuna? Todo lo contrario, la idea les parecería magnífica. Los gobiernos corruptos y conspiradores no quieren que haya efectos secundarios, no ganan nada con ellos. Al contrario, tienen que correr con gastos médicos, con ciudadanos inútiles para el trabajo que nunca van a pagar impuestos pero a los que habrá que atender... Y siempre con el riesgo de que se descubra el pastel y te pidan rendir cuentas..., pues no es lo mismo que se descubra una estafa puramente económica, en la que has estado desviando unos cuantos millones para beneficiar a un amigo tuyo que trabaja en la industria farmacéutica, o que se descubra que has estado asesinando a niños inocentes, claro que no. Sin duda, tanto los gobiernos corruptos, como los médicos corruptos, como los empresarios farmacéuticos corruptos, prefieren mil veces repartir suero fisiológico que repartir vacunas inútiles y peligrosas. Esto es tan completamente evidente que si aceptamos las tres premisas de la conspiración, si aceptamos que las vacunas son inútiles y peligrosas y Ellos lo saben y Ellos solo quieren ganar dinero..., tendremos que aceptar como conclusión inevitable que, desde hace décadas, no nos inyectan vacunas, sino solo suero fisiológico. Pero entonces, ¿de dónde salen todos esos efectos secundarios? Si de verdad existe una conspiración universal, entonces los antivacunas también pueden formar parte de esa conspiración. Hacen de «poli malo», de abogado del diablo en esta historia; los laboratorios farmacéuticos les pagan para que hagan correr la voz de que las vacunas son muy peligrosas y, por tanto, «muy fuertes» (ya sabe, «lo que pica, cura»). Su misión es mantener a la gente engañada: mientras piensen que tienen efectos secundarios, no se darán cuenta de que en realidad no tienen ningún efecto, ni bueno ni malo...

Y es que esto de las conspiraciones es como rascarse: empiezas y no acabas.

La teoría de la conspiración completa no se sostiene. Los antivacunas deberán elegir cuál de sus partes les gusta más y renunciar al resto. Si quiere usted creer que las vacunas son completamente inútiles, no puede culparlas de tantos y tan graves efectos secundarios. Si quiere seguir despotricando contra sus efectos secundarios, tendrá que admitir que al menos cierta utilidad sí tienen. Y si insiste en considerarlas completamente inútiles y al mismo tiempo muy peligrosas, tendrá que reconocer que sus partidarios no podemos ser todos psicópatas asesinos y que la mayoría recomendamos las vacunas de buena fe, para salvar vidas y no para enriquecernos.

El Instituto Finlay es un centro de investigación y producción de vacunas de La Habana, Cuba. En 2010 su página web (www.finlay.edu.cu) nos avisaba en portada de que había «cinco luchadores antiterroristas, prisioneros del imperio» (en 2024, el aviso ha desaparecido). ¿De verdad cree que Fidel Castro era un agente encubierto de las multinacionales farmacéuticas? Una institución pública del (casi) último país comunista se jacta de fabricar excelentes vacunas, publica una revista especializada accesible por internet *(Vaccimonitor)* y exporta vacunas a países en desarrollo.

Si curiosea un poco por la página, verá que organizan periódicamente congresos internacionales sobre vacunas, con el inglés como lengua de trabajo, y que la revista *Vaccimonitor* publica artículos en inglés y en español, con títulos tan sugerentes como «Solución adyuvante CM-95 tratada magnéticamente en comparación con el adyuvante de Freund para la obtención del suero de Coombs en conejo» o «Selección de cepas de *Shigella sonnei* para el desarrollo de una vacuna efectiva contra la shigellosis». Son solo dos entre los miles de estudios que constituyen los profundos cimientos de la ciencia, el trabajo de miles de investigadores en todos los países del mundo. Y esa vacuna contra la shigellosis tal vez se conseguirá dentro de quince años, o tal vez no la conseguirán jamás, pero siempre habrá algún antivacunas esperando para decir que es inútil y peligrosa.

Tal vez no sea la mejor revista del mundo; no está indexada en PubMed (no sé si en eso influyen motivos políticos). Pero tal vez resulte interesante para quienes creen que las vacunas son una conspiración de las multinacionales, el capitalismo, Bill Gates y George Soros. Veamos qué dice la ciencia comunista:

[...] si esos niños del Primer Mundo que no son vacunados hoy atendiendo a estos falsos conceptos, no enferman, es [debido] precisamente a que se mueven dentro de una sociedad con altos niveles de inmunización (inmunidad de rebaño); a medida que disminuyan los índices de cobertura de inmunización se corre el peligro de que enfermedades que se pensaban controladas vuelvan a reemerger, no solo en los países del Tercer Mundo sino también en el mundo rico y desarrollado.

ROQUE VALDÉS, A. «Autismo y vacunas pediátricas». *Vaccimonitor*, 2004; 13: 1-10.

La poliomielitis es una enfermedad contagiosa que aún persiste en Pakistán, a pesar de los esfuerzos que se realizan para garantizar una cobertura de vacunación completa, pero, en contrapartida, prevalece el rechazo. [...] El extremismo religioso, los escasos conocimientos sobre la enfermedad y la cultura de familia conjunta fueron los factores predictivos significativos del rechazo a la vacunación antipoliomielítica. Este rechazo puede provocar la reaparición de brotes de polio.

ULLAH, H. et al. «A cross-sectional assessment of refusal factors towards polio vaccination». *Vaccimonitor*, 2024; 33: e083324.

Existe una compleja interacción entre la política de vacunación y el apremiante problema de la reticencia a vacunarse. En los últimos años, la politización de las vacunas, especialmente en los países en desarrollo, ha incrementado la carga de morbilidad, ha planteado importantes retos a los esfuerzos de salud pública y ha complicado nuestra capacidad para abordar eficazmente las dudas y garantizar una amplia cobertura de inmunización.

[...]

Además, la política de vacunas puede perpetuar la propagación de la desinformación y las teorías conspirativas, ya que los actores políticos explotan los temores y las incertidumbres del público para sus propios intereses. La difusión de información errónea erosiona la confianza pública en las vacunas y fomenta un clima de escepticismo, lo que dificulta cada vez más la lucha contra la reticencia a vacunarse y la promoción de prácticas sanitarias basadas en pruebas.

[...]

Mediante la promoción de un enfoque colaborativo y basado en pruebas para la formulación de políticas sobre vacunas, podemos superar las barreras políticas existentes y futuras, así como trabajar hacia un futuro en el que las vacunas sean reconocidas universalmente como una piedra angular de la prevención de enfermedades.

OTORKPA, O. J. «Challenges of vaccine politics: implications for addressing hesitancy». *Vaccimonitor*, 2024; 33: e093324.

Cómo saber si las vacunas funcionan

—Vacuné a mi hija contra el sarampión y no ha enfermado; por lo tanto, la vacuna funciona.

—Vacuné a mi hijo contra el sarampión, pero ha cogido el sarampión igualmente; por lo tanto, la vacuna no funciona.

Las dos frases son igual de engañosas. No es así como podemos saber si una vacuna (o cualquier otro medicamento o tratamiento médico... o casi cualquier otra actividad humana) funciona o no funciona.

Para empezar, si su hija no enfermó de sarampión, ¿fue gracias a la vacuna o a alguna otra cosa que hizo? ¿O fue por pura casualidad? También podría haber dicho: «Le corté el pelo a mi hija y no cogió el sarampión; por lo tanto, el pelo corto protege contra el sarampión», o «Le enganché un esparadrapo en la rodilla y no cogió el sarampión; por lo tanto, el esparadrapo es la mejor defensa contra el sarampión». No, un caso aislado no prueba nada. (Y, sin embargo, con qué facilidad aceptamos, incluso los médicos, uno o dos casos aislados como demostración: «El resfriado se me curó con un antibiótico», «Yo usé homeopatía y se me fue el dolor de espalda», «Pues mi tío fumaba y vivió noventa años»...)

¿Y si fueran decenas, miles de casos? «De mil niños vacunados contra el sarampión, ninguno enfermó». En este caso concreto podría ser un indicio bastante serio. Cuando no había vacuna, prácticamente todos los niños cogían el sarampión, tarde o temprano. Mil niños que no enfermasen habrían llamado, desde luego, la atención.

Pero la cosa no sería tan clara con otras vacunas. Por ejemplo, «De mil niños vacunados contra la meningitis por *Haemophilus*, ninguno enfermó» es una frase que no impresiona lo más mínimo. De mil niños, lo más probable es que ninguno sufra meningitis por *Haemophilus*, tanto si están vacunados como si no (por fortuna, es una enfermedad poco frecuente). Necesitaríamos muchos más pacientes, y necesitaríamos un estudio detallado, con casos y controles, con un buen seguimiento y buenos registros, porque la diferencia entre un caso de cada diez mil o cinco casos de cada diez mil, aunque es una diferencia muy importante (cinco veces más), es algo que no se puede ver «a ojo».

Entonces ¿cómo se hace? ¿Vacunamos a cien mil niños, dejamos a otros cien mil sin vacunar, y esperamos cinco o diez años a ver cuántos casos de meningitis hay en uno y otro grupo? Pues tampoco. Estudios parecidos se realizan como comprobación final, pero, por supuesto, nadie va a vacunar a cien mil niños (ni a mil, ni a uno solo) si antes no está razonablemente convencido de que la vacuna funciona.

Hoy en día, para fabricar una nueva vacuna partimos de una sólida base teórica. Tenemos otras vacunas más antiguas, sabemos cómo funcionan. Es como fabricar un nuevo modelo de avión: como es obvio, antes de que suban los pasajeros hay que hacer pruebas. Pero los pilotos de pruebas no son unos locos suicidas, el método no es: «A ver si este avión vuela... ¡Ay, se ha estrellado!... A ver este otro... ¡Ay, también se ha estrellado!». No. El avión se diseña con profundos conocimientos técnicos, se prueba primero en un túnel de viento, y cuando el primer piloto de pruebas despega, está razonablemente seguro de que no se estrellará, y de que solo hay que ajustar algunos detalles. Lo mismo ocurre con una vacuna: antes de aplicarla al primer ser humano, están razonablemente convencidos de que es segura y eficaz.

Una persona que ha pasado el sarampión, la varicela o las paperas queda inmunizada y no vuelve a pasar (salvo en rarísimos casos) la enfermedad; sabemos qué anticuerpos protegen a esas personas y qué cantidad de anticuerpos son necesarios para protegerlas.

Por lo tanto, primero se llevan a cabo experimentos con animales de laboratorio hasta encontrar la manera de provocar la formación de anticuerpos sin causar graves efectos secundarios. Cuando por fin hay un prototipo que parece prometedor, se prueba en más animales de distintas especies. Si todo sale bien, comienzan las pruebas con seres humanos, con adultos voluntarios. En la fase I, normalmente con menos de cien sujetos, se anotan todos los posibles efectos secundarios y se comprueban los niveles de anticuerpos obtenidos: si son comparables a los que teóricamente protegen contra la enfermedad, si se mantienen durante meses y años, o bien desaparecen en poco tiempo. En la fase II, que normalmente cuenta con la participación de doscientos a quinientos voluntarios, se siguen estudiando la producción de anticuerpos y los efectos secundarios. En una u otra fase también se compara el efecto de distintas dosis para ver cuál es la más adecuada.

En ese momento, tras administrársela a cientos de voluntarios, podremos afirmar que «la vacuna X induce niveles protectores de anticuerpos y no presenta efectos secundarios graves ni frecuentes», pero aún nos falta saber dos cosas importantes: si realmente, a la hora de la verdad, esos niveles de anticuerpos serán suficientes para proteger contra la enfermedad y si existirá algún efecto secundario poco frecuente que afecte a un individuo de cada mil o de cada millón.

Es entonces cuando empiezan las pruebas de campo o fase III, que conlleva la vacunación de miles de voluntarios en estudios previos a la comercialización. Un grupo control recibe solo un placebo (suero fisiológico) o la vacuna antigua, si lo que queremos es saber si la nueva es mejor. Y si esos estudios, con miles de personas, dan resultados satisfactorios, la vacuna se comercializa, aunque se siguen haciendo estudios posteriores para evaluar su eficacia y su seguridad (fase IV).

Dice Marín, en la página 175 de su libro, que la eficacia de las vacunas «es un parámetro de laboratorio que mide el título de anticuerpos», y la efectividad compara «la incidencia de la enfermedad en los años anteriores y posteriores a la vacunación». Se equivoca las dos veces. Los títulos de anticuerpos son solo un requisito previo, pero hacen falta otros estudios para demostrar que la vacuna es eficaz. La incidencia antes y después es solo la guinda del pastel, una gráfica que queda muy bonita para enseñar, pero que no tiene ningún valor si previamente no se ha demostrado la eficacia y efectividad de la vacuna. Si quiere saber cómo se miden estos dos conceptos, siga leyendo.

«Las enfermedades ya estaban disminuyendo antes de las vacunas»

Durante sus estudios universitarios, Marcelo daba clases particulares y conseguía sacarse unos 200 euros al mes. Al acabar sus estudios de Derecho, entró como becario en una firma de abogados; ganaba una miseria, apenas 500 euros. Pronto demostró su valía y fue ascendiendo en el escalafón. Pero era un chico ambicioso y siguió dedicando muchas horas al estudio; ya obtenía algo más de 2.000 euros al mes como abogado cuando por fin ganó las oposiciones a notario. Meses después, hablando con unos amigos, comentó: «Ha sido una gran suerte para mí ganar las oposiciones, ahora como notario gano más de 5.000 euros, y eso que apenas estoy empezando». «Te equivocas —le contestó uno de sus amigos—, las oposiciones no te han servido de nada. Como demuestra este gráfico, tus ingresos ya estaban aumentando antes de ser notario.»

Es un típico razonamiento de los antivacunas. Llenan sus libros con gráficas que pretenden demostrar que las vacunas no sirven para nada y que las enfermedades infecciosas estaban bajando ellas solitas (la polio, en realidad, estaba aumentando, y el sarampión (ver pág. 245), llevaba décadas estacionado; pero los antivacunas suelen encontrar la manera de maquillar sus gráficas o de dar absurdas explicaciones, como se verá más abajo). El error de los antivacunas es el mismo que el del amigo de Marcelo: suponer que, sin ganar las oposiciones a notario, su sueldo hubiera seguido aumentando a la misma velocidad y habría alcanzado la misma cifra. En realidad, su sueldo probablemente hubiera aumentado un poco, aunque solo fuera por la antigüedad en la empresa, pero lentamente y sin llegar ni mucho menos a lo que gana un notario. Del mismo modo, nada permite afirmar que, sin vacunas, las enfermedades que disminuyeron a principios del siglo XX por diversos factores hubieran seguido disminuyendo hasta desaparecer.

En realidad, la gráfica histórica no prueba la eficacia ni la ineficacia de la vacuna, porque no existe un grupo control. Sabemos cuántos enfermos hubo en 1950, antes de la vacuna, y cuántos hubo en 1980, cuando la vacuna era ya de uso general, pero no sabemos cuántos enfermos habría habido en 1980 si no hubiéramos usado la vacuna. Podemos imaginarlo, podemos suponerlo, pero no podemos saberlo. En algunos casos, nuestras suposiciones pueden ser bastante acertadas; por ejemplo, sabemos que durante décadas prácticamente todos los niños pasaban en un momento u otro el sarampión, tanto ricos como pobres, tanto bien alimentados como desnutridos (la riqueza y la buena alimentación disminuían las probabilidades de morir de sarampión, pero no de pasar el sarampión). Por tanto, si vemos que se empieza a usar la vacuna y el sarampión disminuye hasta casi desaparecer, es bastante razonable suponer que la vacuna ha sido parte importante de este cambio. Pero en otras enfermedades no está tan claro; por ejemplo, la difteria o la meningitis meningocócica nunca han afectado a todos los niños: unos años había más y otros años, menos; así que es muy difícil saber, solo por los datos históricos, cuál ha sido el papel de la vacuna en su disminución.

También es más significativa la gráfica histórica si tenemos un «experimento natural», si por ejemplo en un país se comenzó a vacunar cinco años antes que en otro y podemos comparar la incidencia de la enfermedad en ambos países. Tienen que ser dos países similares en circunstancias sociales y económicas y, a ser posible, geográficamente vecinos; por supuesto, no sería justo comparar la mortalidad en Suiza con vacuna y la mortalidad en el Congo sin vacuna, pero sí que podríamos comparar Suiza con Austria. De todos modos, los resultados de tales comparaciones solo pueden ser orientativos. No se trata de un verdadero experimento, sino de una casualidad histórica, y entre los niños vacunados de un país y los no vacunados del otro puede haber muchos factores que invaliden la comparación.

En definitiva, los gráficos históricos no son la prueba de que las vacunas funcionen, ni tampoco de que no funcionen. Decir que «en tal año comenzó la vacunación y desde entonces la enfermedad ha bajado» sería lo mismo que decir que «en tal año se estrenó *Lo que el viento se llevó* y desde entonces la mortalidad ha bajado». Son otros estudios, completamente distintos, los que prueban que la vacuna sí que es eficaz y la película no. Tanto los expertos en vacunas como los antivacunas muestran los mismos gráficos (aunque los interpretan de forma bien distinta); sin embargo, los expertos en vacunas no los presentan como prueba, sino como ilustración o ejemplo. Una vez han probado, por otros medios, que la vacuna funciona, te dicen: «Y ahora fíjate en lo que ocurrió en tal país cuando se usó la vacuna».

¿Y cuáles son esos medios que de verdad permiten saber si una vacuna funciona o no funciona? Pues hay que comparar el número de enfermos entre dos grupos de personas, los que se vacunan y los que no, o bien comparar el número de vacunados entre dos grupos de personas, los que han enfermado y los que no.

Cuando tomamos, por ejemplo, mil personas vacunadas y mil personas no vacunadas, y las seguimos durante un tiempo para ver cuántas enferman, estamos haciendo un **estudio de cohortes**.

Cuando tomamos, por ejemplo, mil personas que han enfermado durante un cierto periodo, y las comparamos con otras mil que no han enfermado, y les preguntamos si se habían vacunado o no, estamos haciendo un **estudio de casos y controles**.

En condiciones experimentales, se buscan voluntarios dispuestos a ponerse la vacuna, se hace un sorteo, a unos se les inyecta la vacuna de verdad y a otros se les inyecta un placebo. Ni la enfermera que aplica la vacuna, ni los médicos que pueden atender al paciente ni el mismo voluntario saben si este ha recibido la vacuna de verdad o el placebo; esos estudios se llaman **a doble ciego**. Eso es importante porque el saberlo podría influir en el diagnóstico del médico. Desde luego, en una enfermedad grave y de síntomas claros es poco probable que el médico se deje sugestionar, pero de todos modos los estudios se llevan a cabo con placebo para mayor seguridad. En otras enfermedades, como la rubeola, cuyos síntomas pueden ser muy poco claros, el riesgo de sugestión es muy grande: «Estas leves manchitas rosadas, ¿podrían ser rubeola? ¡No, porque el niño está vacunado! Deben de ser por otro virus, o por el calor». El sorteo es importante para garantizar que en los grupos, vacunados o no vacunados, haya más o menos la misma distribución de lugar de residencia, clase social, número de hermanos o cualquier otro factor conocido o desconocido que pudiera influir en el resultado.

De los resultados de un estudio experimental, de cohortes, prospectivo (sigues a los individuos desde el principio), aleatorizado (al azar) y a doble ciego se obtiene un valor, la **eficacia**, que indica el porcentaje de enfermedades que se ha conseguido evitar con la vacuna. La eficacia indica lo que se podría conseguir en condiciones óptimas.

Después de probada su eficacia y su **seguridad** (es decir, que hay pocos efectos secundarios), se siguen haciendo estudios. Unos son de cohortes, pero ya no son ni aleatorizados ni a doble ciego, y por tanto el resultado puede estar influido por muchos otros factores. Otros son de casos y controles. El resultado de estos estudios no nos da la eficacia, sino la **efectividad**, que es lo que se puede conseguir en la práctica, en la vida real.

Una determinada vacuna puede tener distinta efectividad en distintos países o momentos históricos, dependiendo de otros factores.

Al individuo le interesa, sobre todo, la eficacia: «Si me vacuno, ¿en cuánto disminuyen mis probabilidades de enfermar?». A las autoridades sanitarias les interesa más la efectividad: «Si incluimos esta vacuna en el calendario vacunal, ¿cuántas vidas podemos salvar? ¿Cuánto dinero nos costará la vacuna y cuánto nos ahorraremos en gastos hospitalarios?».

Y aquí aparece una nueva valoración, la **eficiencia**, que es la relación entre el dinero gastado y los resultados obtenidos. En alguna parte debe de haber algo parecido a un subsecretario de Vacunaciones que piensa: «Solo tengo un millón, ¿será mejor gastarlo en la vacuna del meningococo o en la de la hepatitis?». Pero por encima hay un director general de Salud Pública que piensa: «Tenemos un millón para gastar, ¿debo dedicarlo a comprar vacunas, o mejoraría más la salud de la población si lo dedico a una campaña antitabaco, o a promover el ejercicio físico y la dieta mediterránea?». Y más arriba hay una ministra de Sanidad que piensa: «¿Será mejor gastar dinero en salud pública y en actividades preventivas, o en construir hospitales y reducir las listas de espera?». Y más arriba aún hay una presidente del Gobierno que piensa: «¿No deberíamos dedicar ese dinero a otras actividades más importantes para mejorar la vida de las personas, como construir carreteras, abrir nuevas escuelas, mejorar la enseñanza universitaria, crear puestos de trabajo? ¿O, mejor aún, dedicamos ese millón a actividades que apenas mejoran la vida de las personas, como subvencionar a deportistas de élite, comprar tanques, erigir monumentos al régimen, comprar obras de arte para el Museo Nacional?». En algún punto de la cadena de decisión, alguien se puede preguntar si no sería mejor quedarse el dinero, meterlo en un banco suizo y un problema menos. Y por encima o por debajo de todo hay unos electores que a lo mejor solo te vuelven a votar si les reduces los impuestos. Y es que gobernar un país no es tan sencillo como parece, y continuamente tienes que estar tomando decisiones muy complejas.

En el próximo apartado explicaremos cómo se calculan la eficacia y la efectividad.

«La mayoría de los enfermos estaban vacunados»

Pues claro, en algunos casos la mayoría de los enfermos están vacunados, porque la mayoría de la población lo está.

Imaginemos una epidemia de peste roja (no, usted no tiene síntomas de eso, es una enfermedad imaginaria) que afecta al 60% de los individuos. En una población hay 10.000 personas vacunadas y 1.000 sin vacunar. Con tan mala pata que la vacuna es absolutamente inútil: los han vacunado con un vaso de agua o con una pastilla de regaliz. ¿Cuánta gente enfermaría en cada grupo?

	VACUNADOS	SIN VACUNAR	TOTAL
Enferman	6.000	600	6.600
No enferman	4.000	400	4.400
Total	10.000	1.000	11.000

Pues enfermarán el 60% de los vacunados y el 60% de los que están sin vacunar. La mayoría de los enfermos, 6.000 de 6.600 (el 90,9%), están vacunados, porque están vacunados el 90,9% de los habitantes.

En el cálculo anterior hemos supuesto que el vacunarse o no vacunarse depende únicamente del azar. Eso raramente ocurre si no se ha hecho un sorteo, como en un estudio científico. En la vida real, la gente se vacuna o no se vacuna por algún motivo. Supongamos que en ese país tienen un sistema sanitario muy poco equitativo, y que solo se vacunan los que pagan. Las 1.000 personas sin vacunar son, básicamente, pobres, y tienen un riesgo de enfermar algo más alto: en vez de 600, enferman 800:

	VACUNADOS	SIN VACUNAR	TOTAL
Enferman	5.800	800	6.600
No enferman	4.200	200	4.400
Total	10.000	1.000	11.000

Los totales siguen siendo los mismos (no por casualidad, sino porque lo he decidido yo, que estoy poniendo un ejemplo y he hecho los cálculos para que los totales sean los mismos): el 90,9% de la población está vacunada, la enfermedad afecta al 60% del total y la vacuna no sirve para nada. Pero aparentemente sí que tiene un pequeño efecto, porque solo están vacunados 5.800 de los 6.600 enfermos, el 87,9%, mientras que de los 4.400 sanos está vacunado el 95,5%. La vacuna inútil no influye en la enfermedad, pero se asocia con un factor de confusión, la pobreza, que sí que influye. Podría haber sido justo al revés: en un país con un buen sistema sanitario se ha vacunado primero a los que más necesitan la vacuna; el riesgo de los que quedaron sin vacunar es relativamente bajo, y el número total de enfermos sigue siendo el mismo:

	VACUNADOS	SIN VACUNAR	TOTAL
Enferman	6.300	300	6.600
No enferman	3.700	700	4.400
Total	10.000	1.000	11.000

Ahora parece que la vacuna no solo es inútil, sino perjudicial: de los 6.600 enfermos, estaba vacunado el 95,5%, frente al 84,1% de los 4.400 sanos.

Como se trata de un ejemplo inventado, sabemos que la vacuna no funciona por definición, porque así es como he inventado las cifras. En un estudio real, no es ni mucho menos tan sencillo saber si la diferencia observada es real o se debe a un factor de confusión. Por eso los científicos repiten y repiten sus estudios, en distintos países, con distintos métodos, desde distintos puntos de vista. Y si alguno de los estudios da resultados contradictorios, hay que pararse y pensar, comparar todos los detalles, hacer hipótesis sobre las posibles causas de las diferencias y diseñar nuevos estudios capaces de aclarar las dudas.

Los factores de confusión pueden ser muchos. Tal vez los habitantes de una ciudad se vacunan más que los de las zonas rurales (y, a su vez, puede haber enfermedades más frecuentes en la ciudad, como la tuberculosis, o más frecuentes en el campo, como el tétanos); tal vez la gente que no se vacuna está menos preocupada por su salud, y por tanto hace una dieta menos sana o fuma más (o al revés, puede que en algunas zonas los que no se vacunan lleven un estilo de vida alternativo, tengan más tendencia a ser vegetarianos, o a no acudir al médico). En las enfermedades graves, como el tétanos o la difteria, lo normal es que todo el mundo acabe, antes o después, diagnosticado por un médico, al menos en los países ricos. Pero en las enfermedades leves, como la gripe, miles de casos pueden pasar desapercibidos si el paciente, en vez de ir al médico, se la pasa en su casa con aspirina y sopita caliente. Así que ciertos sectores de la población, los que acuden al médico con más frecuencia, tienen más probabilidades de ser diagnosticados y también de haber sido vacunados.

Los factores de confusión pueden hacer que una vacuna inútil (pero inocua) parezca beneficiosa, o perjudicial; pero también pueden hacer que una vacuna útil parezca inútil, o que una perjudicial parezca útil. Por eso es importante realizar los estudios científicos al azar y usar métodos estadísticos para ajustar los posibles factores de confusión. Por eso hay que ser siempre muy prudente al analizar los datos que no vienen de un estudio científico, sino de la vida real.

Un ejemplo de las tonterías que podemos llegar a creer si no tenemos en cuenta los factores de confusión: hace bastantes años oí a un pediatra decir que la lactancia artificial es mucho mejor para la salud que la lactancia materna. Creo que lo decía en serio, pobre hombre. La prueba: en África se da mucho pecho y la mortalidad infantil es mucho mayor que en Europa o Estados Unidos, donde se toma mucho biberón.

Hasta ahora hemos analizado una vacuna completamente inútil. Supongamos ahora que tenemos una vacuna muy útil, tanto que evita la mitad de los casos de enfermedad. (En realidad, las vacunas suelen ser mucho más eficaces, más del 90%; pero incluso una que solo protegiera en el 50% de los casos sería maravillosa: poder reducir a la mitad las muertes por tétanos, por sarampión, por difteria...)

Así que, en nuestra pequeña ciudad, donde el 90,9% de la población está vacunada, viene una epidemia que afecta al 60% de las personas sin vacunar, pero solo al 30% de las vacunadas:

	VACUNADOS	SIN VACUNAR	TOTAL
Enferman	3.000	600	3.600
No enferman	7.000	400	7.400
Total	10.000	1.000	11.000

De los 3.600 enfermos, el 83,3% estaba vacunado, frente al 94,6% de los sanos. La vacuna es eficaz en la mitad de los casos, pero la gran mayoría de los enfermos estaban vacunados.

Supongamos una vacuna más eficaz todavía: enferman el 60% de las personas sin vacunar, pero solo el 7% de las personas vacunadas:

	VACUNADOS	SIN VACUNAR	TOTAL
Enferman	700	600	1.300
No enferman	9.300	400	9.700
Total	10.000	1.000	11.000

Todavía están vacunados la mayoría de los enfermos: el 53,8%. ¿Habrá quien intente usar ese dato como «prueba» de que la vacuna no sirve? La ignorancia es osada... También están vacunados la inmensa mayoría de los sanos: el 95,9%.

¿Cuál sería, en este ejemplo, la eficacia de la vacuna? Si quisiéramos resumirlo en una sola cifra, para el titular del periódico («La vacuna tiene una eficacia del XXX%»), ¿qué cifra usaríamos? ¿Tal vez 95,9 menos 53,8, una eficacia del 42,1%? No, eso no tiene nada que ver; solo hemos restado dos números a boleo, como los niños cuando tienen examen y no se lo saben.

Puesto que, de 10.000 vacunados, 9.300 no han enfermado, ¿la eficacia sería del 93%? Tampoco; muchas de esas personas no hubieran enfermado de todos modos, no es la vacuna lo que las protegió.

En realidad, lo que queremos saber es cuántos enfermos habría habido si no hubiera existido la vacuna, y cuántos casos se han evitado gracias a ella. Si la gente se ha vacunado al azar, la proporción de enfermos debería haber sido la misma que entre los no vacunados: 600 de cada 1.000, 6.000 de cada 10.000. De los 6.000 casos esperados, solo se han producido 700, y por tanto se han evitado 5.300, el 88,3 %. La vacuna tiene una eficacia del 88,3 %; evita el 88 % de los casos en los sujetos vacunados.

Expresado en la forma matemática habitual, primero se calcula el riesgo relativo, que es el riesgo de enfermar entre los vacunados dividido por el riesgo de enfermar entre los no vacunados. La eficacia es 1 menos el riesgo relativo:

Riesgo entre los vacunados: 700 / 10.000 = 0,07
Riesgo entre los no vacunados: 600 / 1.000 = 0,6
Riesgo relativo: 0,07 / 0,6 = 0,117
Eficacia: 1 - 0,117 = 0,883

Expresado en «tanto por uno», que es como les gusta a los matemáticos, pero la mayoría de la gente nos entendemos mejor con los tantos por ciento: 88,3 %.

Este método se puede usar para calcular la eficacia o la efectividad en los estudios de cohortes, pero no es adecuado para los estudios de casos y controles, porque no tienes el número total de vacunados y no vacunados, sino solo una parte (los controles no son todos los individuos sanos que existen, sino una muestra, una pequeña parte elegida al azar). Entonces hay que calcular la *odds ratio*, expresión inglesa intraducible que a veces se ha intentado traducir como «razón de ventaja». El resultado es bastante similar al riesgo relativo, pero un poco distinto. La efectividad es uno menos la *odds ratio*.

Odds (ventaja) es un término usado en el mundo de las apuestas. Es la probabilidad de obtener un resultado dividida por la probabilidad de no obtenerlo. Por ejemplo, la probabilidad de obtener el tres si lanzo un dado es de 1/6, y la probabilidad de no obtener el tres es de 5/6; la *odds* sería 1/5. Las apuestas irían «cinco a uno». En nuestro caso, la ventaja de vacunarse es la probabilidad de enfermar si te vacunas, dividida por la probabilidad de no enfermar si te vacunas. Luego se calcula la ventaja de no vacunarse, y finalmente se dividen.

Probabilidad de enfermar si te vacunas: 700 / 10.000 = 0,07
Probabilidad de no enfermar si te vacunas: 9.300 / 10.000 = 0,93
Odds de vacunarte: 0,07 / 0,93 = 0,075
Probabilidad de enfermar si no te vacunas: 600 / 1.000 = 0,6
Probabilidad de no enfermar si no te vacunas: 400 / 1.000 = 0,4
Odds de no vacunarte: 0,6 / 0,4 = 1,5
Odds ratio: 0,075 / 1,5 = 0,050
Efectividad: 1 - 0,050 = 0,950
Es decir, una efectividad del 95%

Una vacuna que no sirva para nada (haga los cálculos en el primer ejemplo) daría un riesgo relativo de uno, y una *odds ratio* también de uno, y por tanto una eficacia y una efectividad de cero. Fíjese en que la palabra «riesgo» no tiene aquí un significado necesariamente negativo, sino que es simplemente sinónimo de «probabilidad». De este modo, podríamos calcular el «riesgo de que te toque la lotería». Si el riesgo relativo es tres, quiere decir que «si te vacunas, tienes el triple de probabilidades de enfermar que si no te vacunas». Si el riesgo relativo es 0,33, quiere decir que «si te vacunas, tienes la tercera parte de probabilidades de enfermar» (o tus probabilidades de enfermar disminuyen en dos tercios. Hay que ir con cuidado, ya que las cifras cambian mucho según cómo construyas la frase, y las reseñas periodísticas de los estudios científicos a veces se arman unos líos tremendos). El concepto de *odds ratio* es menos intuitivo y, muchas veces, para explicar los resultados de forma comprensible, se dice «el triple de probabilidades» o «la tercera parte de probabilidades», aunque no es matemáticamente correcto porque la cifra es un poco distinta.

Existe una fórmula matemática que facilita el cálculo de la *odds ratio*. Expresémoslo con letras:

	VACUNADOS	SIN VACUNAR	TOTAL
Enferman	a	c	a + c
No enferman	b	d	b + d
Total	a + b	c + d	

Probabilidad de enfermar si te vacunas: a / a + b
Probabilidad de no enfermar si te vacunas: b / a + b
Odds de vacunarte: a / b
Probabilidad de enfermar si no te vacunas: c / c + d
Probabilidad de no enfermar si no te vacunas: d / c + d
Odds de no vacunarte: c / d
Odds ratio: $\frac{a / b}{c / d} = \frac{a \times d}{b \times c}$

Para acordarnos: arriba se multiplican las casillas «iguales» («SÍ vacuna SÍ enfermo» por «NO vacuna NO enfermo»), y en el denominador se multiplican las casillas «diferentes» («SÍ vacuna NO enfermo» por «NO vacuna SÍ enfermo»).

La meningitis en Galicia

Dice Uriarte en la página 131 de su libro:

> En Galicia, en la campaña de la meningitis 1996-1997, se apreciaron 59 casos de meningitis posvacunal. La Conse-

jería de Sanidad los descartó como efectos secundarios porque «entendió» que, al haberse producido dentro de los cinco días siguientes a la vacunación, la infección ya estaba en proceso de incubación.

Esta afirmación se encuentra en el capítulo sobre efectos adversos de las vacunas como prueba de que «las instituciones sanitarias no están lo suficientemente preparadas para asumir la existencia de tales adversidades». Marín lo cuenta en términos parecidos (pág. 179). Uriarte, por su parte, no explica de dónde sacó el dato y Marín dice que lo sacó de Uriarte. Buscando y buscando, he encontrado lo que podría ser el origen del asunto en el *Boletín Epidemiolóxico de Galicia*, volumen IX, número 6, y en el *Informe de avaliación da xestión da campaña de vacinación fronte á meninxite C en Galicia* (decembro 1996-xaneiro 1997) de la Xunta de Galicia, julio de 1997, ambos disponibles en internet.

Dice el primero: «Se sospechó la enfermedad en 59 vacunados», pero apenas unas líneas más arriba explica que consideran «vacunado» al que enfermó más de 15 días después de la vacunación, y que al que enfermó en los primeros 5 días después de vacunarse lo consideran «no vacunado». No sé si esta discrepancia es un error de imprenta, y debería ser «15 días» en ambos casos (como se lee en otros documentos de la misma fuente), o si simplemente entre los 5 y los 15 días no enfermó nadie. Esos casos no se refieren a la totalidad de la campaña 1996-1997, sino solo a las primeras 16 semanas de 1997.

Realmente, algunos conspiradores son un desastre. Si lo que pretendía la Consejería de Sanidad gallega era ocultar que ha habido 59 casos de meningitis en personas vacunadas, se me ocurren formas mejores de ocultarlo que publicarlo en internet. Por ejemplo, no publicarlo.

Uriarte y Marín no han entendido nada. Para empezar, no se habla de las reacciones adversas o de los efectos secundarios de la vacuna, sino de su efectividad (las reacciones adversas se explican en otros párrafos de los mismos documentos).

La meningitis meningocócica no es un efecto secundario de la vacuna. La vacuna contra el meningococo no puede causar meningitis.

El verbo «puede» se utiliza en dos sentidos:

— Cuando decimos «la vacuna de la tosferina puede producir convulsiones», estamos hablando de un hecho real y comprobado. Entre uno y cinco casos de convulsiones por cada diez mil dosis de vacuna del tipo antiguo (celular), aproximadamente la cuarta parte con las nuevas vacunas acelulares. Lo dice cualquier publicación seria sobre vacunas, porque nadie pretende ocultar los efectos secundarios de las vacunas.

— Cuando decimos «la vacuna del sarampión puede producir autismo», estamos hablando de una hipótesis, de una posibilidad más o menos remota. No se puede, *a priori*, afirmar lo contrario, «es imposible que la vacuna del sarampión produzca autismo», del mismo modo que no se puede afirmar que «es imposible que comer huevos fritos produzca autismo»; hay que hacer los estudios oportunos, y, por supuesto, jamás podremos estar seguros al cien por cien. Las afirmaciones siempre son más fáciles de demostrar que las negaciones. Para demostrar que existen tréboles de cinco hojas, lo único que hay que hacer es enseñarnos un trébol de cinco hojas y ya está. Para demostrar que no existen tréboles de cinco hojas deberíamos ver uno por uno todos los tréboles del mundo, pasados, presentes y futuros, y contarles las hojas. ¿Cómo puedo demostrar que, en un prado cerca de Calahorra, no brotó en 1258 ningún trébol de cinco hojas? ¿O que no brotará uno dentro de quinientos años? Jamás podremos estar seguros; lo más que se puede llegar a decir es: «Hemos comprobado varios millones de tréboles en distintos países del mundo, y ninguno tenía cinco hojas, por lo que concluimos que, si no es imposible, como mínimo es muy muy muy muy poco probable».

Cuando no conocemos ningún indicio razonable de algo, no nos molestamos en hacer estudios. Nadie ha hecho jamás ningún estudio para demostrar que comer huevos fritos no produce autismo, escuchar la radio no produce autismo, llevar zapatos no produce autismo...; sin embargo, estamos dispuestos a dar huevos fritos a nuestros hijos, encender la radio y ponerles zapatos en la confianza de que no debe de ser malo. ¿Qué tal un libro antizapatos? «Hasta el siglo XIX, la mayoría de los niños no llevaban zapatos, y el autismo era desconocido. El uso indiscriminado de los zapatos ha ido paralelo al aumento de los casos de autismo. Los fabricantes de zapatos obtienen enormes beneficios. Las autoridades se niegan a tomar en consideración la relación entre zapatos y autismo...». Cuando algunos científicos lanzaron la hipótesis de que las vacunas podían provocar autismo, y al tiempo que los antivacunas se lanzaban a considerarlo un hecho probado, una verdad eterna e inmutable, decenas de científicos serios hicieron decenas de estudios para comprobar si era cierto o no, porque se toman en serio los indicios razonables, por mínimos que sean (y de momento los resultados de esos estudios indican que no, que no producen autismo, ver pág. 369).

Pero en ninguno de esos dos sentidos es posible que la vacuna contra el meningococo produzca meningitis infecciosa. Ni se ha demostrado que la produzca, ni cabe el más mínimo indicio de que la pueda producir, ni es posible siquiera formular tal hipótesis sin que a una persona razonable le duelan las neuronas. Tal vez haya en algún sitio un trébol de cinco hojas, pero no puede haber meningitis causadas por la vacuna. Se puede afirmar *a priori* que es imposible, completa y absolutamente imposible. Si hubiera algún indicio serio (que no lo hay) de que esa vacuna produce cáncer, asma, calvicie o parálisis, habría que llevar a cabo un estudio para estar seguros. Pero no hace falta ningún estudio para asegurar que la vacuna no produce meningitis. Es imposible de toda imposibilidad, sencillamente porque el bicho está muerto.

La vacuna oral de la polio está hecha con virus vivos pero atenuados. Es muy raro (aproximadamente un caso por cada dos o tres millones de vacunas; hasta uno por 700.000 en la primera dosis) que pueda producir poliomielitis (y eso tampoco se intenta ocultar, lo dice cualquier libro, y lo dice el mismo prospecto de la vacuna, que encontrará en internet si realiza la búsqueda «prospecto polio Sabin»).

Sin embargo, la vacuna antimeningocócica está hecha con bacterias muertas, y por tanto no puede producir una meningitis. Ni siquiera están enteras, no son bacterias muertas enteras, alineadas como cadáveres en una fosa para bacterias, que igual se han despistado y enterraron una todavía viva (es cierto que hace muchos años, cuando los métodos de fabricación y los controles de las vacunas no eran los actuales, hubo vacunas de la polio en que, por error, el virus no estaba realmente «muerto», ver pág. 414). No son tampoco trozos de bacterias muertas, brazos y piernas y cabezas cortadas de bacterias, sino solo piezas sueltas. Y esas piezas no son todas las piezas, trozos de ADN que en una película de ciencia ficción (pero no en la realidad) podrían volver a engancharse milagrosamente y resucitar a la bacteria. No. La vacuna usada en aquella epidemia era la «AC no conjugada», formada por polisacáridos capsulares purificados de meningococos A y C. Ni proteínas ni ADN. El polisacárido capsular es como la pintura anticorrosión del coche: si lo único que tiene es la pintura, si no tiene carrocería, motor ni ruedas, ni el mejor mecánico del mundo podría montar un coche nuevo. Ni aunque tuviera kilos y kilos de pintura a su disposición.

Una pastilla de caldo de pollo podría producir una grave reacción en una persona alérgica al pollo. Alguien podría atragantarse si intentara comérsela entera. Como lleva mucha sal, es razonable pensar que el abuso de esas pastillas no es bueno para los hipertensos. Y si existieran indicios serios de que las pastillas de caldo de pollo pueden producir artrosis, cáncer o calvicie, habría que hacer estudios cuidadosos para asegurarse. Pero lo que no puede hacer una pastilla de caldo es ponerse a cacarear y a picotear como un pollo, porque no hay ningún pollo vivo dentro. Y si una persona me dice que ha visto cacarear y picotear a 59 pastillas de caldo de pollo, y si encima lo escribe en un libro, no pienso: «Vaya, puede ser verdad, habrá que hacer un estudio», sino: «No vale la pena seguir leyendo».

Pues bien, la pastilla no solo contiene polisacáridos de pollo, sino también proteínas, grasas, ADN, probablemente cientos y cientos de moléculas distintas. El pollo está más «entero» dentro de la pastilla que el meningococo dentro de la vacuna.

Los casos de meningitis en sujetos vacunados no son complicaciones de la vacuna, sino fracasos de la vacuna, algo que también es malo, pero es distinto. Y los casos de meningitis ocurridos durante los primeros días después de poner la vacuna no se pueden contar como fracasos por dos motivos: primero, porque las infecciones tienen un periodo más o menos largo de incubación, desde que el paciente se contagia hasta que empieza a tener los síntomas de enfermedad; segundo, porque las vacunas no actúan por arte de magia, ¡zas, ya estoy inmunizado!, sino que el organismo necesita unos días para poder fabricar suficientes anticuerpos. En función de estos dos factores, para cada vacuna hay un periodo durante el cual es como si no estuvieras vacunado; si enfermas en ese periodo, no es que la vacuna haya fallado, sino que te vacunaste demasiado tarde, ¡mala suerte! En el caso que nos ocupa, ese periodo se considera que es de 15 días. Por supuesto, aunque se intenta afinar lo más posible, puede que el límite quede un poco borroso. Tal vez una meningitis en el día 14 sí que fue un fracaso de la vacuna. Tal vez una meningitis en el día 16 no es un fracaso, sino que el sujeto ya estaba infectado antes de vacunarse y el periodo de incubación ha sido algo más largo de lo habitual. No hay manera de saberlo. De todos modos, tampoco va a haber tantos casos justo en esos dos o tres días; ese pequeño error no va a afectar mucho a la nota final de la vacuna.

Los casos de meningitis en Galicia, en esas primeras 16 semanas de 1997, fueron los siguientes:

	MENINGOCOCO B	MENINGOCOCO C	MENINGOCOCO DESCONOCIDO	TOTAL
Vacunados	9	6	44	59
No vacunados	3	19	10	32
No vacunables	5	30	16	51
Total	17	55	70	142

Los «no vacunables» son las personas que, por su edad o por alguna contraindicación, no estaban entre los que se tenían que vacunar. En aquella campaña se vacunó a niños y jóvenes desde los 18 meses hasta los 19 años.

Lo que decía, Uriarte y Marín no han entendido nada. Los 59 niños vacunados con meningitis no son los que la Consejería de Sanidad gallega «pretende ocultar», sino todo lo contrario, son los que «confiesa» de buena gana. Lo dicen bien claro sus documentos: 59 meningitis en niños vacunados. Pero no meningitis causadas por la vacuna, sino meningitis a pesar de la vacuna, meningitis que la vacuna no consiguió evitar. Fracasos de la vacuna. Fracasos plenamente reconocidos. No es entre los 59 vacunados, sino entre los 32 no vacunados, entre los que habría que buscar a los que fueron descartados por enfermar en los primeros 5 (o 15) días después de vacunarse. ¿Cuántos, exactamente? Las fuentes que he podido consultar no lo especifican. Evidentemente, como máximo serían 32. Y, en realidad, muchos menos; seguro que la mayoría de esas 32 meningitis se produjeron antes de vacunarse.

El problema con las 59 meningitis en pacientes vacunados es que solo seis de ellas fueron causadas con seguridad por el grupo C (contra el que actúa la vacuna). No existía en aquella época una vacuna contra el grupo B; por tanto, las meningitis por meningococo B no se cuentan en el análisis de la eficacia de la vacuna. Y nos quedan las de causa desconocida.

Siempre hay casos en que no se logra identificar el microbio en el laboratorio. Pero llama la atención que el porcentaje de meningococos no identificados es mucho más alto entre los vacunados que entre los no vacunados.

¿Será por culpa de la misma vacuna? Los individuos vacunados, cuando enferman, suelen tener una enfermedad más leve; ¿es posible que tengan menos microbios, o que sus microbios estén alterados por los anticuerpos y eso los haga más difíciles de identificar? Las autoridades sanitarias gallegas reconocen que no saben a qué se debe, que lo están estudiando y que, de momento, limitarán el análisis a los meningococos de grupo C comprobado.

El análisis que hacen las autoridades sanitarias gallegas, limitándose a los casos de meningococo C confirmado, es el siguiente:

	PERSONAS-SEMANA		CASOS		EFECTIVIDAD VACUNAL	CASOS EVITADOS
	NO VAC.	VACUNADO	NO VAC.	VAC.		
18-24 meses	112.948	361.820	6	2	89,6	17
3-5 años	50.318	988.178	4	2	97,5	77
6-13 años	178.354	3.174.382	1	1	94,4	17
14-19 años	1.452.533	2.475.499	8	1	92,7	13
	1.794.153	6.999.879	19	6		123

(Explicación sobre las «personas-semana»: el periodo de estudio eran 16 semanas. Si un niño se vacuna en la semana 3, se le empieza a contar como vacunado 15 días después, es decir, en la semana 5. Por lo tanto, el mismo niño contribuye al grupo «no vacunado» con 5 personas-semana, y al grupo «vacunado» con 11 personas-semana. Por supuesto, también hay niños que se habían vacunado antes del comienzo o que no se vacunaron en todo el periodo.)

Lo de los «casos evitados» ya lo habíamos visto antes. Se calcula con una sencilla regla de tres: si entre

112.948 hubo 6 casos, ¿cuántos debería haber habido entre 361.820?

112.948	6
361.820	x

$$x = \frac{361.820 \times 6}{112.948} = 19{,}22$$

Tenía que haber habido 19, pero solo hubo 2, luego se han evitado 17. (Probablemente el método usado por los epidemiólogos ha sido más complejo y correcto que el mío, y habrá algunas décimas de diferencia, pero como al final se redondea, nos da el mismo resultado.)

Si calculásemos la efectividad «a lo bruto», hemos evitado 17 casos de 19, el 89,5%, casi la misma cifra que dan ellos, el 89,6. Pero, claro, no lo podemos calcular con la cifra redondeada; hay que usar los decimales, y entonces nos saldría 90,63%. ¿Qué pasa? Pues que lo correcto en este caso es usar la *odds ratio*, porque es un estudio de casos y controles (ver pág. 46). Las «personas-semana» no son solo los sanos, incluyen también los enfermos, y habría que hacer la resta, y supongo que los autores del estudio la han hecho; pero como la diferencia entre las dos cifras es enorme, aunque no hagamos esa resta el resultado es el mismo:

odds ratio = (112.948 × 2) / (361.820 × 6) = 0,104
efectividad = 1 - 0,104 = 0,896 (89,6%)

Han calculado por separado la efectividad y el número de casos evitados para cada grupo de edad, porque la eficacia de la vacuna y la incidencia de la enfermedad no son iguales en cada grupo. Si hiciéramos el cálculo directamente sobre el total, nos saldría una cifra diferente.

«Pero ¡han hecho trampa! —pensará alguno—. Con la excusa de que no se aislaba el meningococo C, han borrado del análisis los 44 casos de meningitis no clasificada en individuos vacunados.» No, no han hecho trampa (si hubieran querido hacer trampa, simplemente no nos habrían dicho nada de esas meningitis. Nunca lo habríamos sabido si ellos no lo hubieran dicho. Los antivacunas son capaces de creer que cientos de gobiernos y decenas de miles de científicos nos engañan, y resulta que la Consejería de Sanidad de Galicia no es capaz no ya de mentir, sino de tener la boca cerrada). No han hecho trampa, sino que han analizado los datos de la forma que en aquel momento les pareció la más correcta. Pero, por si acaso, unos párrafos más adelante, el mismo informe explica lo que habría ocurrido si se hubieran contado también las meningitis no clasificadas: la efectividad de la vacuna sería menor, pero el número de enfermedades evitadas habría aumentado.

¿Cómo puede ser eso?, ¿cómo pueden evitarse más enfermedades con una vacuna menos eficaz? Ahora lo veremos. Por desgracia, los documentos a los que tengo acceso no especifican las edades de esos enfermos, por lo que tendré que inventar ese dato para hacer el cálculo (casi seguro que llamando a la Consejería de Sanidad gallega podría obtener los datos reales, pero no quiero perder varias horas ni hacérselas perder a ellos, cuando, total, solo se trata de explicar una paradoja estadística).

Supongamos que todas las meningitis no clasificadas (las 44 de los vacunados y las 10 de los no vacunados) son del grupo C, y procedemos a repartirlas en los distintos grupos de edad, aproximadamente en la misma proporción que las otras meningitis:

	PERSONAS-SEMANA		CASOS		EFECTIVIDAD VACUNAL	CASOS EVITADOS
	NO VAC.	VACUNADO	NO VAC.	VAC.		
18-24 meses	112.948	361.820	6+3	2+15	41,0	12
3-5 años	50.318	988.178	4+2	2+14	86,4	102
6-13 años	178.354	3.174.382	1+1	1+7	77,5	28
14-19 años	1.452.533	2.475.499	8+4	1+8	56,0	11
	1.794.153	6.999.879	19+10	6+44		153

¿Ve lo que ha ocurrido? Si la enfermedad es más frecuente, la vacuna, aunque sea menos eficaz, puede evitar más casos. Y salvar muchas vidas.

Porque en el mismo documento de la Consejería de Sanidad se nos explica que durante esas 16 semanas de 1997 murieron en Galicia cinco niños por meningitis, cuatro de ellos por meningococo C comprobado. Ninguno estaba vacunado. Pero, claro, ni Uriarte ni Marín mencionan ese pequeño detalle. Los antivacunas niegan y esconden sistemáticamente los peligros de no vacunarse.

En el año 2000 se publicó el estudio final sobre el asunto de los meningococos no identificados. Explican que, ya antes de la vacuna, el meningococo era más difícil de identificar en niños y jóvenes (es decir, en los que más adelante se iban a vacunar). Solo se identificaba en el 48% de los pacientes entre 18 meses y 19 años, frente al 62% a otras edades. Pero, a partir de la vacunación, el porcentaje de microbios identificados bajó aún más, al 24%. En 65 casos de meningitis no identificada (unos vacunados, otros no) hicieron pruebas más sensibles y lograron encontrar el microbio en el 74% de los vacunados y en el 52% de los no vacunados, lo que demuestra que, en efecto, la vacuna dificulta la identificación del meningococo.

MALVAR PINTOS, A. «Resultados del estudio de subdetección del meningococo en sujetos vacunados en Galicia». *Revista Española de Salud Pública*, 2000; 74: 381-386.

La edad de vacunación

Muchos padres creen que es malo vacunar a los niños tan pronto. He conocido familias que estaban dispuestas a vacunar a sus hijos, pero solo después del año o después de los 2 años. Me quedo pasmado al oír tales cosas. Cientos de científicos de decenas de países, con años de experiencia, tras leer los resultados de cientos de estudios científicos, han llegado a la conclusión de que la mejor edad para vacunar son los 2 meses, y aquí, ante mis ojos, alguien ha pensado que será mejor a los 15 meses, así, porque sí...

A veces, el argumento que esos padres han oído contar es bastante simplista. «¿Cómo vamos a vacunar a un niño tan pequeño, cuando su sistema inmunitario es inmaduro?» He oído cientos de veces argumentos iguales, aplicados a otros aspectos de la crianza de los niños: «¿Cómo puedes ponerlo al pecho antes de 24 horas de nacer?, ¿no ves que su estómago aún no está preparado?» o «¿Cómo puedes darle el pecho a media noche?, ¿no ves que su estómago necesita descansar?». No basta con bonitas palabras y con «lógica irrefutable»; para sustentar una afirmación hacen falta datos y pruebas. ¿Qué diablos de problema produce, exactamente, el vacunar a los niños «tan pronto»? ¿Dónde está el estudio científico que demuestra que vacunar al año, o a los 2 años, es mejor que vacunar a los 2 meses? ¿No le parece que, si existiera tal estudio, en todos los países se vacunaría a los 2 años?

Volvamos a la teoría de la conspiración universal. Si la vacuna solo la ponen para ganar dinero, ¿acaso no ganan el mismo dinero a los 2 meses que a los 2 años? ¿De verdad cree que, si fuera mejor vacunar a los 2 años, no vacunarían a los 2 años todos los países de la Tierra? ¿Piensan que la ponen a los 2 meses solo para fastidiar?

La edad recomendada de vacunación es un equilibrio entre dos factores: la eficacia de la vacuna y el riesgo de enfermar. Si la vacuna se pone demasiado pronto, es posible que no sea efectiva, porque el organismo del bebé todavía no tiene capacidad para responder. No es una cuestión de todo o nada, no es «al mes, la vacuna es inútil; a los 2 meses, siempre funciona»; es un cambio gradual: cuanto mayor es el bebé, mayor es la probabilidad de que responda adecuadamente. Depende de la vacuna; la de la tuberculosis y la de la hepatitis B sí que se aplican al nacimiento porque sí que son eficaces en ese momento. Por otra parte, si la vacuna se pone demasiado tarde, es posible que el bebé haya pillado antes la enfermedad.

En contra de lo que mucha gente piensa, el riesgo de sufrir efectos secundarios no aumenta cuando el niño es muy pequeño. Al contrario: el riesgo, en todo caso, aumenta con la edad, al menos en algunas vacunas. Las mujeres adultas vacunadas de la rubeola tienen muchos más dolores articulares que los niños. Asimismo, las vacunas contra la difteria y la tosferina que se usan a partir de los 7 años contienen una dosis mucho más baja que las vacunas usadas en niños pequeños, porque los mayores tienen una reacción más fuerte.

No es tan extraño, si nos paramos a pensar. ¿No ha oído nunca decir que un adulto que pasa la varicela o alguna otra enfermedad infantil la pasa mucho más fuerte que un niño? Muchas veces los niños siguen jugando con varicela, el problema es convencerlos de que no pueden ir al parque, mientras que a los adultos les duele todo. Pues lo mismo ocurre con las vacunas. En los bebés más pequeños la vacuna hace poco efecto y, por lo tanto, presenta pocos efectos primarios y secundarios.

Puede ver los calendarios de vacunación de todos los países europeos en vaccine-schedule.ecdc.europa.eu.

Si nos centramos en la serie básica (difteria, tétanos, tosferina, polio, *Haemophilus* y hepatitis B), en España se administran a los 2, 4 y 11 meses. Exactamente igual que en Francia, Alemania o Rumanía. En Italia, a los 2, 4 y 10 meses. En Suecia, Islandia o Noruega, a los 3, 5 y 12 meses (tal vez la confianza en un excelente sistema sanitario les permite esperar un mes más).

Pero otros países necesitan vacunar antes, porque el peligro es mayor. En la India o en Nigeria, a las 6, 10 y 14 semanas (aunque allí la vacuna de la polio es oral).

En casi toda el África subsahariana tienen que iniciar la vacunación a las 6 semanas. Pero ningún país del mundo se atreve a recomendar la primera dosis más tarde de los 3 meses. No se atreven porque sería peligroso. ¡Y he conocido padres que se atreven a esperar más de un año!

La vacuna de la hepatitis B en algunas comunidades de España y algunos otros países europeos se administra al nacer. Esto causa estupor y consternación a algunos: «¡Cómo se atreven a meter esos virus en el cuerpecito de un pobre recién nacido inocente!».

Pero ¿qué cree?, ¿que los niños nacen en una burbuja? Hay virus, bacterias, hongos, esporas, ácaros microscópicos, polen, caspa humana y de animales y otros mil restos orgánicos e inorgánicos por todas partes. Cuando usted pasa por un sitio y exclama: «¡Hum, huele a pescadito frito!» (o «¡Puag, huele a mierda!»), es porque moléculas del pescado (o de la mierda) han penetrado en su nariz. Cuando una persona alérgica al polen, a los ácaros, a los mohos o a los gatos sufre un ataque de asma es porque los granos de polen, las deposiciones del ácaro, las esporas del moho o la caspa del gato han penetrado en sus bronquios hasta lo más profundo.

En el momento mismo del parto, el recién nacido empieza a ser colonizado por miles de microbios de docenas de especies distintas, microbios de la vagina, del ano y de la piel de su madre, que traga y respira y se depositan en su piel y entran en sus ojos y en sus oídos.

Se han hecho muchos estudios sobre la velocidad con que el recién nacido es colonizado por los gérmenes. El de Rotimi y Duerden, por ejemplo, se puede leer en internet. Tras llevar a cabo repetidos cultivos de 23 recién nacidos ingleses, determinaron lo siguiente:

En el ombligo, el primer día (antes de 24 horas), cinco niños tenían estafilococo dorado, cuatro tenían estafilococo *epidermidis* (entonces se llamaba «*albus*») y uno, estreptococo. En el segundo día ya había 17 con estafilococos dorados, tres con enterococos, dos con *Escherichia coli* y unos cuantos más.

En la boca, el primer día, 15 niños tenían estreptococos *viridans*, ocho con estreptococos *salivarius*, seis con estafilococos *albicans* y uno tenía *Neisseria*. El segundo día había 17 casos de *viridans*, 14 de *salivarius*, siete de *epidermidis*, siete de cocos anaerobios, tres de *Haemophilus influenzae*, dos de bifidobacterias, dos de *Neisseria*, uno de enterobacteria y uno de enterococo.

En las heces, el primer día uno tenía enterococo, dos tenían estreptococos y seis, estafilococos. El segundo día había 12 con enterobacterias, 21 con enterococos, cuatro con estreptococos, 17 con estafilococos, siete con anaerobios gramnegativos, 17 con anaerobios grampositivos, seis casos de clostridios y tres de cocos anaerobios. Pocos de los 23 niños estaban colonizados por *Proteus*, *Klebsiella* o *Serratia*; la primera *Pseudomona* apareció a los seis días, en un solo niño. Y tenga en cuenta que el tubo digestivo no se coloniza por abajo, sino por arriba: todos esos son microbios que entraron por la boca del bebé, sobrevivieron a las defensas y a los jugos gástricos, fundaron familias felices y bien avenidas y tuvieron tiempo de que sus hijos (o tataranietos) empezasen a irse de casa y aparecer en las heces en 24 o 48 horas.

Y esos solo son los microbios que buscaron y encontraron; seguro que había muchos más que solo habrían crecido en medios de cultivo especiales. Y no miraron ni los virus, ni los hongos ni los ácaros.

Me pregunto qué dirían los antivacunas si, en el momento mismo de nacer, diéramos a los bebés una vacuna por vía oral de bacterias vivas, ni siquiera atenuadas, la bacteria entera y verdadera, con estreptos, estáfilococos, *Neisseria*, *Haemophilus*, enterobacterias... Pues bien, eso es lo que hace la naturaleza, espontáneamente, con todos los niños.

¡Pero es que la vacuna se la inyectan, se la meten dentro! Exacto. La vacuna se la tienen que inyectar, porque de otro modo no le haría ni cosquillas.

Recuerde el caso de la polio. Hay una vacuna oral y otra inyectada. Y es la oral la que tiene más efectos secundarios, porque contiene virus vivos (atenuados). El hecho de ser inyectable no significa que la vacuna sea más peligrosa.

El virus de la hepatitis, incluso en su forma normal (sin atenuar ni nada), no actúa por vía oral. La hepatitis no se contagia por vía oral (salvo, tal vez, en casos excepcionales, por alguna herida en la boca). La vacuna de la hepatitis ni siquiera está hecha con virus muertos. Es decir, no contiene ningún virus que alguna vez estuvo vivo y lo mataron. Está hecha con proteínas obtenidas por ingeniería genética (¡anda, ya he soltado más palabras tabú! Seguro que algunos antivacunas son también antiingeniería genética. Qué le vamos a hacer; la vacuna se obtiene por ingeniería genética y no hay ninguna conspiración para ocultarlo). Aunque metiéramos al bebé en remojo en una bañera de vacuna y le hiciéramos beber un par de vasos, no quedaría inmunizado. La única manera de que esas proteínas provoquen una respuesta inmunitaria es inyectándolas.

Y si fuera posible vacunar más tarde, solo por no oír a los antivacunas quejándose, le juro que vacunaríamos más tarde. Pero es que hay un caso en que no se puede esperar: cuando la madre es portadora del virus. Si el recién nacido se contagia de hepatitis B al nacer, sufre una enfermedad habitualmente leve, pero con mucho más riesgo de complicaciones. También hay casos de hepatitis fulminante, mortal, en el recién nacido. Y el riesgo de complicaciones a largo plazo (hepatitis crónica, cirrosis, insuficiencia hepática, cáncer de hígado) es mayor en el recién nacido. Para evitarlo, a todos los hijos de madres portadoras hay que inyectarles antes de 12 horas la vacuna y gammaglobulina antihepatitis.

Si las madres no son portadoras, la vacunación no corre tanta prisa. Pero debes estar seguro: hay que hacer pruebas a todas las embarazadas, las pruebas no deben fallar nunca, los laboratorios no deben confundir nunca los análisis de dos personas distintas, los médicos y las enfermeras no deben olvidarse nunca de comprobar la historia... En algunos países, dependiendo de la prevalencia de hepatitis en la población y del porcentaje de embarazadas correctamente atendidas, prefieren vacunar a todos los recién nacidos y ya está. Porque, de todos modos, casi no hay efectos secundarios.

«National Immunization Schedule». *Indian Institute of Technology Delhi. Hospital Unit.*
«Nigeria Immunization Schedule. Know when your child needs the next vaccine». *UNICEF.*
ROTIMI, V. O. y DUERDEN, B. I. «The development of the bacterial flora in normal neonate». *Journal of Medical Microbiology, 1981*; 14: 51-62.

LAS VACUNAS EN JAPÓN

Otras veces se hace creer a los padres que en otros países se vacuna más tarde, y que lo de vacunar a los 2 meses es una especie de absurda manía de los médicos españoles. Por ejemplo, en varias páginas web (buscando el texto en Google me salen cinco distintas) se dice:

> Japón: a mediados de los setenta, el Gobierno elevó la edad mínima de vacunación desde los 2 meses hasta los 2 años. En Japón descendió drásticamente el número de muertes súbitas y actualmente tiene la tasa más baja del mundo de mortalidad infantil, habiendo pasado del puesto 17 al número 1.

Lo mismo explica Marín en la página 113 de su libro. Eso sí, no dice que hubo menos muertes súbitas, sino que se pagaron menos indemnizaciones por daños vacunales. Lo que no es lo mismo, aunque él no comprenda la diferencia.

¿Vacunan en Japón después de los 2 años de edad? El mismo lector puede comprobarlo (ya que Marín no se molestó en hacerlo). Hoy en día, casi todo está en internet, y parece mentira que la gente esté dispuesta a creer y repetir afirmaciones como esa sin perder unos minutos en verificarlas. Supongo que la mayoría de mis lectores, como yo, no entienden ni una palabra de japonés. Por fortuna, los japoneses son conscientes de ese problema y sus autoridades han tenido la gentileza de colgar en la red informaciones en inglés. Busque en Google las palabras «Japan immunization schedule».

El primer resultado dirige a la página «Immunization Schedule Recommended by the Japan Pediatric Society, April 1, 2023» (cuando lo mire usted, puede que la hayan actualizado, o que no salga la primera). Verá que ponen las primeras vacunas a los 2, 3 y 4 meses. Si alguna vez en Japón retrasaron las vacunas, es evidente que las han vuelto a adelantar (y los antivacunas harían bien en ponerse al día y en preguntarse por qué).

Casualmente, cuando busqué en internet para la primera edición, en 2009, la segunda página que apareció era del sitio web antivacunas norteamericano *Vaccination Liberation* (www.vaclib.org/basic/japanusa.htm), donde se puede leer: «Es bien conocido que cuando Japón elevó la edad mínima de vacunación a los dos años en 1975, la tasa global de mortalidad infantil mejoró para convertirse en la más baja del mundo. [...] En 1995, las leyes de vacunación japonesas cambiaron». Luego reproducen el calendario de 2002 (muy similar al actual) y lo comparan con el norteamericano, y se quejan de que en Estados Unidos se administran más vacunas y más inyecciones. Sí, en Japón no vacunaban en 2002 de *Haemophilus*. En 2023 ya lo hacen, pero parece que siguen sin vacunar contra el meningococo. Por otro lado, en España no vacunamos de encefalitis japonesa. También es cierto que en Japón ponían solo dos dosis de vacuna de la polio oral; ahora usan la inyectada y ponen tres dosis. Lo cierto es que cada país decide qué vacunas administra en función de su situación epidemiológica, del riesgo percibido, de la eficacia de la vacuna... Los expertos japoneses han hecho sus estudios, han calculado sus riesgos y han decidido que ese es el calendario más adecuado para su contexto; otros países han decidido otras cosas, y al final las diferencias entre ellos son mínimas.

Pero el misterio permanece: ¿de verdad en 1975 Japón situó la edad de vacunación en los 2 años? ¿De verdad disminuyó la mortalidad infantil? Y, sobre todo, ¿fue lo primero la causa de lo segundo? Un artículo de 1997 publicado en la *Revista de la Asociación Quiropráctica del Canadá* da algunas pistas. El resumen es prometedor:

> Una parte de los quiroprácticos se han opuesto históricamente a la práctica de la vacunación. Esta oposición se ha basado en precedentes históricos y filosóficos, pero con escaso apoyo de la literatura científica [...]. En vista de las considerables pruebas científicas que sostienen la deseabilidad y eficacia de la vacuna contra la tosferina, los quiroprácticos deben animar a los pacientes a participar en este valioso servicio de salud pública.

Morgan, que es quiropráctico, explica que diversos estudios no han encontrado relación alguna entre la vacuna celular de la tosferina (la antigua) y la encefalopatía, el asma o la muerte súbita. Ante la alarma social que se había creado, en varios países como Inglaterra, Holanda y Japón se dejó de vacunar contra la tosferina en los años setenta; en cada uno de ellos se tuvo que volver a vacunar cuando se produjeron graves epidemias de la enfermedad. Concretamente en Japón, la vacunación se interrumpió en 1975, y el número de enfermos aumentó de 206 casos en 1971 a 13.105 (con 41 muertos) en 1979. En 1981, Japón empezó a usar una nueva vacuna acelular con menos efectos secundarios (también se usa en España desde hace años).

Morgan, junto con Busse y Campbell, publicaron un artículo en 2005 para desmontar los argumentos que llevan a muchos quiroprácticos a estar en contra de las vacunas. Explican que la referencia al caso de Japón empezó con un libro publicado por Viera Scheibner en 1993 (¿y quién es Viera Scheibner? ¡No podemos explicarlo todo en este libro! Busque su entrada en la Wikipedia en inglés) titulado *Vaccination: 100 Years of Orthodox Research Shows that Vaccines Represent a Medical Assault on the Immune System* [Vacunación: 100 años de investigación ortodoxa muestran que las vacunas representan un ataque médico contra el sistema inmunitario] (y parecía que los títulos largos habían pasado de moda). En ese libro se afirma que, cuando los japoneses cambiaron en 1975 su calendario de vacunaciones, la muerte súbita desapareció completamente del país. Sin embargo, señalan Busse et al., lo que desapareció no fue la muerte súbita, sino las indemnizaciones pagadas por muertes súbitas atribuidas a las vacunas.

En Japón existía un sistema de indemnización para víctimas de efectos secundarios de las vacunas (más tarde, Estados Unidos y otros países también lo pusieron en marcha). La idea, explica Nakatani, es que los niños que sufren un efecto secundario se han sacrificado por el bien común y la sociedad les debe algo. Como es siempre difícil decir si un problema concreto es causado por la vacunación o se debe a otras causas, se decidió pagar la indemnización no solo en los casos de efectos secundarios claramente causados por la vacuna, sino también en cualquier caso dudoso en que no se pudiera probar lo contrario.

> Esta generosa cobertura es beneficiosa para los individuos y familias afectadas, pero puede resultar engañosa para el público porque una tasa relativamente alta de indemnizaciones se interpreta a menudo como una alta tasa de reacciones adversas.

Para comprender lo que realmente ocurrió, recurriré a los artículos de Kanai y Nakayama, que ofrecen detalles complementarios de la historia. Hacia 1970, muchos médicos japoneses pensaban que la tosferina estaba plenamente controlada y que la vacunación ya no era necesaria. En diciembre de 1974 y enero de 1975, dos bebés murieron en Japón poco después de recibir la vacuna DTP (o triple bacteriana: difteria, tétanos y tosferina). Mientras se investigaban esas muertes, se tomó la decisión de esperar hasta los 2 años de edad. En abril de 1975, se reinició la vacunación de los bebés, pero solo con difteria y tétanos, mientras que la vacuna de la tosferina se retrasaba hasta los 2 años. Con todo, la confianza del público había menguado y pasaron años hasta que se recuperaron las altas tasas de vacunación.

En el tiempo en que la vacunación se realizó después de los 2 años, no se pagó ninguna indemnización por muerte súbita atribuida a la vacuna de la tosferina. Pero resulta que la muerte súbita del lactante ocurre, por definición, antes de los 12 meses. De hecho, casi todos los casos se producen antes de los 9 meses. Claro que no había ningún caso después de la vacuna, si durante ese periodo vacunaban a los 24 meses.

Que se dejaron de pagar indemnizaciones es un hecho admitido. Pero ¿dejaron de producirse las muertes súbitas? La respuesta es difícil, porque la muerte súbita del lactante (ver pág. 388), aunque siempre ha existido, no se conocía con ese nombre. La incidencia de muerte súbita «aumenta» en todos los países a medida que los médicos se familiarizan con ese concepto y empiezan a escribir «muerte súbita» en el certificado de defunción en vez de escribir «ahogamiento» u otra cosa. Los médicos japoneses usaban el término genérico de «muerte inesperada», que a su vez pueden atribuir a cuatro causas: aspiración, neumonitis intersticial, síndrome de muerte súbita del lactante o sofocación. Con esas limitaciones, los datos de las autopsias de bebés de 1 semana a 1 año de edad en la región médica de Tokio (una de las cuatro del país y la que contaba con los datos más completos) son, según Funayama:

PERIODO	TOTAL MUERTE INESPERADA	MUERTE SÚBITA DEL LACTANTE
1964-1968	250	0
1969-1973	219	0
1974-1978	153	7
1979-1983	104	25
1984-1988	118	65
1989-1993	144	90

El porcentaje de muertes que se etiquetan como síndrome de la muerte súbita del lactante (SIDS por sus siglas en inglés, o SMSL) va aumentando: casi ninguna hasta 1973, más de la mitad a partir de 1984.

Se observa una disminución del número global de muertes inesperadas a finales de los sesenta, antes de retrasar la vacuna, tal vez debida a una mejora global del nivel de vida, de la atención médica, o de otros factores difíciles de discernir. Desde entonces, el número de muertos se mantiene bastante constante (y el periodo con menos casos no fue cuando se dejó de vacunar, sino cuando ya se había vuelto a vacunar, aunque puede ser un cambio casual). Los casos etiquetados como SIDS han ido aumentando a medida que el diagnóstico se ponía «de moda», sin que aumentase el número global de muertes inesperadas.

En definitiva, en Japón se vacuna a los 2 meses, como en España. Durante un tiempo, hace medio siglo, probaron a retrasar la vacunación, pero murieron unos cuantos niños y la tuvieron que volver a adelantar. A los padres de los 11 niños muertos en Japón entre 1970 y 1975 les pagaron una indemnización. Probablemente no estaba justificado hacerlo, puesto que numerosos estudios confirman que la vacunación no aumenta (sino que más bien disminuye) la muerte súbita del lactante (ver pág. 400). Es posible incluso que esa decisión de pagar indemnizaciones tuviera efectos adversos: debió dar la sensación de que el Gobierno «reconocía» que la vacuna era la causa de la muerte, y eso debió de aumentar el miedo de los padres a vacunar a sus hijos. Y en cuanto a los 41 muertos por tosferina, solo en 1979, ¿cree usted que alguien pagó una indemnización por ellos? ¿Pagó el Gobierno que retrasó un poco precipitadamente la vacuna?, ¿pagaron los periodistas que divulgaron la noticia y sembraron el pánico?, ¿pagaron los antivacunas que convencieron a los padres para que dejaran de vacunar a sus hijos? Recuerde: los antivacunas nunca pagan.

Marín no ve —o no quiere ver— los hechos. Afirma rotundamente una mayúscula estupidez: «Lo más importante a la hora de prevenir los efectos posvacunales graves es la edad de inicio de las vacunaciones». Y termina con una serie de preguntas retóricas: «Llegados a este punto podríamos plantearle a la Administración sanitaria: ¿por qué no se hace aquí lo mismo?, ¿por qué no adoptamos el modelo de Japón [...]? ¿Por qué se pasó a vacunar a los dos meses, cuando hasta 1998 se hacía a los tres meses?».

¿Por qué preguntas, Marín, si no te interesa la respuesta, si no quieres oírla, si probablemente no la vas a entender? Dices que «podríamos plantearle a la Administración...». Pues ¿por qué no se lo planteas? ¿Por qué no te has molestado en preguntar a la Administración, o a alguien que sepa, o en buscar en un libro, las respuestas a tus pomposas preguntas? Porque las respuestas existen; antes de que tú escribieras tu libro, incluso los antivacunas americanos sabían y habían publicado en internet que en Japón se vacuna a partir de los 3 meses, y ya no a los 2 años. No adoptamos el modelo de Japón porque ese modelo ya no existe, porque el retraso de la edad de vacunación produjo enfermedad, sufrimiento y muerte, y las autoridades sanitarias japonesas reconocieron y enmendaron su error, algo que los antivacunas no hacéis jamás. Y la primera vacuna se adelantó en España (y en otros muchos países) de los 3 a los 12 meses porque se demostró que a los 2 meses ya era suficientemente efectiva, y se sabe que no tiene más efectos secundarios, y porque el riesgo del meningococo, el *Haemophilus* y la tosferina son altos entre los 2 y los 3 meses (y eso viene explicado en cualquier libro).

Seguro que, para las autoridades sanitarias de cualquier país, no es plato de buen gusto el estar continuamente oyendo la cantinela de los antivacunas: que si la vacuna produce muerte súbita, que si la vacuna produce autismo... Seguro que a más de uno se le pasa por la cabeza: «¿Conque eso queréis?, ¿vacunas a los 2 años? ¡Pues aquí las tenéis!». Si la primera vacuna fuera a los 2 años, nadie le podría echar la culpa de la muerte súbita (que se produce antes del primer año de vida) ni del autismo (que suele dar los primeros síntomas poco después del año). Habría los mismos casos de muerte súbita y autismo que antes, pero ya nadie podría decir que son culpa de la vacuna. Pero sí que habría muchos, muchísimos niños enfermos y unos cuantos muertos o con secuelas permanentes por enfermedades fácilmente prevenibles. Por eso, porque son responsables y les preocupa la salud de los niños, las autoridades prefieren aguantar críticas por supuestos efectos secundarios. Pero los antivacunas son irresponsables, y no les preocupa la salud de los niños.

BUSSE, J. W.; MORGAN, L. y CAMPBELL, J. B. «Chiropractic antivaccination arguments». *Journal of Manipulative & Physiological Therapeutics*, 2005; 28: 367-373.

FUNAYAMA, M. et al. «Autopsy cases of sudden unexpected infant deaths examined at the Tokyo medical examiner's office, 1964-1993». *The American Journal of Forensic Medicine and Pathology*, 1996; 17: 32-37.

KANAI, K. «Japan's experience in pertussis epidemiology and vaccination in the past thirty years». *Japanese Journal of Medical Science and Biology*, 1980; 33: 107-143.

MORGAN, L. G. «Pertussis immunization: an update». *Journal of the Canadian Chiropractic Association (JCCA)*, 1997; 41: 86-90.

NAKATANI, H.; SANO, T. y IUCHI, T. «Development of vaccination policy in Japan: current issues and policy directions». *Japanese Journal of Infectious Diseases*, 2002; 55: 101-111.

NAKAYAMA, T. «Vaccine chronicle in Japan». *Journal of Infection and Chemotherapy*, 2013; 19 (5): 787-798.

¿Demasiadas vacunas juntas?

Otro tema que preocupa a muchos. Parece tan lógico que «tantas vacunas de golpe no puede ser bueno»... He conocido a padres que han decidido vacunar a sus hijos por separado, una vacuna cada semana o cada mes. Lo que resulta bastante complicado, porque algunas vacunas son difíciles de encontrar separadas (en realidad, hoy en día, en España, es simplemente imposible).

Parece muy lógico, pero no lo es. Vacunar de varias enfermedades al mismo tiempo no tiene ninguna desventaja y, por el contrario, tiene varias ventajas claras.

Para empezar, como hemos dicho más arriba, eso no es ninguna «sobrecarga para el sistema inmunitario» ni nada por el estilo. El sistema inmunitario del bebé se enfrenta desde las primeras horas a decenas, cientos de especies de bacterias, virus y hongos, más pólenes, caspas y restos orgánicos diversos, más incontables sustancias químicas distintas. Solo la leche materna contiene cientos de ingredientes, lípidos, proteínas, hormonas, enzimas, células maternas vivas y bacterias que el bebé ingiere de un trago sin inmutarse.

Antes de sacar una vacuna al mercado se han hecho montones de estudios, primero con animales, luego con voluntarios adultos, luego con niños... Primero la sacan separada y, más tarde, si quieren juntarla con otras vacunas anteriores para poder ponerla en una sola inyección (o si quieren ponerlas en distintas inyecciones, pero en el mismo día, mientras buscan la manera de ponerlas juntas en la misma jeringa, lo que no siempre es tan fácil), tienen que volver a hacer nuevos estudios para demostrar que las dos (o las cinco) vacunas juntas son igual de eficaces que separadas, y no tienen más efectos secundarios.

Por supuesto, si una vacuna tiene como efecto secundario la fiebre y otra, el dolor de cabeza, juntas podrán producir fiebre y dolor de cabeza, pero no más fiebre ni más dolor que si se hubieran administrado por separado.

Hay varios motivos por los que se intenta dar las vacunas juntas, siempre que es posible:

— Se ahorran jeringas y agujas desechables, lo que es una gran ventaja económica y ecológica.
— Se reduce enormemente el bulto: el volumen de líquido que hay que inyectar es prácticamente el mismo vacunando de una sola enfermedad que de cinco, con lo que hemos reducido a la quinta parte la necesidad de camiones para el transporte, de espacio en los almacenes de distribución o de neveras en el puesto de vacunación.
— Se reduce el trabajo de la enfermera que la administra. Como las vacunas las pone el sistema público,

eso significa que se aprovecha mejor el dinero de nuestros impuestos (y si tuviera usted que pagar una visita privada para cada vacuna, vería la diferencia).

— Se reduce el riesgo de que los padres o los profesionales se olviden alguna de las vacunas.
— Se reducen los viajes para vacunar al niño, las colas, las pérdidas de tiempo...
— Se reduce el riesgo de complicaciones que no dependen de la vacuna, sino del pinchazo en sí. Por ejemplo, que la inyección se infecte; o, mucho más leve, pero mucho más frecuente, que la inyección duela.
— Sobre todo, se reducen los pinchazos. Si el niño soy yo, y me dan a elegir entre pincharme una vez o cinco, lo tengo clarísimo. ¿Cree que su hijo no lo tendría igual de claro?

Uriarte (pág. 233) recomienda lo siguiente a unos padres que quieren vacunar a su hijo de polio, tosferina, difteria y tétanos: «Comenzaremos por una vacuna, haremos las inmunizaciones precisas, descansaremos seis meses y continuaremos con las pautas de la siguiente vacuna». Eso es absolutamente ridículo y representaría, además de un montón de pinchazos innecesarios para el pobre niño y un montón de viajes al médico, que la última de las cuatro vacunas se empezaría a poner a los tres años. Un grave retraso que pone al niño en un serio peligro. Francamente, parece una sórdida venganza». («A pesar de todas mis advertencias, os empeñáis en vacunar al niño, ¿eh? ¡Pues os vais a enterar!»).

OFFIT, P. A. et al. «Addressing parents' concerns: do multiple vaccines overwhelm or weaken the infant's immune system?». *Pediatrics*, 2002; 109: 124-129.

Algunos episodios en la historia de las vacunas

La viruela

Las vacunas, como los Reyes Magos, vienen de Oriente.

El antecedente más remoto de la vacunación es la variolización, es decir, la inoculación a un individuo sano de material infeccioso proveniente de un enfermo de viruela. Se cree que la práctica se inició en la India, antes (tal vez mucho antes) del siglo VIII, y que pasó a la China en el siglo X. Lo que es seguro es que varios textos médicos chinos de los siglos XVI y XVII describen y recomiendan la variolización.

A comienzos del siglo XVIII, diversas noticias de la variolización llegaron a Occidente, por distintas vías, desde la India, el Imperio otomano e incluso África. Pero sin duda corresponde a lady Montagu el mérito de introducir la práctica en Europa.

La viruela, que acompaña al hombre desde hace milenios, alcanzaba en aquella época en Europa proporciones terribles. Casi todo el mundo la sufría, habitualmente en la niñez. Unas 400.000 personas morían cada año en Europa por la viruela, y muchos de los supervivientes quedaban ciegos. La viruela era una enfermedad infantil, como sería hace muy poco la varicela o hace unas décadas el sarampión. Todavía hoy usamos la frase «a la vejez, viruelas» para referirnos a la persona que hace algo a destiempo, al viejo que hace cosas propias de jóvenes.

La viruela no respetaba fronteras ni clases sociales, y se cobró seis testas coronadas:

— María II de Inglaterra murió de viruela en 1694.
— José I de Habsburgo murió de viruela en 1711.
— Luis I de España (solo reinó siete meses, tal vez por eso no recuerda haberlo estudiado en la escuela) murió de viruela en 1724.
— Pedro II de Rusia murió de viruela en 1730, el mismo día en que debía haberse casado.
— Ulrica Leonor de Suecia murió de viruela en 1741.
— Luis XV de Francia murió de viruela en 1774.

El caso francés es especialmente demostrativo. El poderoso Luis XIV, el Rey Sol, había sobrevivido a la viruela en 1647, a los 9 años de edad. Tenía, como casi todo el mundo en su época, el rostro marcado de viruelas (aunque, por supuesto, sus retratos, como casi todos los retratos de la época, estaban convenientemente embellecidos. No hace falta Photoshop para retocar un cuadro al óleo). A su muerte, en 1715, no le sucedió su hijo Luis (*le Grand Dauphin*, muerto de viruela en 1711) ni su nieto Luis (*le Petit Dauphin*, muerto de sarampión en 1712, junto con su esposa y su segundo hijo, el primero había muerto en la infancia. El sarampión no suele ser tan mortífero, pero los médicos de entonces eran muy aficionados a las sangrías), sino su bisnieto, Luis XV, el tercer hijo del tercer Luis, de solo 5 años, quien en 1712 había sobrevivido al sarampión gracias a su institutriz, la duquesa de Ventadour, que se encerró con el niño y tres niñeras e impidió la entrada de los médicos que venían a hacer la sangría.

Los padres del siglo XVIII daban por seguro que sus hijos pasarían la viruela; la duda era cuándo y la esperanza que, con un poco de suerte, sobrevivieran.

LA VARIOLIZACIÓN

En 1717, lady Mary Wortley Montagu (1689-1762) acompañó a Constantinopla a su marido, sir Edward Wortley Montagu, embajador de su Graciosa Majestad ante la Sublime Puerta. Las cartas que escribió desde Turquía fueron publicadas póstumamente en 1763. En una de ellas explica:

> La viruela, tan fatal y extendida entre nosotros, es aquí completamente inofensiva, por la invención del injerto, que es el nombre que le dan. Hay una serie de ancianas que se encargan de realizar la operación cada otoño, en el mes de septiembre, cuando han pasado los grandes calores. Las gentes contactan entre sí para saber si alguien de la familia tiene ganas de pasar la viruela; organizan reuniones con ese propósito, y una vez juntos (normalmente quince o dieciséis) viene la anciana con una cáscara de nuez llena de materias de la forma más leve de viruela, y pregunta qué venas prefieres que te abran. Inmediatamente abre la que le ofreces con una gran aguja (lo que no duele más que un simple arañazo) e introduce en la vena la cantidad de materia que pueda caber en la punta de su aguja, y tras eso venda la herida con un pedazo de concha hueca, y así abre cuatro o cinco venas. [...] Los niños o pacientes jóvenes juegan juntos todo el resto del día, y están en perfecta salud hasta el octavo. Entonces comienza a subirles la fiebre, y guardan cama dos días, muy raramente tres. Muy raramente tienen más de veinte o treinta [pústulas] en la cara, que nunca dejan marca, y en ocho días están tan bien como antes de la

> enfermedad. [...] No hay ejemplo de ninguno que haya muerto por ello, y creerás que estoy plenamente satisfecha de la seguridad del experimento, pues pienso probarlo en mi querido hijo. Soy lo bastante patriota para esforzarme en poner esta útil invención de moda en Inglaterra, y no dejaría de escribir con detalle a algunos de nuestros doctores, si conociera a alguno lo bastante virtuoso para destruir tan considerable porción de sus ingresos por el bien de la humanidad. Pero esta enfermedad es demasiado beneficiosa para ellos, para no exponer a todo su resentimiento al valiente que se proponga acabar con ella. Tal vez, si vivo para regresar, tendré el valor de luchar con ellos.

(Probablemente, lady Montagu no había entendido bien el proceso, o tal vez, al no ser profesional, no tuvo mucho cuidado en usar las palabras exactas para describirlo. En Europa, la variolización siempre se hizo a través de una herida superficial o una escarificación en la piel. Jenner, del que hablaremos más adelante, critica a un colega que tenía la costumbre de «cortar lo bastante para ver algo de grasa», ya que los sujetos así variolizados tenían muchas complicaciones y a veces morían. No creo, por tanto, que los turcos «abrieran la vena».)

Lady Montagu había visto morir de viruela a un hermano pequeño y ella misma tenía la cara marcada por la enfermedad; no es de extrañar que quisiera inocular a su hijo (lo hizo en 1718) y que estuviera preocupada por el tema de las cicatrices.

Como vemos, desde el primer momento lady Montagu temió que los médicos rechazasen la variolización, por el motivo más obvio: si la gente no se pone enferma, los médicos van a perder dinero.

Los que cuentan esta historia suelen añadir otros tres posibles motivos de rechazo; no sé si lady Montagu expresó en algún momento estas tres preocupaciones o si las han inventado los comentaristas: ¿cómo iban los médicos a aceptar lo que les dice alguien que no es médico? ¿Cómo iban los médicos varones, en aquella época, a aceptar lo que dice una mujer? ¿Cómo iban los ilustrados y cristianos ingleses a aceptar algo que venía de un país «salvaje» y musulmán como Turquía, algo que en Turquía ni siquiera hacían los médicos varones, sino las mujeres del pueblo?

El caso es que lady Montagu regresó a Inglaterra en 1718 y se dedicó con entusiasmo a divulgar la variolización. Y aunque se opusieron, en efecto, algunos médicos y algunos eclesiásticos, tuvo bastante más éxito del que había previsto, lo que demuestra que era una dama de fuerte carácter y que los ingleses y los varones en general, y los médicos en particular, no son tan cerrados de mollera como podría pensarse. Claro que a los médicos nos gusta ganar dinero, pero tampoco somos tan malas personas como para desear que nuestros pacientes tengan la viruela; preferimos que nos consulten por un simple dolor de cabeza.

Voltaire nos cuenta la historia en sus *Cartas filosóficas* (1734):

> Esta dama, de regreso a Londres, comunicó su experiencia a la princesa de Gales, que hoy es reina [Carolina de Brandeburgo, esposa de Jorge II].
>
> Desde que [la princesa] oyó hablar de la inoculación o inserción de la viruela, hizo hacer la prueba con cuatro criminales condenados a muerte, a los que salvó doblemente la vida; pues no solo los libró de la horca, sino que con esta viruela artificial previno la natural, que hubieran probablemente sufrido y de la que tal vez habrían muerto a una edad más avanzada.
>
> La princesa, convencida de la utilidad de esta prueba, hizo inocular a sus hijos: Inglaterra siguió su ejemplo y, desde entonces, al menos diez mil niños de buena familia deben así la vida a la reina y a lady Montagu.

> De cien personas en el mundo, sesenta al menos contraen la viruela; de esas sesenta, veinte mueren en los años más favorables y otras veinte conservan para siempre terribles cicatrices.

Voltaire se quejaba amargamente de que los franceses no se preocupasen lo bastante por la salud de sus hijos para seguir el ejemplo inglés. En efecto, la variolización solo se extendió en Francia (y apenas entre los hijos de la nobleza) a partir de 1756, fue prohibida en 1762 (por las falsas acusaciones de haber provocado una epidemia) y de nuevo fue aceptada en 1768 (por el voto favorable de una comisión de médicos y teólogos convocada por el Parlamento).

En España fue algo peor. Algunos médicos rurales, sobre todo en la provincia de Guadalajara, practicaban la variolización, incluso desde antes de 1728, pero sin reconocimiento oficial.

En 1768 se desató un brote de viruela en dos pueblos de esa provincia. En Majaelrayo, muchos lugareños pidieron la inoculación, que recordaban se había practicado con anterioridad. Fue un gran éxito: de 20 habitantes que se contagiaron de forma natural, murieron cinco, y de 240 inoculados artificialmente, no murió ninguno. Inmediatamente después el brote se extendió al vecino pueblo de Campillo de Ranas, donde la mortalidad fue bastante más alta porque muchos no se quisieron inocular, en parte porque era tiempo de cosecha y no querían guardar cama dos días, en parte porque el párroco se mostró en contra.

Sabedor de los hechos, el doctor Francisco Rubio, médico de la familia real, publicó un librito sobre el tema. A partir de 1771 se extendió en España la práctica general de la variolización y unas 100.000 personas (incluida la familia real) habían sido inoculadas hacia 1800.

El padre Feijoo (1676-1764), en su *Teatro crítico uni-*

versal (tomo quinto, 1733) se hace eco de las cifras publicadas: de la viruela natural morían uno de cada ocho; de las viruelas artificiales, no llegaban a morir uno de cada ochenta. Se extraña de que, con tales cifras, y cuando la misma familia real inglesa utiliza la práctica, aún haya quien se oponga a la variolización.

> Ni se me oponga que, si la experiencia fuese tan constante, ya habría aquietado todas las contradicciones. Poco conoce la fuerza de las pasiones humanas quien juzga sólida esta réplica. Los que contradicen, o por una preocupación ciega, o por emulación, o por interés, o por envidia, rara vez se rinden aun a la misma evidencia: ni hay evidencia que cierre todas las puertas a un falso efugio, ni a mil objeciones sofísticas, en quien dominado de aquellas pasiones le busca [...].
>
> En efecto algunas objeciones, que se hicieron contra la inoculación, fueron de las más ridículas del mundo. Ciertos presbiterianos rígidos lo hacían causa de Religión, asegurando que aquella práctica era opuesta a la soberanía y a los Decretos de Dios [...]. ¿En qué absurdos no precipita el ardor violento de una controversia? Entre cuantos pasan plaza de cuerdos en el mundo, no hay hombre alguno tan parecido a un loco como un disputante apasionado.

También señala Feijoo que la variolización, que se trajo de Turquía como gran novedad, resultó que se practicaba desde tiempo inmemorial en las zonas rurales de Gales: una persona sana se frotaba con las vesículas de un enfermo, lo que se conocía como «comprar las viruelas», y así pasaba una enfermedad mucho más leve.

¿Realmente funcionaba esto de la variolización? ¿Qué ventaja tiene inocular la viruela a los niños, en vez de esperar a que la cojan por sus propios medios (y, con un poco de suerte, hasta se libran)? Desde luego, los estudios científicos no eran muy cuidadosos en aquella época, pero la variolización era visiblemente eficaz.

Enfermar de viruela era en aquellos tiempos casi inevitable. La inoculación permitía elegir el momento, pasar la enfermedad cuando se gozaba de buena salud. Eso solo hubiera sido una muy pequeña ventaja. Pero había otras dos mucho más importantes.

Primera ventaja: existían dos formas de viruela: la viruela *major*, con una letalidad del 30% en niños (y aún mayor en adultos), y la viruela *minor*, producida por una variante del mismo virus, con una letalidad del 1 o 2%. En aquellos tiempos, esta diferencia no era bien conocida, pero por supuesto veían que unos enfermos estaban más graves que otros, y como bien dice lady Montagu, usaban «materias de la forma más leve de viruela». Segunda ventaja: la infección artificial era mucho más lenta. Normalmente la viruela se contagiaba por vía respiratoria; el virus, presente en el aire, llegaba en grandes cantidades hasta el fondo de los alveolos pulmonares, se reproducía rápidamente y acababa con el paciente en pocos días. Pero en la inoculación, unos pocos virus estaban casi aislados en una pequeña herida de la piel; hacían falta varias generaciones de virus para reunir un ejército lo bastante temible, y en ese tiempo el organismo conseguía, la mayor parte de las veces, fabricar suficientes anticuerpos para derrotarlo.

Por todo ello, el riesgo de la inoculación era decididamente más bajo que el de la infección natural. Pero había un riesgo, y es que algunos individuos inoculados morían de viruela, o incluso contagiaban la viruela a terceras personas (lady Montagu peca de exceso de entusiasmo al afirmar que nunca pasaba nada). También debieron de producirse contagios de sífilis o de hepatitis, y suerte que en aquel entonces no existía el sida. Claramente, hacía falta un método más seguro.

Marín, en la página 21 de su libro, afirma: «Según estimaciones recientes, se calcula que murieron alrededor del 12% de los tratados». Típicamente, no da ninguna referencia para tan ridícula afirmación. Es mentira, y la única duda es si es el mismo Marín el que miente, o si copia de buena fe una mentira que ha dicho algún otro. Como hemos visto, Feijoo da la cifra comúnmente aceptada en su tiempo: 1 muerto de cada 80 inoculados (1,25%). Según Van Zwanenberg, en 1728 se habían practicado en Inglaterra y Escocia 897 inoculaciones con 17 muertes (1,9%). Daniel Sutton, con un método perfeccionado (al parecer hacía una escarificación, más superficial que un corte), decía haber tenido solo 5 muertes entre 40.000 inoculados, aunque tal vez exageraba un poco.

A no ser, claro, que Marín quiera decir «murieron años después, de viejos». Puesto que los hechos sucedieron en el siglo XVIII, estoy dispuesto a admitir que no murió el 12%, sino el 100% de los tratados.

(Nota sobre nomenclatura: tanto la forma *major* como la *minor* son viruela. No tienen nada que ver con la varicela, que es una enfermedad distinta, aunque su nombre en español sea un diminutivo de viruela. La viruela *minor* también se conoce como *alastrim*. La viruela se llama en inglés *variola* o *smallpox* y en francés, *variole* o *petite vérole*. Pero el adjetivo *small* o *petite* no hace referencia ni a la forma *minor* ni a la varicela, sino que servía para diferenciar la viruela de la sífilis, que antiguamente llamaban *grand pox* o *grande vérole*.)

BRUNTON, D. «Smallpox inoculation and demographic trends in eighteenth-century Scotland». *Medical History*, 1992; 36: 403-429.

MONTAGU, Lady Mary Wortley. *Letters of the Right Honourable Lady M--y W---y Me: written, during her travels in Europe, Asia and Africa, to persons of distinction, men of letters, &c. in different parts of Europe: which contain, among other curious*

relations, accounts of the policy and manners of the Turks; drawn from sources that have been inaccessible to other travellers. T. Becket y P. A. De Hondt, Londres, 1763.
RUMEU DE ARMAS, Antonio. *De arte y de historia. Real Academia de la Historia*, Madrid, 2004.
VAN ZWANENBERG, D. «The Suttons and the Business of Inoculation». *Medical History*, 1978; 22: 71-82.
VOLTAIRE. *Cartas filosóficas*. 1734.

LA VACUNACIÓN

Juan Ruiz, Arcipreste de Hita, escribió a principios del siglo XIV algunos de los primeros poemas de la lengua castellana. En su *Libro de buen amor* incluye varios «Cánticos de serrana», en los que relata sus encuentros amorosos con pastoras de la sierra:

*A la deçida**
di una corrida,
fallé una serrana
fermosa, loçana,
e bien colorada.

Un siglo más tarde, don Íñigo López de Mendoza, marqués de Santillana, continuó la tradición de cantar a las pastoras. En mi época, todos los niños leíamos el poema de «La vaquera de la Finojosa»:

Moza tan fermosa
non vi en la frontera
como una vaquera
de la Finojosa.

* *deçida* = bajada

Bien pudo contestarle la tal vaquera «eso se lo dirás a todas», porque el marqués vio otras nueve mozas de similar hermosura: la vaquera de Morana, la vaquera de Berzosa, la moza de Bedmar («preguntele dó venía [...] díjome que d'un ganado»), la mozuela lepuzcana («la vi guardando ganado»)...

¿Qué veían aquellos hombres cultos y de buena posición social en las vaqueras? Eran probablemente mujeres ignorantes, sucias, curtidas por la intemperie, despeinadas, mal vestidas y oliendo a vaca. ¿No hubiera sido mejor cantar la belleza de alguna condesa o princesa?

Pues no. Las rústicas pastoras compiten con ventaja en hermosura con las más nobles damas. Así describe el marqués a la mozuela de Bores, por la que se muestra dispuesto a dejarlo todo («pastor seré si queredes»):

Mas vi la fermosa
de buen continente,
la cara placiente,
fresca como rosa,
de tales colores
cual nunca vi dama
nin otra, señores.

Y es que, durante siglos, las vaqueras y lecheras fueron admiradas en toda Europa por su belleza. Ocupaban en la imaginación varonil el lugar que más tarde correspondería a las actrices, azafatas y modelos. Los jóvenes de buena familia leían cánticos de serranas y más tarde églogas y novelas pastoriles, se disfrazaban de pastores y se iban a pastorear, como hoy se irían a la discoteca a ligar. Don Quijote encontró en varias ocasiones a grupos de pastores aficionados, como en el capítulo LVIII:

> […] al improviso se le ofrecieron delante, saliendo de entre unos árboles, dos hermosísimas pastoras; a lo menos, vestidas como pastoras, sino que los pellicos y sayas eran de fino brocado, digo, que las sayas eran riquísimos faldellines de tabí de oro. […]
>
> Juntáronse en aquel sitio más de treinta personas, todas bizarramente de pastores y pastoras vestidas.

¿Qué tenían las vaqueras para convertirse en un auténtico mito erótico?

¡Una cara bonita! En un mundo en que muchos adultos (en algunas épocas, casi todos), ricos y pobres, tenían la cara marcada de viruelas, las vaqueras podían mostrar una piel lisa y perfecta. «La cara placiente, fresca como rosa».

Muchos se dieron cuenta, pero pocos comprendieron la causa. Fue un médico inglés, Edward Jenner (1749-1823), el primero que supo extraer las implicaciones prácticas. Se dio cuenta de que las ordeñadoras solían contagiarse de la viruela de las vacas o viruela vacuna, una enfermedad que ya en la vaca es leve, y en el ser humano, más leve aún. Más leve que los efectos de la variolización. También los caballos, las ovejas y otros animales pueden enfermar por el mismo virus.

Observó que Joseph Merret, que se había contagiado de viruela vacuna cuando trabajaba en una granja, no reaccionaba años después a la variolización. Tampoco reaccionaba Sarah Portlock, que había contraído la viruela vacuna veintisiete años antes:

> En el año 1792, sintiéndose ella misma, por esta circunstancia, a salvo de la infección de la viruela, dio el pecho a uno de sus propios hijos que accidentalmente había cogido la enfermedad, pero no sufrió ninguna indisposición.

John Phillips, comerciante, que había contraído la vacuna a los 9 años, no reaccionó a los repetidos intentos de variolización a los 62 años.

Sarah Wynne, lechera, era la única de entre cinco trabajadores de una granja que no había pasado la viruela. En mayo de 1796 se declaró una epidemia de la vacuna que afectó a las treinta vacas. Solo Sarah enfermó, y tuvo que guardar cama mientras sus compañeros seguían trabajando. Más tarde, Jenner intentó variolizar a Sarah, pero ya no reaccionaba.

Y así una quincena de casos que Jenner relata en su libro y que le convencieron de que el haber pasado la vacuna protege contra la viruela, y viceversa, incluso varias décadas más tarde.

En mayo de 1796, una lechera, Sarah Nelmes, consultó al doctor Jenner por una erupción en la mano. Se había infectado ordeñando a una vaca que acababa de pasar la enfermedad. Era la ocasión propicia que Jenner había estado esperando. El 14 de mayo inoculó material de las vesículas de Sarah en el brazo de James Phipps, de 8 años, hijo de su jardinero:

> En el séptimo día se quejó de molestias en la axila, y en el noveno estuvo un poco destemplado, perdió el apetito y tuvo un ligero dolor de cabeza. Durante todo ese día estuvo claramente indispuesto, y pasó la noche algo intranquilo, pero al día siguiente estaba perfectamente bien.

Mientras pasaba la vacuna, James durmió en la misma cama con otros dos niños sin contagiarlos, lo que llevó a Jenner a concluir que la enfermedad no se transmite por el aire, sino por contacto directo, y probablemente ni siquiera a través de la piel íntegra, sino por alguna pequeña lesión en la mano de la ordeñadora.

Entonces había que comprobar que la vacuna había

sido eficaz para prevenir la viruela. El 1 de julio, Jenner practicó la variolización al pequeño James. (No lo estaba poniendo en peligro para experimentar, pues la variolización era la técnica habitual; lo hubiera hecho de todos modos para protegerlo de la viruela.) La reacción habitual —recordemos las palabras de lady Montagu— hubiera sido fiebre y un par de días en cama. Pero no le pasó absolutamente nada. Para mayor seguridad, volvió a intentarlo meses después, pero de nuevo no hubo reacción. James Phipps murió a los 65 años sin haber pasado nunca la viruela (a la que estuvo expuesto en varias ocasiones). Vivía en una casita que Jenner le había regalado, con un jardincito con rosas que Jenner plantó de su propia mano.

Los anales de la ciencia registran el nombre de la vaca, *Blossom*, de la que se infectó la lechera Sarah. Probablemente la vaca más famosa de la historia de la medicina (el rumiante más famoso hasta que la oveja *Dolly* le quitó el puesto), se le concedió a su muerte un honor sin precedentes: su piel se conserva todavía en la biblioteca del hospital de Saint George de Londres, donde Jenner había estudiado (el hospital se trasladó en 1973 a un nuevo edificio, pero no olvidaron llevarse la famosa piel).

En la primavera de 1798, un nuevo brote de viruela vacuna, que afectó a varios caballos de la zona y que se contagió a sus cuidadores y a las vacas, permitió a Jenner continuar sus experimentos. Vacunó a partir de las lesiones de personas directamente infectadas por vacas o caballos, y también a partir de otras personas vacunadas, y comprobó que el material conservaba su capacidad protectora incluso después de pasar por cinco personas sucesivas. El 12 de abril de 1798 vacunó a su propio hijo, Robert, de 11 meses (que, por cierto, no reaccionó).

Por fin, en 1798, Jenner publicó sus hallazgos en un libro, *Una investigación sobre las causas y efectos de la Variolae Vaccinae, una enfermedad descubierta en algunos de los condados occidentales de Inglaterra, particularmente en el Gloucestershire, y conocida con el nombre de viruela de las vacas* (en aquel tiempo estaban de moda los títulos largos).

Hoy sabemos que el virus de la vacuna es distinto del virus de la viruela, pero se le parece lo suficiente para que los anticuerpos contra el primero sean también efectivos contra el segundo (inmunidad cruzada). Sin embargo, en tiempos de Jenner no se sabía de la existencia de virus o de anticuerpos (Jenner usa la palabra «virus», pero no en su sentido actual. *Virus* era «veneno» en latín, y se usaba en la jerga médica desde principios del siglo XVIII para designar la causa, cualquier causa hipotética, de las enfermedades). Era una cuestión puramente empírica: la vacuna funcionaba, aunque nadie sabía por qué. Jenner encabeza su libro con una cita de Lucrecio: *Quid nobis certius ipsis sensibus esse potest, quo vera ac falsa notemus?* (¿Qué puede ser más seguro que nuestros sentidos para distinguir lo verdadero de lo falso?)

Jenner se equivocó al pensar que la vacuna confería inmunidad para toda la vida. Hoy se sabe que la inmunidad es máxima durante tres o cinco años, aunque un efecto parcial (el sujeto puede contraer la viruela, pero la enfermedad suele ser leve) puede durar diez o veinte años. Se cree que, en aquella población en que la viruela era altamente endémica, los sujetos espontáneamente «vacunados» estaban expuestos de manera continuada al virus de la viruela y sufrían a veces formas leves de la enfermedad que pasaban inadvertidas, pero que actuaban como «dosis de refuerzo» de la vacuna.

La vacunación se difundió con rapidez, pues presentaba claras ventajas sobre la variolización (que fue finalmente prohibida en Inglaterra en 1840, como práctica obsoleta). La variolización producía una enfermedad general (es decir, afectaba a todo el organismo, con fiebre, malestar y vesículas diseminadas), aunque mucho más leve que la viruela natural, mientras que la vacuna solo producía una reacción local, muchas veces sin fiebre, y con solo una lesión en el punto mismo de la inoculación. Además, la viruela inoculada podía, en algunos casos, transmitirse por vía aérea a otras personas, causando viruela natural, mientras que la vacuna no se transmitía de una persona a otra más que por inoculación.

España, que tantas veces en su historia ha perdido el tren del progreso, no lo dejó escapar en aquella ocasión. En mayo de 1799, el *Semanario de Agricultura y Artes* da noticia del descubrimiento, y poco después el libro de Jenner se difunde en nuestro país en una traducción al latín publicada en Viena. El 3 de diciembre de 1800, solo dos años después de la aparición del libro, el doctor Francisco Piguillem (1770-1826) vacunó a cuatro niños con «una porción de virus» que el doctor Colon le enviaba desde París, y doce días después, a partir de estos niños, vacunó a seis más. De nuevo, el doctor Piguillem usa «virus» en su antiguo sentido general de «cualquier cosa que puede causar una enfermedad» (faltaba casi un siglo para que la ciencia describiera los virus en el sentido moderno del término, y más aún para que descubrir que la viruela y la vacuna son causadas por virus). El 6 de enero de 1801, la *Gaceta de Madrid* ya daba cuenta de aquellas vacunaciones.

Pronto llevó la vacuna a Vic, donde vacunó al sobrino de un médico local, y a Barcelona:

> Al llegar a ésta inoculé dos Primos míos, y a vista de la inocuidad de la Vacuna, se han resuelto varios particulares de hacerla inocular a sus hijos, quienes no dudo serán otros tantos testimonios de la utilidad de este descubrimiento admirable, que desterrará dentro de pocos años las Viruelas de toda la Europa.

En Barcelona, el doctor Piguillem publicó primero su traducción del folleto del francés Colon, *Ensayos sobre la inoculación de la vacuna, o método fácil y seguro de preservarse para siempre de las viruelas*, y enseguida su propia obra, *La vacuna en España, o cartas familiares sobre esta nueva inoculación* (1801), una serie de cartas escritas a una madre imaginaria para convencerla de que vacunase a sus hijos.

> Con esta nueva inoculación se verá destruida aquella hydra espantosa de las Viruelas, y nuestros descendientes solo la conocerán por la historia que quedará de ella en los libros.
>
> *La vacuna en España*
> FRANCISCO PIGUILLEM

El éxito y la fama de la vacuna fueron enormes. En su cuento *La noche de Navidad*, publicado en 1857, Fernán Caballero pone en boca de la tía Pavona, que se queja de las correrías y ruidos de los niños, una terrible invocación:

> —¡Un sarampión! ¡Un sarampión! —gritaba la declarada enemiga de los niños—. ¡Y qué bien que nos vendría un sarampión! Desde que dieron con la vajuna, el demonio que pueda parar en el mundo, ni uno se muere. ¿Dónde vamos a parar? ¡Esto es un loquero!

No son palabras muy amables, desde luego. Pero digamos en disculpa de la anciana que dos hijos había tenido y a los dos los perdió en la guerra del francés, y la visión de otros niños sanos y felices le producía un profundo dolor. Evidentemente, la vacuna no protegía contra el sarampión, sino contra la viruela, pero la tía Pavona ya la imaginaba protegiendo contra todos los males de la infancia. Además, los médicos a veces confundían el sarampión y la viruela en sus primeras fases; solo en el siglo X el médico persa Al-Razi o Rhazes se dio cuenta de que eran dos enfermedades distintas (y consideró que, de las dos, el sarampión era la más temible).

JENNER, E. *An inquiry into the causes and effects of the variolae vaccinae. A disease discovered in some of the western counties of England, particularly Gloucestershire, and known by the name of the cow pox.* Sampson Low, Londres, 1798.

RUMEU DE ARMAS, Antonio. *De arte y de historia*. Real Academia de la Historia, Madrid, 2004.

LA REAL EXPEDICIÓN FILANTRÓPICA DE LA VACUNA

La viruela, introducida en América por los europeos, causaba allí tantos estragos como en Europa. Rumeu de Armas da la cifra de tres millones de aborígenes muertos de viruela desde el Descubrimiento hasta 1800.

Ante un nuevo brote en la actual Colombia, en 1802, el ayuntamiento de Bogotá acudió al rey de España, Carlos IV, y este consultó al Consejo de Indias sobre la manera de hacer llegar la vacuna a América. El rey era especialmente sensible al tema; una de sus hijas había muerto de viruela en la niñez, y él mismo era bisnieto de aquel Luis, gran delfín de Francia, víctima de la enfermedad en 1711.

El doctor Flores, natural de México y médico de cámara del rey, fue el encargado de emitir el informe, en el que recomendaba una expedición para llevar la vacuna a los territorios de ultramar. La expedición, dirigida por los doctores Balmis y Salvany, zarpó finalmente de La Coruña el 30 de noviembre de 1803.

Existían tres métodos para transportar la vacuna: llevando una vaca infectada, llevando una persona infectada o guardando el líquido infeccioso entre dos cristales sellados. Este último método fue el empleado para enviar la vacuna de París a Puigcerdà, a uña de caballo. Pero en distancias largas, el fluido perdía sus propiedades. Los ingleses habían conseguido llevar la vacuna entre dos cristales al Canadá, pero allí el clima ayudaba. Los intentos por enviarla a Sudamérica habían fallado: el viaje era largo y el clima, caluroso.

Tampoco se podía enviar una sola vaca, porque llegaría curada a su destino. La propuesta de enviar un rebaño de vacas, que se irían contagiando sucesivamente, resultaba inviable.

Así que hubo que hacerlo con personas. La expedición partió de España con 4 médicos, 2 practicantes, 3 enfermeros y 22 niños a bordo, huérfanos de la Casa de Expósitos de La Coruña, acompañados por Isabel Sendales, la directora del centro. Uno de los niños era su propio hijo adoptivo.

La inoculación de una persona a otra debe hacerse al noveno día, cuando las vesículas están maduras. Antes, no hace efecto. Después, el sujeto se cura y la vacuna muere. Como a veces la vacuna no prende, era conveniente tener en todo momento a un par de niños recién vacunados.

¿Por qué niños? ¿No podían haber ido vacunando sucesivamente a los marineros, o enviar voluntarios adultos, o un pelotón de soldados? Este es sin duda el aspecto más controvertido de la expedición. Y, aun así, bien poco controvertido. Que yo sepa, entre los historiadores serios es Susana Ramírez la única que lo ha criticado. Tras pasar revista a lo mal que se trataba a los niños en aquella época (sí, a los niños, especialmente a los huérfanos y a los pobres, se les ha tratado bastante mal durante siglos) y explicar los detalles de la expedición, dice varias veces que los niños fueron «usados», e insiste en sus padecimientos: «La sensación de mareo y vértigo fue constante», la mala alimentación, las penalidades, «la falta de analgésicos para mitigar» las molestias de la vacunación... Lo más grave, «la mortalidad es alta».

Sin embargo, tras esa afirmación, la autora solo cita un ejemplo, un niño muerto (no por la vacuna, sino por otras causas) entre los seis que fueron de Puerto Rico a Venezuela. Balaguer también menciona la muerte de otro niño, entre Venezuela y Cuba. Porque en cada etapa del viaje era preciso embarcar a nuevos niños, mientras se intentaba —a veces con mucho retraso— reembarcar a los ya vacunados a su lugar de origen (parece que la mayor parte de los que salieron desde España se quedaron en México, varios fueron adoptados por familias mexicanas). En general, debieron de ser un centenar, tal vez más, los niños que transportaron la vacuna en las distintas etapas del viaje, de los que murieron dos, tal vez alguno más que no me consta. Como comparación, según Balaguer, el Hospicio de Santiago de Compostela contaba en 1803 con 733 expósitos, de los que murieron 558, el 76%. Parece que les fue mucho mejor a los huérfanos de La Coruña, que embarcaron, que a los de Santiago, que se quedaron.

Y la falta de analgésicos era la que sufrían todos en su época, cuando los cirujanos aún operaban sin anestesia. Y el mareo del barco, el mismo que sufrían, si eran propensos, los marineros y los médicos, que iban en el mismo barco.

La expresión «los niños fueron usados» queda un poco fea para la sensibilidad actual. Pero ¿qué significa exactamente? Parece que la palabra «usar» se emplea de forma deliberada para causar mala imagen, tal vez porque la asociamos a «manipular», a «abusar», a la expresión «usar y tirar». Pero aquellos niños no sufrieron abusos. Usar significa, simplemente, «hacer algo con», y así podríamos aplicarla a cualquier otra actividad que queramos criticar. Por ejemplo: «La película fue protagonizada por el actor infantil...», o bien «Se usó a un niño para hacer la película...»; «La escuela educa a niños para convertirlos en buenos ciudadanos», o bien «La escuela usa a niños para fabricar buenos ciudadanos»; «Mi bebé es modelo de ropita infantil en un anuncio», o bien «He usado a mi hijo para un anuncio»... ¿A que todo empeora si añadimos la palabra «usar»? Pues también podemos decir: «Se recurrió a niños para transportar la vacuna a América».

¿Qué daño, exactamente, se hizo a aquellos niños? ¿Separarlos de sus padres? No, por eso escogieron a huérfanos. ¿Vacunarlos? Ya se habían vacunado los hijos de muchos nobles, y lo novedoso es que este avance médico llegase tan pronto a los pobres y desamparados. ¿Transportarlos en barco hasta América? En aquel tiempo, muchos españoles emigraban a América, en barcos similares, pagándose el pasaje, buscando una vida mejor. Emigraban familias completas, con sus hijos, incluso con sus bebés. ¿Ha llevado usted a su hijo en avión alguna vez, con las estrecheces, el dolor de oídos al aterrizar, la mala comida? Pues en aquellos tiempos llevaban a sus hijos en barco, es lo que había. ¿Tal vez el daño fue retrasar la vacunación durante semanas, en vez de vacunarlos a todos al mismo tiempo? Tampoco, puesto que, aislados en un barco en alta mar, no estaban expuestos al contagio.

Aun así, no hemos respondido a la pregunta principal. ¿Por qué no llevar a adultos y evitar la polémica? Hay varios motivos.

El primero y fundamental: la mayoría de los adultos ya habían pasado la viruela (o ya habían sido variolizados), y, por tanto, la vacuna no prendería en ellos. Incluso seleccionando especialmente a adultos que no hubieran pasado la viruela, era fácil encontrarse con sorpresas. Si uno de los eslabones fallaba porque el sujeto ya estaba inmunizado y no reaccionaba a la vacuna, la expedición completa podía fracasar.

Segundo, y también importante: los adultos pueden ser portadores de más enfermedades infecciosas. La sífilis, por ejemplo. La inoculación se hacía directamente, de persona a persona, sin esterilizar el producto (lo que hubiera matado el virus e inactivado la vacuna). Por tanto, era siempre más seguro que el «donante» fuera un niño sano.

Aunque mucho menor en comparación con las ventajas señaladas, hay que tener en cuenta que los niños son más pequeños y necesitan menos agua y menos comida. Los barcos de la época no eran muy grandes.

La expedición recaló primero en las Canarias, donde fue recibida con entusiasmo. No tanto en Puerto Rico, donde poco antes habían conseguido por sí mismos la vacuna, a partir de una posesión británica del Caribe. No fue, pues, la expedición la primera en llevar la vacuna a la América española, pero sí la primera en hacerlo de un modo sistemático, pues los objetivos, férreamente cumplidos por los organizadores, eran:

- Formar a los médicos y sanitarios locales en la técnica de la vacunación. Con este propósito llevaban también miles de ejemplares del *Tratado histórico y práctico de la vacuna*, del francés Moreau de la Sarthe, que el mismo Balmis había traducido, impreso en 1803 en la Imprenta Real de Madrid.
- Establecer en cada territorio una Junta de Vacunación que se encargara de mantener viva la vacuna en el futuro.
- Ofrecer la vacuna gratuitamente.

En Venezuela, la expedición se dividió en dos. Salvany fue por mar a Cartagena de Indias, y de allí por tierra, cruzando selvas y montañas, a Bogotá, Ecuador, Perú y Bolivia, donde murió en Cochabamba tras más de seis años de ímprobos esfuerzos en que sufrió paludismo, quedó manco y perdió un ojo. Sus colaboradores siguieron hasta el sur de Chile y regresaron a Perú en 1812.*

Al mismo tiempo, Balmis y sus colaboradores propagaron la vacuna por Cuba, Centroamérica y México. En 1805, con 26 niños mexicanos, Isabel Sendales y el hijo de esta, llevó la vacuna a Filipinas, y desde allí a la posesión portuguesa de Macao, y en 1806 a la China, concretamente a la zona de Cantón (pero apenas veinte chinos aceptaron vacunarse). Uno de sus ayudantes permaneció en Filipinas para seguir organizando las vacunaciones y para devolver más tarde a los niños a México.

En su regreso a España hizo escala en la isla de Santa Elena, posesión británica donde unos años más tarde sería desterrado Napoleón. Le costó mucho convencer al gobernador para poder vacunar a los isleños, tuvo que emplear el contundente argumento de que la vacuna era un invento inglés. Y al final le entregaron un paquete que había llegado años atrás y nadie se había molestado en abrir: una muestra de vacuna e instrucciones de uso, enviadas por el propio Jenner.

Finalmente, de los adultos que participaban en la expedición, dos murieron y tres se quedaron a vivir en América, incluyendo a Isabel Sendales, que al parecer acompañó de vuelta a los niños desde Filipinas hasta México, y de la que Balmis se deshace en elogios en su informe:

> La miserable Rectora que con excesivo trabajo y rigor de los diferentes climas que hemos recorrido, perdió enteramente su salud, infatigable noche y día ha derramado

* «Edifici Dr. Josep Salvany» es ahora el nombre de la sede de la Agencia de Salud Pública de Cataluña.

todas las ternuras de la más sensible Madre sobre los 26 angelitos que tiene a su cuidado, del mismo modo que lo hizo desde La Coruña y en todos los viajes y los ha asistido enteramente en sus continuadas enfermedades.

(«Miserable» no era entonces un insulto, sino que se usaba en su sentido propio de «digno de compasión», como si dijéramos: «La pobre Rectora...».)

Esta mujer, cuyo nombre no conocemos con seguridad (pues en distintos documentos aparece como Isabel Gómez Sandalla, Isabel Sendales y Gómez y otras variantes), es la primera a la que, en documentos oficiales españoles, se da el título de enfermera. Fue la única mujer en la expedición, aunque algunas fuentes, citando un artículo periodístico de la época, dicen que había «varias nodrizas». Ni había varias, ni eran nodrizas, puesto que los niños más pequeños que salieron de España tenían 3 años, y en las etapas posteriores intentaron escoger a niños mayores, de 8 o 10 años. Otro de los nombres con que se la conoce es Isabel Zendal: en su honor se bautizó el nuevo hospital construido en Madrid durante la pandemia del COVID.

Reconozco que lloré cuando leí por vez primera sobre la expedición de la vacuna, tal vez porque la primera noticia me llegó a través de la «Oda a la Vacuna», el poema escrito por un joven poeta venezolano cuando la expedición llegó a sus tierras. Así describe la viruela:

No; la muerte a sus víctimas infaustas
jamás grabó tan horroroso sello;
jamás tan degradados de su noble
belleza primitiva, descendieron
al oscuro recinto del sepulcro,
Humanidad, tus venerables restos,
la tierra las entrañas parecía

con repugnancia abrir para esconderlos.
De la marina costa a las ciudades,
de los poblados pasa a los desiertos
la mortandad; y con fatal presteza,
devora hogares, aniquila pueblos.
El palacio igualmente que la choza
se ve de luto fúnebre cubierto;
perece con la madre el tierno niño;
con el caduco anciano, los mancebos.

Así explica el poeta la historia de la vacuna y de la expedición:

Jenner es quien encuentra bajo el techo
de los pastores tan precioso hallazgo.
Él publicó gozoso al universo
la feliz nueva, y Carlos distribuye
a la tierra la dádiva del cielo.

Carlos manda; y al punto una gloriosa
expedición difunde en sus inmensos
dominios el salubre beneficio
de aquel grande y feliz descubrimiento.
Él abre de su erario los tesoros;
y estimulado con el alto ejemplo
de la regia piedad, se vigoriza
de los cuerpos patrióticos el celo.
Él escoge ilustrados profesores
y un sabio director, que, al desempeño
de tan honroso cargo, contribuyen
con sus afanes, luces y talento.
¡Ilustre expedición! La más ilustre
de cuantas al asombro de los tiempos
guardó la humanidad reconocida [...]

Prevé la desaparición de la enfermedad:

Entonces, cuando el viejo a quien agobia
el peso de la edad pinte a sus nietos
aquel terrible mal de las viruelas,
y en su frente arrugada, muestre impresos
con señal indeleble los estragos
de tan fiero contagio, dirán ellos:
«Las virüelas, cuyo solo nombre
con tanto horror pronuncias, ¿qué se han hecho?».
Y le responderá con las mejillas
inundadas en lágrimas de afecto:
«Carlos el Bienhechor, aquella plaga
desterró para siempre de sus pueblos».
¡Sí, Carlos Bienhechor! Este es el nombre
con que ha de conocerte el universo,
el que te da Caracas, y el que un día
sancionará la humanidad y el tiempo.

Y tras otros elogios para el valido (Godoy), acaba mostrando su agradecimiento al director de la expedición:

Y a ti, Balmis, a ti que, abandonando
el clima patrio, vienes como genio
tutelar, de salud, sobre tus pasos,
una vital semilla difundiendo,
¿qué recompensa más preciosa y dulce
podemos darte? ¿Qué más digno premio
a tus nobles tareas que la tierna
aclamación de agradecidos pueblos
que a ti se precipitan? ¡Oh, cuál suena
en sus bocas tu nombre!... ¡Quiera el Cielo,
de cuyas gracias eres a los hombres
dispensador, cumplir tan justos ruegos;

tus años igualar a tantas vidas,
como a la Parca roban tus desvelos;
y sobre ti sus bienes derramando
con largueza, colmar nuestros deseos!

¿Cree que el poeta es un exaltado españolista, o un convencido monárquico, o un adulador muerto de hambre que intenta hacer puntos? En absoluto. El autor de la «Oda a la Vacuna» es Andrés Bello (1780-1865), que apenas cinco años más tarde participó en la insurrección contra el Gobierno español y que con su amigo Simón Bolívar fue a Inglaterra como embajador de los sublevados; que en 1842 fue el primer rector de la Universidad de Chile; que en 1847 escribió la primera gramática de la lengua castellana escrita en América; que en 1855 redactó el Código Civil chileno. Independentista y republicano, no duda en reconocer los méritos del rey de España. Y ese rey al que llama el Bienhechor es Carlos IV, el que Goya pintó con cara de despistado, el que se dejó birlar la mujer y el reino. Pero que hizo al menos una cosa buena.

No existía la vacuna tal como la conocemos ahora, envasada en su frasquito de cristal. No había fábrica, ni laboratorio ni nevera. No se trataba de distribuir muestras gratuitas para que luego las colonias comprasen a la metrópoli cargamentos de medicinas. Llevar la vacuna a un país, formar a los médicos locales y establecer una Junta de Vacunación significaba entregarles gratuitamente y a perpetuidad la tecnología, hacerles plenamente autónomos para seguir vacunando en el futuro. Fueron cientos de miles las personas directamente vacunadas por la expedición; millones las que se vacunaron en décadas sucesivas en una sucesión ininterrumpida, de brazo a brazo.

Al leer el poema de Bello me vino a la memoria otro poema de Rubén Darío, «una hazaña del Cid, fresca como una rosa, / pura como una perla». Pura, porque «no se oyen en la hazaña / resonar en el viento las trompetas de España». Porque la mayoría de las hazañas de que nos hablan los libros de historia no son más que conquistas, guerras y matanzas, y en el mejor de los casos, viajes y exploraciones. Pero la expedición de la vacuna no se hizo por explorar ni por conquistar, sino solo por salvar vidas, y es la más grande hazaña que han visto los tiempos. Al final de la película *La lista de Schindler*, mientras cada superviviente deposita una piedra sobre su tumba, se nos dice que hay en estos momentos en el mundo más de cuatro mil personas que descienden de los judíos a los que él salvó. Pues bien, hay varias decenas de millones de personas en el mundo que descienden de los que salvó la expedición de la vacuna.

Y Marín, en su libro (pág. 24), llama a la expedición de la vacuna «práctica incalificable que ofende a la sensibilidad y atenta a los derechos humanos». ¡Cuánta mezquindad!

BALAGUER PERIGÜELL, E. y BALLESTER AÑÓN, R. *En el nombre de los niños: la Real Expedición Filantrópica de la Vacuna (1803-1806)*. Monografías de la Asociación Española de Pediatría, Madrid, 2003.

RAMÍREZ MARTÍN, S. M. «El niño y la vacuna de la viruela rumbo a América: la Real Expedición Filantrópica de la Vacuna (1803-1806)». *Revista Complutense de Historia de América*, 2003; 29: 77-101.

RUMEU DE ARMAS, Antonio. *De arte y de historia*. Real Academia de la Historia, Madrid, 2004.

LA ERRADICACIÓN DE LA VIRUELA

A principios del siglo XX se fue abandonando la práctica de la vacunación de brazo a brazo, a medida que el fluido vacunal se empezaba a preparar en grandes laboratorios.

El objetivo era garantizar una calidad adecuada y evitar la contaminación por bacterias o por otros virus. A finales de los años treinta se descubrió que el virus que se venía usando (nadie sabe desde cuándo) ya no era el virus de la viruela vacuna (en inglés, *cowpox*), sino otro muy similar pero genéticamente distinto, llamado *vaccinia*. No se sabe muy bien de dónde salió este virus, si estaba en la naturaleza infectando a las vacas al lado del de la viruela vacuna, o si fue una mutación producida tras un siglo de «crianza» de la vacuna en condiciones artificiales. El caso es que el virus de la vaccinia funcionaba, y todas las vacunas de la viruela posteriores se han hecho con ese nuevo virus.

Como hemos visto, varios de los pioneros de la vacuna, tanto médicos como poetas, dieron por sentado que la viruela sería vencida y erradicada de la faz de la tierra. Sin duda se dejaban llevar por el entusiasmo. Pero, aunque no podían saberlo, resulta que tenían razón.

No podían saberlo porque no se conocía lo suficiente sobre la causa de la viruela y su forma de transmisión. Pero, andando el tiempo, se descubrió que sí, que la viruela podía ser erradicada de la faz de la tierra. Pocas enfermedades lo son.

Marín confunde, en sus páginas 47 y 48, el concepto de inmunidad de grupo con el de enfermedad erradicable, y afirma que son erradicables (o, más exactamente, niega que sean erradicables, claro) todas las enfermedades del calendario vacunal excepto el tétanos. No es cierto. La polio, el sarampión, las paperas y la rubeola son erradicables; la difteria, el tétanos, la tosferina, la hepatitis B o el meningococo no lo son, al menos con los medios actuales.

La rabia afecta a los animales salvajes; es posible vacunar a todos los perros domésticos, pero es imposible vacunar a todos los murciélagos, zorros, tejones... Siempre habrá rabia, salvo que en el futuro se descubra una nueva arma hasta ahora inimaginable para luchar contra ella.

El tétanos afecta a muchos animales, y además produce esporas que pueden sobrevivir durante años y años en el suelo y en cualquier parte. Siempre habrá tétanos, salvo que en el futuro, etc.

La hepatitis B permanece latente en personas que son portadoras durante años y años. No sé si para siempre, pero desde luego tenemos hepatitis para muchas décadas.

Pero la viruela cumplía las condiciones ideales para ser erradicada. Los síntomas son llamativos, por lo que es poco probable el error diagnóstico. Solo afecta al ser humano. No existen portadores; en cuanto el enfermo se cura, deja de ser contagioso. El virus no puede sobrevivir, en condiciones normales, fuera del ser humano. La única forma de contagio es por contacto directo con un enfermo. Si todos (o casi todos) los habitantes del planeta estuvieran vacunados, el virus no tendría a dónde ir. Se extinguiría.

En 1958, la Asamblea Mundial de la Salud (el órgano directivo de la OMS) aprobó, a propuesta de la Unión Soviética, el plan para la erradicación mundial de la viruela.

Al principio, la principal estrategia fue la vacunación masiva. Intentar vacunar a toda la población, con la esperanza de conseguir vacunar al menos al 80%. Así se había conseguido erradicar la viruela en Europa y Estados Unidos, y probablemente se habría conseguido también en Sudamérica y buena parte de África. Pero se comprendió que en las zonas más densamente pobladas de Asia no bastaría con la vacunación masiva para eliminar la viruela. Así que, a partir de 1967, se inició el «programa intensificado», con la estrategia de vigilancia y contención. Tan pronto como se detectaba un caso de viruela, un equipo móvil procedía a aislar a los enfermos, vacunar a todos los contactos y buscar a otros enfermos en la zona (la vacunación, antes del tercer día desde la exposición al contagio, puede evitar la enfermedad o al menos hacerla mucho más leve).

Algunos países del norte de Europa consiguieron eliminar la viruela ya en el siglo XIX. El último brote en Europa se produjo en 1972 en la antigua Yugoslavia, en Kosovo, a partir de un viajero que volvía de Irak. Era el primer caso en el país en cuarenta años. El Gobierno comunista decretó la ley marcial, cerró las fronteras, prohibió los viajes, mantuvo a 100.000 personas en cuarentena, revacunó a la población y consiguió terminar con el brote en solo dos meses. Enfermaron 175 personas, 35 de las cuales murieron. ¿Comprende ahora lo que sería una epidemia en la antigüedad, sin vacunas, ni medidas de control ni asistencia médica moderna?

El último caso natural de viruela se produjo en Somalia el 26 de octubre de 1977. Alí Maow Maalin, que trabajaba en un equipo de vacunación, se contagió al visitar a dos niños, los penúltimos enfermos. En la primera edición de este libro afirmaba que Alí estaba vacunado y que, por lo tanto, la vacuna no le había hecho efecto. Sin embargo, resulta que en 2007 él mismo declaró en una entrevista que no se había vacunado por miedo al pinchazo.

Alí sobrevivió y trabajó durante años en el programa de erradicación de la polio en Somalia. Decía a los padres reluctantes: «No hagan la tontería que yo hice». En una entrevista a la *BBC* explicaba su motivación: «Somalia fue el último país con viruela; no quiero que sea también el último país con polio». Y la polio se eliminó en Somalia en 2008, aunque volvió a aparecer en 2013, y allí estuvo de nuevo Alí, vacunando. En julio de ese año murió de malaria, en plena campaña contra la polio, en acto de servicio. Encontrarán un artículo sobre su persona en la Wikipedia en inglés y en otros seis idiomas.

El último caso de viruela no natural se produjo en Birmingham, Reino Unido, en 1978. Janet Parker, una fotógrafa que trabajaba en una universidad donde se investigaba con el virus, falleció el 11 de septiembre. Su madre enfermó, pero se recuperó. Se vacunó y aisló a casi trescientos contactos, y el director del laboratorio se suicidó.

Este desgraciado accidente movió a la destrucción de todos los virus de viruela conservados en laboratorios de todo el mundo, excepto en dos centros de alta seguridad, uno en Estados Unidos y otro en Rusia. Estaba previsto que estos centros también destruyeran sus virus unos años más tarde, pero finalmente se decidió no hacerlo. Existen serias sospechas de que algún Estado u organización puede tener reservas secretas del virus con vistas a una posible guerra bacteriológica, de modo que las reservas conocidas no son el mayor peligro. Además, puede ser útil seguir investigando con este virus. Es necesario saber más sobre el antiguo enemigo de la humanidad, eso nos podría ayudar a luchar mejor contra otras enfermedades, y a estar más preparados por si en el futuro surgiera un nuevo virus similar por mutación de alguno de los muchos virus de la familia.

El virus de la viruela del mono, por ejemplo, afecta al ser humano con creciente frecuencia en varias zonas de África, a medida que aumenta el porcentaje de población que jamás fue vacunada (tiene inmunidad cruzada, y la vacuna de la viruela humana también protege contra la del mono). Por suerte, la enfermedad suele ser benigna. En 2003, un mayorista de animales de compañía de Texas importó más de ochocientos pequeños mamíferos africanos, de los que una partida de ratas gigantes de Gambia fue a parar a un distribuidor en Illinois. Allí, las ratas africanas, que estaban infectadas, transmitieron el virus de la viruela del mono a unos cien perrillos de las praderas, que fueron vendidos en cinco estados, algunos de ellos como mascotas en guarderías. Se produjeron 71 casos humanos, entre ellos dos niños que enfermaron gravemente pero se recuperaron. Fue preciso vacunar contra la viruela a 30 personas, sobre todo personal sanitario, veterinario y de laboratorio y también algunos contactos familiares.

Desde 2022, la viruela del mono se ha extendido por todo el mundo. España, con más de ocho mil casos y tres muertos, es el país más afectado de Europa a agosto de 2024. La vacuna de la viruela es eficaz para prevenirla y se recomienda en algunos grupos de riesgo.

Aunque los antivacunas intenten mantener el mito de que las epidemias han sido vencidas por la mejora del nivel de vida y el agua potable (con la no despreciable ayuda del cloruro de magnesio, ver pág. 295), lo cierto es que las enfermedades infecciosas están lejos de ser vencidas, y solo podemos confiar en que la vigilancia epidemiológica, la investigación médica y un poco de suerte las mantengan más o menos a raya.

En general, los países occidentales dejaron de vacunar de forma sistemática contra la viruela a principios de los años setenta. Aunque todavía existía el peligro de un brote a partir de un caso importado, se consideró que el peligro de efectos secundarios de la vacuna era ya mayor que el riesgo de un hipotético brote que se esperaba poder controlar rápidamente. Y es que, aunque los antivacunas se nieguen a comprenderlo, los gobiernos solo administran las vacunas que creen realmente necesarias, y dejan de vacunar cuando los riesgos superan a las ventajas, o cuando creen que pueden ahorrarse el gasto.

Por fin, el 8 de mayo de 1980, la Asamblea Mundial de la Salud declaró solemnemente la erradicación mundial de la viruela. No se conoce ningún caso desde esa fecha. Por primera (y, de momento, única) vez en la historia, el ser humano había conseguido erradicar una enfermedad que había causado cientos de millones de muertos durante más de dos mil años. Hay buenas perspectivas de erradicar en el futuro algunas otras enfermedades, como la poliomielitis y el sarampión.

Irónicamente, la viruela vacuna no se puede erradicar, porque puede afectar a muchos animales domésticos y salvajes, y por tanto seguirá habiendo contagios humanos. En 2010, en Alemania, un empleado de un circo se contagió de viruela vacuna a partir de un elefante.

De acuerdo con los *Centers for Disease Control* de Estados Unidos, la vacuna de la viruela usada a finales de los años sesenta producía efectos secundarios serios (como un exantema generalizado que requería atención médica) en 1 de cada 1.000 vacunados, y reacciones graves con riesgo para la vida (eccema vacunal, vaccinia progresiva, encefalitis) en 14 a 52 de cada millón de vacunados, con uno o dos muertos por millón de vacunados. Aunque el riesgo es demasiado alto para vacunar si no hay un brote, las autoridades norteamericanas consideran que el peligro de ataque bacteriológico es demasiado alto para tener a toda la población sin vacunar. Desde el año 2003, Estados Unidos mantiene una reserva de más de cien millones de vacunas contra la viruela, y equipos de personas permanentemente vacunadas para que, en caso de necesidad, puedan luchar desde el principio contra un brote epidémico.

CENTERS FOR DISEASE CONTROL AND PREVENTION. «Side effects of smallpox vaccination».

CENTERS FOR DISEASE CONTROL AND PREVENTION. «Update: multistate outbreak of monkeypox-Illinois, Indiana, Kansas, Missouri, Ohio, and Wisconsin, 2003». *Morbidity and Mortality Weekly Report*, 2003; 52: 642-646.

FENNER, F. et al. *Smallpox and its eradication*. World Health Organization, Ginebra, 1988.

HEMMER, C. J. et al. «Human cowpox virus infection acquired from a circus elephant in Germany». *International Journal of Infectious Diseases*, 2010; 14 (suppl. 3): e338-e340.

«Recommendations of the International Task Force for Disease Era-

dication». *Morbidity and Mortality Weekly Report*, 1994; 42 (RR-16): 8.
RIMOIN, A. W. et al. «Major increase in human monkeypox incidence 30 years after smallpox vaccination campaigns cease in the Democratic Republic of Congo». *Proceedings of the National Academy of Sciences of USA (PNAS)*, 2010; 107: 16262-16267.

Pasteur y la rabia

Durante más de cincuenta años, la única vacuna existente fue «la vacuna», la de la viruela de la vaca. Pasteur dio el siguiente paso al descubrir que era posible inmunizar también contra otras enfermedades.

Pasteur era químico, profesor universitario e investigador. Buscando la manera de evitar que el vino se echase a perder, en 1865 publicó el método de conservación por calentamiento que aún hoy llamamos pasteurización.

En aquellos tiempos, algunos científicos de prestigio creían todavía en la generación espontánea: los mohos, las bacterias y otras podredumbres surgen por sí mismos en la sustancia orgánica en descomposición, se crean de la nada, no han tenido padre ni madre. En palabras de Hamlet, «el sol cría gusanos en un perro muerto». Pero desde el siglo XVI se había ido abriendo camino la idea de que la vida solo podía surgir de la vida, de que debía de haber un germen, huevo o espora previamente presente.

El debate era acalorado, y los aliados de uno y otro bando, sorprendentes. Desde nuestro punto de vista moderno, parece que la idea de la generación espontánea, la antigua, la «de toda la vida», deberían defenderla los más conservadores, mientras que la novedosa teoría de los gérmenes debería gustar a los jóvenes progresistas. Pero resulta que la nueva teoría era más compatible con las enseñanzas de la Biblia: solo Dios puede crear la vida, y solo la creó una vez. Así que la generación espontánea resultaba del agrado de algunos izquierdistas anticlericales, y se acusó a Pasteur de defender la teoría de los gérmenes por ser cristiano (en realidad, parece que no lo era mucho).

El caso es que llevó a Pasteur seis años de debates y experimentos, a partir de 1859, rebatir uno a uno los argumentos de sus oponentes hasta convencer a todos los científicos de la época de que toda vida proviene de otra vida. Desde entonces, ningún científico serio ha creído en la generación espontánea.

Las investigaciones de Pasteur tenían a menudo un inmediato interés práctico. Le pedían ayuda los vinateros y cerveceros preocupados porque sus caldos se echaban a perder, los criadores de gusanos de seda a punto de arruinarse por las enfermedades de los gusanos, los ganaderos que sufrían graves pérdidas por las epidemias de sus animales...

En 1879, investigando sobre el cólera de las gallinas, descubre que los cultivos envejecidos del microbio producen en la gallina una enfermedad más leve, no mortal, que las protege contra la enfermedad natural. Apenas dos años después, con un método similar, consigue inmunizar un rebaño de ovejas contra el carbunco (en inglés, *anthrax*, el de la guerra biológica, muchas veces mal traducido como «ántrax». Pero los médicos españoles llamamos «ántrax» a otra enfermedad, la forunculosis por estafilococo, mucho más leve). Aunque no tenía nada que ver con las vacas, Pasteur decidió rendir homenaje a Jenner y llamar «vacunas» a sus descubrimientos: la vacuna del cólera de la gallina, la vacuna del carbunco...

Habían nacido las vacunas con gérmenes atenuados. Pasteur no sabía por qué funcionaban. Hoy se cree que se produce una deselección natural: mientras se transmite de un animal a otro, la bacteria se ve sometida a la fuerte presión de las defensas del organismo, y solo las más agresivas sobreviven. Pero la reproducción prolongada, durante generaciones y generaciones, en un medio de cultivo permite la supervivencia de bacterias más débiles.

A continuación, Pasteur se dedicó a buscar una vacuna para la rabia, una terrible enfermedad que afecta al perro, al hombre y a multitud de especies animales, domésticas y salvajes.

Hay pruebas documentales de la existencia de la rabia desde hace más de cuatro mil años. La cantidad de virus que se encuentran en la saliva es variable, y la limpieza cuidadosa de la herida puede ayudar. Antes de la vacuna, algo menos de la mitad de las personas mordidas desarrollaban la enfermedad. Cuando se detectaba un brote en una zona, las autoridades simplemente decretaban el exterminio de todos los perros. Se calcula que en 2010 murieron en el mundo 26.000 personas por rabia, la mayoría en Asia y África.

El virus de la rabia se desplaza lentamente a través de los nervios desde el lugar de la mordedura hasta el cerebro, donde comienza a actuar, en un periodo de incubación que suele durar entre 20 días y 6 meses (más habitualmente, uno o dos meses, aunque se han registrado casos excepcionales entre 9 días y 7 años). La duración de la incubación depende en gran medida de la distancia que el virus debe recorrer: más larga si la mordedura es en el pie o la mano, más corta si es en la cara. Tras el periodo de incubación comienza una segunda fase (de 2 a 10 días) de síntomas leves (fiebre, malestar, dolor de cabeza, vómitos, picores...); luego viene la tercera fase (de otros 2 a 10 días), en sus variedades furiosa o paralítica, con el signo característico de la hidrofobia (terror ante la sola vista del agua, pues los intentos de tragar incluso la propia saliva producen espasmos muy dolorosos). La rabia causa terribles dolores, convulsiones y parálisis. Los que sobreviven entran en coma, que suele durar de 1 a 10 días y conduce inexorablemente a la muerte. Aún hoy, con todos los medios de la medicina moderna, con potentes fármacos y unidades de cuidados intensivos, solo cinco personas que han comenzado los leves síntomas de la segunda fase sin haber recibido ninguna vacuna han sobrevivido. La primera fue una chica de Wisconsin, Jeanna Giese, en 2005, tras casi tres meses de hospitalización y que requirió, posteriormente, años de rehabilitación.

Pasteur intuyó que el largo periodo de incubación de la rabia ofrecía una oportunidad para vacunar a la víctima de la mordedura e impedir el comienzo de la enfermedad.

El 4 de julio de 1885, un pastorcillo de 9 años, Joseph Meister, fue mordido por un perro presuntamente rabioso en Alsacia. El médico del pueblo, enterado de que Pasteur estaba investigando una vacuna (que ya había probado ampliamente en perros), lo envió a París. Joseph fue vacunado el 6 de julio, y otras doce veces en los días posteriores (el método exigía dosis repetidas). No contrajo la rabia. Posteriormente, Joseph Meister trabajó como portero del Instituto Pasteur. Se suicidó a los 64 años, en 1940, tras la entrada de los alemanes en París, según algunas versiones porque no pudo impedir que los oficiales alemanes pisasen la tumba de Pasteur.

Aunque la vacuna estaba solo en fase experimental, para las personas mordidas por un perro era eso o nada. En 1886, Pasteur publicó el resultado de 350 tratamientos, con solo una muerte.

Más tarde, 38 campesinos rusos mordidos por un lobo rabioso acudieron a París y fueron vacunados. Solo tres murieron. La rabia era un grave problema en Rusia, y en 1886, Adrien Loir, colaborador y sobrino de Pasteur, fundó una clínica antirrábica en San Petersburgo. En 1923, poco después de la llegada al poder de Stalin, la clínica antirrábica se fusionó con el antiguo Instituto Imperial de Medicina Experimental para convertirse en el Instituto Pasteur de San Petersburgo, por supuesto, completamente independiente del de París durante todo el periodo comunista. En 1993, el Instituto Pasteur ruso se unió a la red internacional de institutos Pasteur (que reúne 23 centros de todo el mundo, desde Uruguay hasta Vietnam, pasando por Senegal e Irán).

Es curioso cómo cuentan la historia en una página antivacunas (y anti muchas más cosas), reproduciendo (no sé si textualmente) un fragmento del libro *Matanza de inocentes* (1983), de Hans Ruesch, novelista y activista contra la experimentación con animales:

> Solo un porcentaje infinitesimal de la gente mordida por un animal rabioso adquiere la infección. [...] Incluso si el animal está rabioso, el mordisco muy raramente causa la infección, y nunca la causa si se siguen las reglas higiénicas normales, como el lavado inmediato de la herida con agua.
>
> [...] Paul de Kruiff menciona una historia altamente fantasiosa de 19 campesinos rusos que, mordidos por un lobo pretendidamente rabioso, viajaron a París para recibir el recién anunciado tratamiento de Pasteur del viejo maestro en persona. Según Kruiff, 16 de esos pacientes rusos fueron «salvados» por las inyecciones de Pasteur y «solo tres» murieron. Pasteur se convirtió en un héroe tras la hazaña y contribuyó sustancialmente a dar glamour a la «moderna» Ciencia de laboratorio. Tres muertes entre 19 hacen más del 15% de víctimas. Pero sabiendo, como sabemos hoy, que ni siquiera uno entre cien individuos mordidos por un perro rabioso es probable que coja la infección, debemos concluir que al menos alguno y probablemente todos los tres campesinos rusos murieron a causa de la vacuna de Pasteur, como han muerto incontables personas posteriormente.

> [...] Solo una cosa es segura: desde que Pasteur desarrolló su «vacuna», los casos de muerte por rabia han aumentado, no disminuido.

Desde que, en 1881, la introdujo Pasteur, pocos han sido los progresos realizados en cuanto a la capacidad reactiva y de complicaciones posvacunales. Bien decía Feijoo que no hay nada tan parecido a un loco como un disputante apasionado. Ruesch no es particularmente antivacunas; es de la experimentación con animales de lo que está en contra. Los «inocentes» a los que se mata en el título de su libro no son los niños vacunados, sino los animales de laboratorio. Pero en su pasión no le importa argumentar que cualquier cosa que se haya descubierto experimentando con un animal es necesariamente mala, aunque para ello tenga que retorcer, falsear o inventar los datos.

Ni siquiera le importa caer en la contradicción. Dice primero que la historia de los campesinos rusos es «fantasiosa» (fanciful), pero luego pretende usarla como prueba de que la vacuna era peligrosa. ¡Mató a tres rusos! Pero ¿no acaba de decir que la historia es falsa? ¡Pues entonces no mató a nadie! Y si alguien hubiera inventado la romántica historia de los rusos para glorificar a Pasteur, ¿no se hubiera inventado una historia algo mejor, sin ningún muerto? Por favor, puestos a mentir, ¡se miente del todo!

Dice que eran 19 campesinos, de los que murieron tres. Baer, en su libro muy bien documentado, habla de 38 campesinos rusos y 3 muertos. No sé si uno de los dos se equivoca, o si hubo un grupo de 19 campesinos y, en otros momentos, otros 19 más. En todo caso, incluso el 15% es una mortalidad muy baja.

Ruesch da cifras completamente falsas sobre el riesgo de las mordeduras (quiero creer que inducido al error por la lectura superficial de algún libro de medicina). ¿De verdad cree alguien que, si el riesgo de contagio fuera «infinitesimal», habrían viajado los campesinos rusos hasta París buscando un tratamiento desesperado? ¿Tan poco perceptiva es la gente que no se dieron cuenta de que no había ningún peligro? Si realmente la rabia no mataba y la vacuna sí, ¿ni los médicos, ni los gobernantes ni las poblaciones de ningún país se percataron? ¿Creen que en la convulsa Europa de aquella época, las autoridades rusas, alemanas, inglesas o españolas se habrían mordido la lengua por no decir «la vacuna esta de los franceses es una porquería»? Al contrario, numerosos gobiernos extranjeros condecoraron a Pasteur, y el zar Alejandro II, en un viaje a París, le hizo el honor de visitarle personalmente para mostrarle su agradecimiento.

El riesgo de contagio (y, por tanto, de muerte) tras la mordedura de un animal rabioso, según datos publicados hace un siglo (no hay datos más modernos porque, naturalmente, nadie hoy en día se queda sin hacer nada tras morderle un animal rabioso, solo para ver cuál es el riesgo), era del 40 al 80% para los mordiscos en la cabeza, del 15 al 40% en el brazo y del 0 al 10% en la pierna. Cuando no había mordisco, pero la saliva del animal entraba en contacto con una herida producida menos de 24 horas antes, el riesgo era del 0,1%.

Entre cuatro millones de personas vacunadas tras ser mordidas entre 1927 y 1946, el porcentaje de enfermos (y, por tanto, de muertos), con vacunas naturalmente no tan perfeccionadas como las que se usan ahora, fue del 2,1% para los mordidos en la cabeza, del 0,3% en el brazo y del 0,2% en la pierna. Así que Ruesch debe de haber leído en algún sitio cuál era el riesgo de muerte con vacuna, y ha supuesto, cómo no, que el riesgo sin vacuna era el mismo. Pero no; sin vacuna, más de un tercio, casi la mitad de las personas mordidas enfermaban y morían. La eficacia de la vacuna era tan grande que se veía a simple vista. No hacía falta hacer cálculos matemáticos, cualquier campesino ruso podía ver la diferencia entre el 40% y el 1%. Solo los antivacunas pueden no ver una cosa así.

Aunque Ruesch creyera de buena fe que el riesgo era solo del 1%, llamarle a eso «infinitesimal» es una clara exageración. Las probabilidades de que te toque la lotería o de acertar una quiniela son muchísimo más bajas. Es curioso el funcionamiento de la mente humana: somos capaces de echar una quiniela pensando que a lo mejor toca, pero también somos capaces de salir en coche en fin de semana, de fumar o de no vacunar a nuestros hijos pensando que seguro que no nos toca.

Es cierto que lavar abundantemente la herida con agua y jabón (mejor que con agua sola) y desinfectarla ayuda a disminuir el riesgo de contraer la rabia y otras infecciones. Lo primero que hay que hacer ante una mordedura o ante cualquier otra herida es lavarla bien con agua y jabón. Pero decir que haciendo eso se evitarían todos los casos de rabia es una mentira, una estupidez y una grave irresponsabilidad. Ya antes de Pasteur se lavaban las heridas; la mordedura del pequeño Joseph Meister había sido lavada y cauterizada por el médico de su pueblo. El riesgo de contagio del 40% es para heridas bien lavadas.

Es posible que alguno de los tres campesinos rusos muriera por ineficacia de la vacuna. Es casi imposible conseguir un 100% de éxitos. Pero más probablemente murieron porque el tratamiento se inició demasiado tarde. Como hemos dicho, las mordeduras en la cabeza pueden tener un tiempo de incubación más corto, y el viaje desde una zona rural de Rusia hasta París debió de ser largo.

Lo de que los casos de rabia han aumentado desde que Pasteur inventó la vacuna es una solemne majadería. A ver, ¿de cuántos casos de rabia ha oído usted hablar?

En Inglaterra, con un estricto programa de vacunación y amparados por su condición insular, lograron eliminar la rabia animal ya en 1920. El último caso de rabia humana en España se produjo en Melilla en 1979; el último de la Península data de 1975. Entre 1987 y 2002 se registraron en España 127 casos de rabia animal, en perros, gatos, un caballo y varios murciélagos. En otros países europeos se detectan también zorros infectados. En la década de 1990 se detectaban en Europa cada año entre dos y cinco mil casos de rabia en animales domésticos, entre dos y quince mil en animales salvajes y entre siete y veintisiete en seres humanos (muchos de ellos en viajeros que habían sido mordidos en otros países).

La rabia es hoy en día una enfermedad que se da en países pobres, sobre todo asiáticos. Curiosamente, ha aumentado en China, porque el desarrollo económico permite que cada vez más gente tenga perro, pero aún no que lo tengan vacunado.

La vacuna de la rabia nunca ha estado en el calendario de vacunaciones, nunca se ha aplicado de forma general. Desde bien pronto se vacunó sistemáticamente a los perros, pero no a los seres humanos, porque la vacuna tenía demasiados efectos secundarios. Las vacunas usadas hoy en día ya no son de virus atenuados (es decir, todavía vivos), como la de Pasteur, sino de virus inactivados (muertos). Por lo tanto, no puede de ninguna manera producir una infección, pero sí otros efectos secundarios (que solo son graves en una de cada 150.000 a 500.000 personas vacunadas). La vacuna actual de la rabia no es más peligrosa que otras vacunas de uso habitual, podrían ponerla en el calendario y vacunar a todos los niños, pero no lo hacen porque no vale la pena y sería un gasto inútil. La incidencia de rabia es muy baja, la vacunación postexposición (es decir, después del mordisco) es efectiva, y el tiempo ha demostrado que la estrategia de vacunar a los animales domésticos es suficiente. Solo se vacunan de forma preventiva las personas que trabajan con animales, los espeleólogos (por los murciélagos), los viajeros que van a permanecer más de un mes en zonas con alto riesgo de rabia, los investigadores que trabajan con el virus...

Por cierto, Uriarte todavía no se ha enterado de que la vacuna de la rabia ha mejorado a lo largo del siglo pasado (pág. 205):

> Desde que, en 1881, la introdujo Pasteur, pocos han sido los progresos realizados en cuanto a la capacidad reactiva y de complicaciones posvacunales.

Lamentablemente, se ha observado, con la actividad de los antivacunas durante la pandemia, un aumento en el número de propietarios que no quieren vacunar a sus perros, al menos en Estados Unidos.

No olvide vacunar a su perro o gato. Acuda al médico, tras un buen lavado con jabón y agua abundante, ante cualquier mordedura de animal doméstico o salvaje.

BAER, G. M. *The Natural History of Rabies.* CRC Press, Boca Ratón, Florida, 1991.

«Experience: I survived rabies». *The Guardian*, 15 de septiembre de 2023.

JACKSON, A. C. «Why does the prognosis remain so poor in human rabies?». *Expert Review of Anti-Infective Therapy*, 2010; 8: 623-625.

KOGAN, L. R. y RISHNIW, M. «Canine and feline core vaccinations: US veterinarians' concerns and perceived impact of COVID-19 antivaccination views on veterinary medicine». *Journal of the American Veterinary Medical Association*. 2022; 260: 1482-1488.

«Rabies vaccination. Hans Ruesch (Slaughter of the Innocent)». Instituto Pasteur de San Petersburgo.

WUNNER, W. H. y BRIGGS, D. J. «Rabies in the 21st century». *PLoS Neglected Tropical Diseases*, 2010; 4: e591.

La tuberculosis

La tuberculosis, conocida como la peste blanca, acompaña a la humanidad desde hace miles de años. Se ha detectado en momias egipcias y precolombinas. En los siglos XVII y XVIII, la cuarta parte de los europeos morían de esta enfermedad. La lista de víctimas es muy larga: Luis XIII de Francia, Chopin, Bolívar, las hermanas Brönte, Bécquer, Bartholdi (el autor de la estatua de la Libertad), Kafka... Durante el Romanticismo, la tuberculosis se convirtió casi en una moda; se suponía que daba una especial sensibilidad a los artistas y una belleza diferencial a las mujeres (estaba de moda la piel muy blanca). Tuberculosos son los protagonistas de numerosas novelas y óperas. Me permito recomendar el cuento «Marklake Witches», en *Rewards and Fairies*, de Rudyard Kipling, basado en la leyenda que cuenta que el médico francés René Laennec (1781-1826), inventor del estetoscopio (1810), había sido prisionero en Inglaterra durante las guerras napoleónicas. Por cierto, Laennec murió de tuberculosis.

En 1882, el alemán Robert Koch (1843-1910) descubrió el germen causante, *Mycobacterium tuberculosis*, también llamado bacilo de Koch. Algunos otros primos del género *Mycobacterium* pueden causar más raramente la enfermedad. Antiguamente, el *Mycobacterium bovis* era una causa importante, se contagiaba por vía digestiva al beber leche de vaca; la pasteurización acabó con el problema de la tuberculosis bovina en humanos.

El mismo Koch desarrolló en 1890 la tuberculina, un extracto de bacilos tuberculosos, con la esperanza de que sirviera como vacuna. No servía, pero en 1907 el francés

Mantoux demostró que se podía usar para el diagnóstico de la tuberculosis. La prueba de Mantoux o PPD (derivado proteico purificado) consiste en inyectar entre piel y piel unas gotas de tuberculina. En el sujeto que no ha pasado nunca la tuberculosis no ocurre nada (o casi nada). En el que la ha pasado (o la está pasando) se produce al cabo de tres días una pápula, una zona hinchada y sobreelevada en la piel, de más de 5 mm de diámetro.

En la página 174 de su libro, Uriarte afirma que la tuberculina «tiene una composición muy parecida a la de la vacuna», lo que es completamente falso. La vacuna BCG contiene bacilos vivos (pero atenuados) de la tuberculosis, mientras que la tuberculina es, ya lo hemos dicho, un derivado proteico purificado. Es como comparar un pollo vivo con una pastilla de caldo..., aunque no exactamente: hay más cosas del pollo en la pastilla que del bacilo en la tuberculina.

A continuación, Uriarte da una larga lista de pretendidos efectos secundarios de la tuberculina: «activación de la tuberculosis», «intolerancias alimentarias», «activación de virus localizados en el hígado y en los ganglios en forma de hepatitis y mononucleosis infecciosa», «reacciones autoinmunes», «microhemorragias», «reumatismos articulares degenerativos», «la meningitis, la encefalitis, las alteraciones psicóticas y los vértigos». Según su costumbre, no da ni una sola referencia en apoyo de tan extraordinarias afirmaciones. No he podido localizar ningún libro ni artículo científico que las respalde, y aparentemente Marín tampoco pudo, y en su propio libro se limita (pág. 219) a citar a Uriarte.

En realidad, la prueba de la tuberculina es generalmente inocua. El reactivo utilizado en todo el mundo está fabricado por el Statens Serum Institut de Copenhague, un organismo público del Gobierno danés, que en 2016 traspasó su producción de vacunas al laboratorio AJ Vaccines.

Si busca en internet la ficha técnica de la tuberculina, verá que los efectos adversos más graves (y raros) son necrosis o ulceración en el lugar de la inyección. Los únicos efectos frecuentes son dolor e irritación en dicha zona. No encontrará nada sobre los fantasiosos inventos de Uriarte.

Hace un siglo, prácticamente todos los niños se infectaban de tuberculosis. La mayoría de los casos (¡pero no todos!) eran leves, no se llegaban a diagnosticar y se curaban por sí solos en unos meses. El individuo quedaba inmunizado, es decir, con PPD positivo. Pero la curación no era completa: microbios vivos y «durmientes» permanecían para toda la vida en los pulmones y podían reactivarse más adelante. Tan general era la infección, que se interpretaba como una ventaja; recuerdo haber oído en los años sesenta que las personas con PPD negativo eran «susceptibles» y se tenían que vacunar, así que los que lo tenían positivo estaban contentos porque ya eran «inmunes». Pero en realidad estaban infectados, y una espada de Damocles pendía sobre sus cabezas.

Años después se podía producir la tuberculosis secundaria, la típica tuberculosis pulmonar con fiebre, tos, hemoptisis (sangre en el esputo), pérdida de peso... La tuberculosis pulmonar a veces también se cura sin tratamiento, dejando cicatrices y calcificaciones en el pulmón, pero el bacilo sigue al acecho, y más pronto o más tarde puede extenderse a otras partes del cuerpo: a los riñones, al corazón, a los huesos, a los ojos... Y en cualquiera de esas fases —primaria, secundaria o terciaria— la víctima puede morir.

Albert Calmette y Camille Guérin, del Instituto Pasteur de Lille, consiguieron en 1908 una cepa atenuada del bacilo de la tuberculosis, el bacilo de Calmette-Guérin (BCG), que podía usarse como vacuna. Durante décadas fue la única arma contra la terrible enfermedad, pues hasta los años cincuenta no aparecieron los primeros antibióticos eficaces. Antes, el único tratamiento de la tuberculosis era el reposo y el aislamiento en un sanatorio apartado; así al menos no contagiaban a más gente, y algunos hasta se curaban. Desde el principio se vio que la vacuna no era altamente eficaz. Sirve, eso sí, para evitar las más graves y mortíferas complicaciones en los niños pequeños: la tuberculosis miliar (que afecta desde el principio a todo el organismo) y la meningitis tuberculosa. Pero su eficacia contra las formas habituales de la enfermedad en los adultos es muy variable: en algunos estudios se estima en alrededor del 80%; en otros estudios, en mucho menos, tal vez por mutaciones en el mismo bacilo. Por este motivo, en los países donde todavía se usa, se administra al nacimiento, cuando más útil puede ser.

Yo me vacuné en 1971, en la escuela; aún conservo el certificado del Plan Nacional de Erradicación de la Tuberculosis. Pero unos años más tarde, la vacuna dejó de usarse sistemáticamente en la mayor parte de España (y en la mayor parte de los países desarrollados). En aquellos países con una alta incidencia de tuberculosis (que, como habrá adivinado, suelen ser países pobres), la vacuna se sigue administrando a los recién nacidos, ya que evita las complicaciones más graves. Sin embargo, tiene el inconveniente de que puede positivizar el PPD y, por tanto, dificultar el diagnóstico. En los países en que la incidencia es baja (aunque ha habido aumentos en las últimas décadas de la mano del sida), se considera más eficaz el control epidemiológico: hacer pruebas de PPD a todos los contactos de un enfermo y radiografías a aquellos que tengan el PPD positivo, que deben ser tratados adecuadamente sabiendo que el PPD positivo no puede deberse a la vacuna, sino a la infección.

En España solo se administraba la BCG a todos los recién nacidos en el País Vasco. Lo suspendieron en 2013, pero en 2023 han vuelto a administrarla a algunos niños en circunstancias de riesgo, como familias provenientes de países con alta incidencia o presencia de familiares con tuberculosis.

Se están investigando nuevas vacunas contra la tuberculosis. Si se consigue alguna altamente efectiva y con pocos efectos secundarios, sin duda volverá a los calendarios de vacunación de muchos países europeos. Esperemos que sea pronto, porque cada vez son más frecuentes los bacilos tuberculosos resistentes al tratamiento y, si sigue esta dinámica, podríamos vernos en un serio apuro.

ORGANIZACIÓN MUNDIAL DE LA SALUD. *Global tuberculosis control-epidemiology, strategy, financing*. OMS, Ginebra, 2009.

«País Vasco reintroduce la vacunación frente a la tuberculosis con BCG en menores de 5 años con alto riesgo». *Asociación Española de Pediatría*, 4 de julio de 2023.

TORRICO, R. «Breve recuerdo histórico de la tuberculosis». *Archivos Bolivianos de Historia de la Medicina*, 2004; 10: 54-63.

La difteria

Hay documentos que describen la difteria desde el siglo IV antes de Cristo. Está causada por una bacteria, *Corynebacterium diphtheriae*. La enfermedad suele empezar a partir de la boca o la nariz, aunque ocasionalmente el punto de entrada del microbio es la conjuntiva del ojo, la mucosa de los genitales o la piel.

Los síntomas de la enfermedad no se deben a la bacteria en sí, sino a una toxina que produce y que interfiere con la síntesis de proteínas en los mamíferos (pero no en las bacterias), produciendo la muerte de los tejidos en la zona de la infección. Los tejidos muertos y la reacción inflamatoria del propio organismo forman una pseudomembrana que se adhiere a las mucosas y tapona las vías respiratorias causando asfixia. La intubación se inventó en 1880 precisamente para tratar la difteria. Al mismo tiempo, la toxina se difunde por la sangre y produce daños en diversos órganos: miocarditis (inflamación del corazón) en más del 10% de los casos, que puede dejar secuelas permanentes; neuritis (inflamación de los nervios), destrucción del hígado y del riñón... En 1890, franceses (del Instituto Pasteur) y norteamericanos consiguieron producir antitoxina a partir del suero de caballo, que todavía es la base del tratamiento. Es fundamental administrar la antitoxina por vía endovenosa lo más rápidamente posible, porque solo es activa frente a las toxinas que pueda haber en la sangre, pero no hay manera de destruir las toxinas que ya hayan penetrado en las células y que seguirán actuando hasta que se agoten.

Antiguamente, la letalidad era del 30 al 50%. Con el tratamiento adecuado, todavía mueren en torno al 5% de los enfermos; hasta el 20% entre los menores de 5 años o los mayores de 40. Por desgracia, la mayoría de los casos de difteria ocurren precisamente en lugares donde no es posible el tratamiento adecuado.

Antón Chéjov, que era médico y murió de tuberculosis, dio a la difteria un papel relevante en algunos de sus cuentos. En «La cigarra», el doctor Dymov, que comenzaba una brillante carrera científica, muere de difteria tras contagiarse al intentar aspirar las membranas de un paciente. En «Los enemigos», el doctor Kirilov, tras tres noches de lucha continua, es incapaz de salvar la vida de su hijo de 6 años.

En 1923, el francés Gaston Ramon, del Instituto Pasteur, descubrió la vacuna de la difteria y poco después la del tétanos. Estas dos vacunas no contienen bacterias, ni vivas ni muertas, ni partes de bacterias, sino toxinas alteradas con formol y calor para convertirlas en toxoides o anatoxinas. Los toxoides son inofensivos, pero provocan la formación de anticuerpos en el organismo, y estos anticuerpos pueden destruir las verdaderas toxinas. Tanto el bacilo de la difteria como el del tétanos son, en sí mismos, inofensivos; si destruimos la toxina, el microbio no puede hacernos daño.

En 1925 se produjo en Alaska otra hazaña que ha pasado a la historia: la gran carrera del suero. Aunque no se trata de la vacuna, sino de la antitoxina, creo que vale la pena explicarlo. En diciembre de 1924 comenzó una epidemia en la pequeña población de Nome, unos tres mil habitantes y hasta diez mil en toda la comarca. Cuatro niños esquimales habían muerto ya cuando el 20 de enero se comprendió que se trataba de difteria. El día 22 se solicitó por telégrafo suero antidiftérico a la capital, Juneau. El día 24 había dos muertos más, veinte enfermos y cincuenta personas expuestas. El día 26 se localiza una reserva de antitoxina en el hospital de Anchorage. No había ningún avión disponible en Alaska para hacer el transporte. El medicamento se envió por tren a Nenana y desde allí, en trineo, hasta Nome, a cargo de 20 conductores y 150 perros que se relevaron día y noche para recorrer 1.085 km por un desierto helado, con temperaturas de hasta 65 °C bajo cero, en un tiempo increíble de solo cinco días y medio. El cargamento llegó intacto, a tiempo para tratar a los enfermos y yugular la epidemia. Me ha conmovido releer esta historia; de pronto recordé haberla leído antes, en una revista, tal vez a los 8 o 10 años.

El país emocionado seguía la historia por radio. El perro jefe del último trineo, *Balto*, se convirtió en un héroe y se le erigió una estatua en el Central Park de Nueva York (aunque en realidad fue otro perro, *Togo*, el que realizó la parte más dura y larga del trayecto). A su muerte en 1933, su cuerpo fue disecado y hoy en día se conserva en el Museo de Historia Natural de Cleveland, y en 1995 protagonizó una película producida por Disney. Cuando en 1975 se intentó, como homenaje, repetir la carrera, tardaron once días. El doble. Aquellos conductores de trineo comprendían muy bien la gravedad de la difteria y la importancia del suero y fueron capaces de una proeza casi sobrehumana porque sabían que había vidas en juego.

El uso de la vacuna fue aumentando en los años treinta y se generalizó en la década de los cuarenta. En la actualidad, en Estados Unidos, hay menos de un caso de difteria al año.

En España, la vacunación se inició en 1945. La incidencia de la enfermedad, que en 1941 era de 1.000 casos por 100.000 habitantes, bajó rápidamente. En los años ochenta hubo dos casos y una muerte, que parecían los últimos hasta que un niño de 7 años, no vacunado, murió en 2014.

En la Unión Soviética, donde ya la difteria estaba bien controlada, empezó a resurgir muy lentamente en 1977, y en 1984 alcanzó los 1.609 casos, 0,9 por 100.000 habitantes. Sin embargo, las autoridades tomaron medidas equivocadas, como usar una vacuna menos potente a partir de 1980 y suprimir la dosis de recuerdo de los seis años en 1986. Con la *perestroika* (1985-1991), la propaganda antivacunas se extendió amparada por la libertad de prensa, lo que llevó a un gran descenso en la cobertura vacunal. Muchos de los enfermos eran reclutas del ejército, donde la convivencia de grandes grupos de jóvenes no vacunados facilitaba el contagio (la vacunación contra la difteria de los reclutas comenzó en 1990). El número de enfermos volvió a aumentar en 1990 (1.431) y pronto se disparó: 5.744 en 1992, 19.462 en 1993, más de 50.000 en 1994. La epidemia se cebó en los mayores de 40 años, con dos tercios de los enfermos y un tercio de los muertos. Entre

1990 y 1996 hubo, en el conjunto de los países de la antigua Unión Soviética, más de 140.000 enfermos y más de 4.000 muertos por difteria.

Rusia reaccionó, aunque un poco tarde. La cobertura vacunal de los bebés subió del 68,7% en 1991 al 93% en 1995. Entre 1993 y 1995 se vacunó a setenta millones de adultos. El número de casos empezó a descender en 1995; en 1997 fueron poco más de cuatro mil. Otros estados nacidos de la disolución de la Unión Soviética, sin industria propia para fabricar las vacunas, atrapados en una profunda crisis económica y a veces en conflictos civiles, tardaron más en recuperarse.

Los países occidentales más cercanos miraban la situación con temor. Finlandia sufrió diez casos de difteria entre 1993 y 1996, todos originados en Rusia. Solo uno murió.

En la página 230 de su libro, unos padres preguntan a Uriarte qué podrían hacer si su hijo de 18 meses, no vacunado, enfermase. Esta es la impresionante respuesta:

> Ante cualquiera de las enfermedades infecciosas, tanto eruptivas —sarampión, rubeola, varicela y escarlatina— como no eruptivas —difteria, tos ferina, polio, gripe y hepatitis—, la actitud más adecuada es dejar transcurrir el proceso natural de la enfermedad.
>
> Quiere esto decir que aplicaremos medidas como el reposo, el ayuno, la sudoración, el baño fresco o templado, la ventilación y un cierto grado de humedad. En algunas ocasiones es de ayuda el empleo de ciertas plantas medicinales, así como de determinada medicación homeopática. Y, sobre todo, no tener prisa por resolver el proceso.

En los casos no complicados de sarampión, rubeola, varicela, gripe o hepatitis, no es que lo mejor sea dejar transcurrir la enfermedad, es que no se puede hacer otra cosa. Pero la escarlatina (no existe vacuna, está producida por algunos estreptococos, la letalidad sin tratamiento era del 10 al 25%, se cura fácilmente con antibióticos), la difteria, la tosferina o la polio son otra cosa. En la difteria, el tratamiento precoz con antitoxina es la clave. Los niños enfermos de tosferina o polio requieren en muchos casos hospitalización y, en algunos, respiración asistida. Este hombre les está diciendo que esperen sin hacer nada mientras ven morir a su hijo de difteria. ¿Es ese el tratamiento, Uriarte, que piensas recomendar cuando alguno de tus pacientes tenga la difteria o la polio? ¿Reposo, ayuno y sudoración? ¿No tendrás ni siquiera la decencia de enviarlos a un hospital? Me faltan las palabras. Esto es, sencillamente, criminal.

Sorprende la ingenuidad con que reconoce que «dejar transcurrir el proceso natural de la enfermedad» quiere decir emplear «ciertas plantas medicinales, así como determinada medicación homeopática». Efectivamente, tratar esas enfermedades con homeopatía es lo mismo que no hacer nada, y en cuanto a plantas medicinales, como no sea el opio, que tiene propiedades antitusivas y tal vez ayudase en la tosferina... Pero, claro, no es cosa de que los padres dejen transcurrir el proceso en casa, sin hacer nada, sin pasar por el consultorio y por la farmacia (homeopática) o la herboristería. El niño vivirá o morirá según su destino, pero sus padres tienen que pagar primero.

CENTERS FOR DISEASE CONTROL AND PREVENTION. *Epidemiology and Prevention of Vaccine-Preventable Diseases*. En: ATKINSON, W. et al. (eds.). Public Health Foundation, Washington DC, 2009.

CENTRO NACIONAL DE MICROBIOLOGÍA. «Centro Nacional de Epidemiología. Situación de la difteria en España. 2014-2020». Instituto de Salud Carlos III, Madrid, 2021.

ESKOLA, J.; LUMIO, J. y VUOPIO-VARKILA, J. «Resurgent diphtheria—are we safe?». *British Medical Bulletin*, 1998; 54: 635-645.
VITEK, C. R. y WHARTON, M. «Diphtheria in the former Soviet Union: reemergence of a pandemic disease». *Emerging Infectious Diseases*, 1998; 4: 539-550.

El tétanos

El tétanos también se describió hace ya dos mil quinientos años. Está producido por las toxinas de una bacteria, *Clostridium tetani*, que viven en el intestino y en las heces de muchos animales salvajes o domésticos (y también de personas, sobre todo en zonas rurales). Es una bacteria anaerobia, es decir, que no puede vivir y crecer en presencia de oxígeno; por eso las heridas profundas o sucias son las más peligrosas.

El bacilo del tétanos tiene la capacidad de formar esporas terriblemente resistentes que pueden sobrevivir en el suelo durante años, y también a la ebullición (pueden soportar los 120 ºC durante diez o quince minutos; por eso no basta con hervir el instrumental quirúrgico, sino que hay que esterilizarlo con el autoclave, a mayor presión y temperatura).

Cuando yo era niño, nos explicaban que puedes sufrir el tétanos si, yendo por el campo, te clavas un clavo. En las versiones más detalladas, el clavo tenía que estar oxidado y escondido en una caca de caballo. Es cierto que en las zonas rurales y en los excrementos animales hay más peligro, pero en realidad puede haber esporas del tétanos en cualquier sitio: en las heces de los animales y en el agua fresca, en el campo y en las ciudades, en la calle y en el suelo de su casa (¿acaso se esteriliza los zapatos cuando vuelve de la calle?), y sin duda también en el aire si se levanta viento. Recuerdo que en la universidad un profesor nos explicó que a veces encuentran bacterias del tétanos haciendo cultivos de rutina en el suelo de los quirófanos (y, créame, los quirófanos se limpian muy bien). Normalmente, todo el mundo acude al hospital cuando se hace una herida importante, y si es necesario (según el tipo de herida y el tiempo que hace que no está vacunado), le ponen la inmunoglobulina y la vacuna antitetánica. Por eso casi nadie coge el tétanos en los países industrializados por culpa de un clavo oxidado envuelto en mierda de caballo. Los pocos casos de tétanos que aún se ven suelen producirse en ancianos (que ya han perdido completamente la inmunidad de las vacunas de su infancia, si es que las recibieron), con pinchazos tontos por los que nadie iría al médico (o ante los cuales el médico no haría nada): una aguja de coser, la espina de un rosal...

Según el informe del Ministerio de Sanidad:

> En el periodo 2005-2015, se notificaron 136 casos de tétanos en España, observándose la mayor parte (69,1%) en mayores de 64 años, siendo el 44,1% mujeres. En cuanto a los antecedentes de vacunación, de los 91 casos con esta información, solo uno tenía 5 dosis administradas. En el periodo 2005-2014 fallecieron por tétanos 25 personas, todas ellas mayores de 64 años, 72% mujeres de 75 años o más.

En 91 de esos casos había información sobre vacunación: solo 23 habían recibido alguna dosis de vacuna en su vida y solo uno llevaba cinco dosis.

Se solía recomendar que todo el mundo se vacunase del tétanos cada diez años. En los últimos años, varios países han ido abandonando esta recomendación, al comprobarse que la duración de la inmunidad es más prolongada de lo que se pensaba. Desde 2009, en España se recomienda:

— Para aquellos adultos que fueron correctamente vacunados en la infancia, una sola dosis de recuerdo de tétanos y difteria, alrededor de los 65 años.
— Para aquellos adultos no vacunados, una serie completa de solo cinco dosis (la segunda al mes de la primera, la tercera a los seis meses de la segunda, la cuarta y la quinta separadas diez años).

Las personas incompletamente vacunadas deben recibir solo las dosis que faltan hasta completar las cinco. No es necesario, como se acostumbraba a recomendar hace años, volver a empezar desde el principio. Lo mismo es válido para otras vacunas. En todos los casos se usa la vacuna Td (tétanos y difteria tipo adulto). Ya no existe en España la vacuna del tétanos aislada.

Lo mismo que en el caso de la difteria, el bacilo del tétanos es, de por sí, bastante inofensivo. Solo se reproduce entre las células muertas de la herida, no puede invadir la carne sana. Por tanto, solo produciría heridas ligeramente infectadas, un poquito de pus y nada más, si no fuera porque fabrica dos toxinas, la tetanolisina, que mata las células aumentando la zona en la que el bacilo puede vivir, y la tetanospasmina, que actúa en el sistema nervioso bloqueando los impulsos inhibidores, con lo que los músculos se contraen espasmódicamente.

La tetanospasmina es el segundo veneno más tóxico que se conoce. Bastan 175 ng (0,000000175 g) para matar a un adulto; se podría matar a toda la humanidad con menos de un kilo (el veneno más potente es la toxina del botulismo, producida por un primo, el Clostridium botulinum. Para acabar con la humanidad habría de sobra con 500 g).

Tras una incubación de unos 8 días (entre 3 y 30 días), comienzan los síntomas. Lo primero suele ser la contracción continua y espasmódica de los músculos de la masticación (trismo), que mantienen la boca fuertemente cerrada. Siguen contracciones de todos los músculos del cuerpo, que típicamente causan opistótonos, un arqueamiento hacia atrás de toda la espalda, tan fuerte que el paciente se mantiene, rígido como una tabla, apoyado solo sobre la nuca y los talones. Las contracciones son tan violentas que pueden arrancar las espinas de las vértebras y romper los huesos largos. El paciente puede morir por espasmo de glotis que le impide respirar, por sobreinfección (sobre todo neumonía)... La muerte se produce en medio de terribles dolores. La supervivencia se produce también con terribles dolores, que pueden prolongarse durante meses. El tratamiento es de soporte: mantener al paciente con vida, oxigenado y sedado, mientras dura la enfermedad. Se administra antitoxina, pero esta no puede actuar sobre la toxina que ya se ha fijado en los nervios.

Hace apenas unas décadas la letalidad era muy superior al 50%. Hoy en día, con todos los medios de un hospital moderno, la mortalidad está en torno al 11%, aumentando al 22% en las personas que nunca han sido vacunadas (la vacunación incompleta produce un cierto grado de inmunidad parcial, que hace la enfermedad más leve).

La enfermedad natural no produce inmunidad. Los supervivientes tienen que vacunarse.

Una forma particular es el tétanos neonatal, en que la vía de infección suele ser la herida del cordón umbilical (pero en la mitad de los casos el ombligo parece normal, no está visiblemente infectado). Sin una correcta asistencia médica, la letalidad ronda el 90%. En un buen hospital sigue siendo del 20%.

En los países occidentales es casi inexistente, porque el recién nacido ha recibido, a través de la placenta, anticuerpos de su madre correctamente vacunada. En los países en desarrollo, donde la cobertura vacunal es insuficiente y los registros de vacunación son incompletos, se recomienda administrar a las embarazadas dos dosis de vacuna, separadas por un mes. La falta de higiene en el parto y en el cuidado del cordón umbilical contribuye al problema. En Estados Unidos se detectó un caso en 1998: una madre no vacunada que había aplicado un emplasto comercial de arcilla en el ombligo de su recién nacida.

La vacuna antitetánica es también un toxoide o anatoxina (la toxina modificada por el calor que sigue provocando una respuesta inmunitaria, pero ya no es tóxica). Fue inventada por Descombey y Gaston Ramon en 1924, pero las vacunaciones masivas generalizadas no se iniciaron hasta los años cuarenta. En la actualidad se calcula que cada año mueren de tétanos 200.000 o 300.000 personas, la inmensa mayoría en África y Asia.

Otras vacunas producen la llamada «inmunidad de grupo»: cuando la mayor parte de la población está inmunizada, desaparecen las epidemias y los contagios. Las personas que no están inmunizadas están protegidas por sus vecinos inmunes (ver pág. 274).

Pero el tétanos es distinto. No se transmite de una persona a otra, sino por una espora que está en el suelo y que puede permanecer allí durante décadas, esperando una oportunidad. Una persona no vacunada, en Europa, tiene más o menos las mismas probabilidades de sufrir el tétanos ahora que hace un siglo (tal vez un poco menos si vive en una ciudad, porque ya no hay caballos en ellas). Por eso, a los padres que insisten en no vacunar a sus hijos les pido, les suplico que al menos los vacunen del tétanos. Claro que, puestos a pincharles, hay una vacuna que con una sola inyección incluye tétanos, difteria, tosferina, polio, Haemophilus y hepatitis B, ¿por qué no aprovechar?

Elizabeth Fair et al. analizaron todas las muertes por tétanos en menores de 15 años en Estados Unidos, entre 1992 y 2000. De un total de 386 casos de tétanos, 15 fueron niños (dos casos de tétanos neonatal, el ya comentado de 1998, la madre nunca vacunada, y otro de 1995, la madre solo había recibido una dosis de vacuna en su vida; y el resto, entre los 3 y los 14 años). Ninguno de los 15 murió, pero 8 necesitaron ventilación mecánica. Solo dos de los niños estaban correctamente vacunados, los otros no habían recibido ninguna dosis, por motivos religiosos o filosóficos (en Estados Unidos, muchas de las vacunas son un requisito obligatorio para la entrada en la escuela; pero casi todos los estados admiten exenciones religiosas, y algunos también exenciones filosóficas). Los dos niños vacunados tuvieron una enfermedad leve, no necesitaron ventilación mecánica y solo estuvieron uno y tres días hospitalizados, respectivamente, frente a una media de 25 días para los no vacunados. Como la cobertura vacunal en Estados Unidos es superior al 95%, por 13 casos de tétanos entre el 5% de los no vacunados habríamos esperado 247 casos entre los vacunados; por tanto, la vacunación evitó 245 casos, solo en niños. Es interesante ver la vía de la infección en cada uno de los casos:

— Cordón umbilical (2 casos).
— Picadura de insecto en la pierna.
— Pisó un alambre en un granero.
— Pisó un espino.
— Pisó un palo.
— Pinchazo y abrasión en mano y pie.
— Le dio una patada a un tocón de árbol.
— Se clavó una astilla yendo descalzo.
— Pisó un clavo en un granero (2 casos).
— Pisó un rastrillo.
— Un bloque de cemento le cayó sobre el brazo.
— Se cortó un dedo en casa.
— Le mordió un perro pequeño.

Como vemos, en dos de los casos ni siquiera había herida punzante, solo contusión.

La vacuna del tétanos es tan importante que los alergólogos usan pautas de desensibilización en niños alérgicos a la vacuna, hasta conseguir que queden inmunizados (ver el artículo de Eseverri). En caso de alergia a otras vacunas, probablemente nos saltaríamos esas vacunas y ya está.

CENTERS FOR DISEASE CONTROL AND PREVENTION. «Neonatal Tetanus-Montana, 1998». *MMRW*, 1998; 47: 928-930.

CENTERS FOR DISEASE CONTROL AND PREVENTION. *Epidemiology and Prevention of Vaccine-Preventable Diseases*. En: ATKINSON, W. et al. (eds.). Public Health Foundation, Washington DC, 2009.

ESEVERRI, J. L.; RANEA, S. y MARÍN, A. «Reacciones adversas a vacunas». *Allergologia et Immunopathologia*, 2003; 31: 125-138.

FAIR, E. et al. «Philosophic objection to vaccination as a risk for tetanus among children younger than 15 years». *Pediatrics*, 2002; 109: e2.

MINISTERIO DE SANIDAD. «Recomendaciones de utilización de vacunas Td». Ministerio de Sanidad, Servicios Sociales e Igualdad, Madrid, 2017.

ORGANIZACIÓN PANAMERICANA DE LA SALUD. *Eliminación del tétanos neonatal, guía práctica*. OPS, Washington DC, 2005.

UK HEALTH SECURITY AGENCY. *Immunisation Against Infectious Disease* (Green Book). 11 de septiembre de 2013, actualizado el 15 de octubre de 2024.

La tosferina

La tosferina, o tos convulsa (en francés, *coqueluche*; en inglés, *pertussis*), es una infección respiratoria altamente contagiosa (durante un brote se contagian del 80 al 100% de los individuos susceptibles expuestos) causada por una bacteria, *Bordetella pertussis*, descubierta a principios del siglo XX por los belgas Bordet y Gengou en el Instituto Pasteur de Bruselas. Una bacteria similar, *Bordetella parapertussis*, produce una enfermedad similar, pero más leve y mucho menos frecuente, contra la que no protege la vacuna.

Suele ser endémica (es decir, siempre hay casos en una determinada zona), con epidemias superpuestas cada tres o cuatro años, a medida que se forma un grupo lo suficientemente grande de niños sin inmunidad. Las primeras descripciones de la enfermedad datan del siglo XVI; no se sabe si antes no existía o si es que no se habían dado cuenta (aunque los síntomas en los casos floridos son muy característicos y distintos de los de otras enfermedades respiratorias).

En el cuadro típico, después de un periodo de incubación de unos 7 días (entre 6 y 20 días), comienza la fase catarral (de 1 a 2 semanas), con tos leve y abundante mucosidad nasal, en nada distinguible de un simple resfriado. Sigue una fase paroxística (2 a 4 semanas, a veces más), con ataques de tos en salvas («quintas»). El paciente tose cinco a diez veces, muy fuerte, sin poder parar ni a respirar, a veces se pone cianótico (azul por falta de oxígeno), por fin coge aire con desespero, lo que produce, al pasar por la glotis (laringe) contraída, un característico estridor o pitido (el «gallo»). Es frecuente el vómito tras el ataque de tos. Finalmente, en la fase de convalecencia (1 a 2 semanas), la frecuencia y la gravedad de la tos van disminuyendo. En algunos casos, durante meses o años, el paciente, cuando vuelve a tener tos por cualquier otro motivo (un simple virus), vuelve a toser como si tuviera la tosferina, con las típicas salvas y el gallo; es lo que se llama «tos de recuerdo».

Entre las complicaciones destaca la neumonía (por la misma *Bordetella* o por otros microbios que aprovechan la ocasión), en un 5% de los casos y en más del 10% de los menores de 6 meses. Las complicaciones neurológicas son especialmente frecuentes en los menores de 6 meses: 1% de convulsiones y entre 1 y 2 casos de encefalitis por 1.000 pacientes. En la década de 1922 a 1931 hubo en Estados Unidos 1,7 millones de casos y 73.000 muertes (4,3%); en la década de 1983 a 1992 hubo 34.325 casos y 56 muertes (0,16%); hoy en día, en los países occidentales, la letalidad con el tratamiento adecuado está en torno a 1 de cada 500 enfermos. Existen algunos casos leves o incluso asintomáticos.

Los antibióticos (azitromicina o eritromicina) no acortan la enfermedad, y se duda si son efectivos tras el contagio o durante la fase catarral. Pero sí que son eficaces para evitar que la persona siga expulsando bacterias, y por tanto disminuyen el riesgo de contagiar a otros. Ver en los artículos de Altunaiji y Cofré Guerra en qué casos está indicado administrarlos.

En 1997, Heininger et al. publicaron datos sobre más de dos mil enfermos en Alemania (Berlín y zona sur). No se trata de todos los enfermos que hubo en ese periodo, sino de aquellos detectados por 292 pediatras colaboradores a los que se pidió que hicieran cultivos de cualquier paciente con tos de más de una semana de duración, aunque de entrada no parecieran tener tosferina. Son por tanto pacientes ambulatorios, muchos de ellos con enfermedades tan leves que ni siquiera se habrían diagnosticado de no haberse hecho cultivos sistemáticos (por ello, es de esperar que haya menos complicaciones que si el estudio se hubiese hecho solo sobre los ingresados en un hospital). Entre 1990 y 1996 se realizaron 20.972 cultivos (frotis nasofaríngeos), de los que 2.592 fueron positivos a *B. pertussis* y 150 a *B. parapertussis*.

El 80% de los enfermos tenían menos de 6 años. El 95,5% no estaban vacunados, solo el 1,2% estaban correctamente vacunados para su edad. Se observaron complicaciones en el 5,8% de los 1.640 casos en los que se obtuvieron datos de seguimiento, especialmente en los menores de 6 meses (23,8% de complicaciones). Entre las complicaciones destacaron:

— Neumonía, 28 casos (1,7%).
— Apnea o cianosis, 12 casos (0,7%).
— Otitis, 10 casos (0,6%).
— Vómitos graves que dificultan la alimentación, 7 casos (0,4%).
— Fallo cardiopulmonar, 1 caso (0,1%) (4 meses, necesitó un respirador durante meses).
— Muerte, 1 caso (0,1%) (7 meses).

La tosferina no deja inmunidad permanente y es posible pasarla más de una vez.

Varios investigadores intentaron, con éxito variable, crear una vacuna contra la tosferina a partir de 1913. En 1947 comenzó en Estados Unidos la vacunación generalizada, pero persistían las dudas sobre la verdadera eficacia de las distintas vacunas disponibles. Entre 1946 y 1948, en Gran Bretaña, el Medical Research Council (Consejo de Investigación Médica) realizó un estudio que todavía se considera ejemplar. Tras una campaña pidiendo la participación en Londres, Mánchester y Leeds, se reclutó a 8.927 niños de entre 6 y 18 meses que no habían sido vacunados contra la tosferina ni habían pasado la enfermedad. Se les vacunó con una de cuatro diferentes vacunas o con un placebo (un falso medicamento sin efecto). Los distintos preparados se aplicaban al azar y venían codificados con letras, de forma que ni los médicos que ponían la inyección ni las familias sabían qué había recibido el niño. Se les siguió exhaustivamente durante dos o tres años, mediante equipos médicos que visitaban a los niños y comunicaciones que hacían los padres con sobres prefranqueados. Se detectaron las exposiciones al contagio. Los casos de tosferina se confirmaron con cultivos. La gravedad de la enfermedad se puntuaba según la duración de la tos, el número de ataques al día y la presencia de complicaciones. Se recogieron las reacciones adversas a las vacunas (las más serias fueron seis casos de absceso estéril, lo que se suele llamar «una vacuna enquistada», con solo uno de los tipos de vacuna). Se visitó a uno de cada cinco niños a las 72 horas de la inyección para detectar los posibles efectos secundarios.

Se demostró que las cuatro vacunas eran eficaces, aunque la ganadora fue la fabricada por el Departamento de Salud de Michigan. En total hubo 149 casos de tosferina entre 3.801 niños vacunados (3,92%), frente a 687 casos entre 3.757 que habían recibido placebo (18,29%). Con la vacuna de Michigan, 36 casos entre 1.686 vacunados (2,14%). Si esos 1.686 niños no se hubieran vacunado, se supone que habrían enfermado también un 18,29%, 308 casos. Por lo tanto, la vacuna evitó 272 casos de los 308 esperados, una eficacia del 88,3%.

La vacuna de la tosferina usada durante décadas, fabricada con células enteras, era la que más reacciones adversas producía de todas las vacunas del calendario: dolor, inflamación local y fiebre en la mitad de los casos (a veces con convulsiones febriles, 1 por cada 2.000 a 10.000 dosis). Las nuevas vacunas acelulares, las únicas que se usan actualmente en España, producen menos de la mitad de reacciones adversas y la cuarta parte de convulsiones febriles.

Se habían atribuido a la vacuna de células enteras de la tosferina dos efectos secundarios graves: la muerte súbita del lactante y, a largo plazo, la encefalopatía con daño cerebral permanente. En realidad (ver pág. 400), la muerte súbita no se debe de ningún modo a la vacuna. La encefalopatía se presentaba en menos de siete casos por millón de dosis de vacuna de células enteras, y nunca ha estado claro si es una relación causal o una pura coincidencia. En el peor de los casos, el riesgo de encefalopatía con la vacuna era mucho menor que con la enfermedad natural (aproximadamente 1 de cada 1.000 niños enfermos). Estudios recientes (Berkovic, Doja, McIntosh) indican que la gran mayoría de esas encefalopatías atribuidas a la vacuna eran en realidad debidas a mutaciones genéticas, como el rarísimo síndrome de Dravet. Doja considera que atribuir la encefalitis a la vacuna es «un mito», mientras que McIntosh, tras analizar 40 casos de dicho síndrome, concluye:

> La vacunación podría desencadenar un comienzo más precoz del síndrome de Dravet en niños que, por tener una mutación del gen *SCN1A*, están destinados a desarrollar la enfermedad. Sin embargo, la vacunación no se debe negar a niños con mutaciones de *SCN1A*, porque no encontramos pruebas de que la vacunación antes o después del comienzo de la enfermedad afecte al resultado.

ALTUNAIJI, S. et al. «Antibióticos para la tosferina (pertusis)» [traducción]. *La Biblioteca Cochrane Plus*, 2008; 2.

BERKOVIC, S. F. et al. «De-novo mutations of the sodium channel gene SCN1A in alleged vaccine encephalopathy: a retrospective study». *Lancet Neurology*, 2006; 5: 488-492.

CHEERRY, J. E. «Pertussis in the preantibiotic and prevaccine era, with emphasis on adult pertussis», *Clinical Infectious Diseases*, 1999; 28: 107-111.

COFRÉ GUERRA, J. «Quimioprofilaxis en coqueluche: ¿sacar agua a canastos?», *Revista Chilena de Infectología*, 2006; 23: 60-6.

COMITÉ ASESOR DE VACUNAS E INMUNIZACIONES (CAV-AEP). «Tosferina». *Manual de inmunizaciones en línea de la AEP.*

DOJA, A. «Genetics and the myth of vaccine encephalopathy», *Pediatrics & child health*, 2008;13: 597-599.

HEININGER, U. et al. «Clinical findings in Bordetella pertussis infections: results of a prospective multicenter surveillance study», *Pediatrics*, 1997; 100: E10.
JEFFERSON, T. «Why the MRC randomized trials of whooping cough (pertussis) vaccines remain important more than half a century after they were done». *Journal of the Royal Society of Medicine*, 2007; 100: 343-345.
MCINTOSH, A. M. et al. «Effects of vaccination on onset and outcome of Dravet syndrome: a retrospective study». *Lancet Neurology*, 2010; 9: 592-598.

EFECTOS DEL DESCENSO DE LAS VACUNACIONES

El caso es que los antivacunas en algunos países se centraron especialmente en la vacuna de la tosferina (los antivacunas españoles parecen estar en contra de las vacunas en general, no tienen manías). En 1998, Gangarosa et al. analizaron las consecuencias de los movimientos antivacunas, comparando países donde se siguió vacunando sin interrupciones y países donde se produjo una fuerte disminución de la vacunación.

Hungría vacunó sin interrupción desde 1955, con coberturas próximas al 100%. La incidencia bajó de más de 100 casos anuales por 100.000 habitantes hasta menos de uno a finales de los sesenta, y así se mantuvo desde entonces. Similar resultado obtuvo Polonia, vacunando sin interrupciones desde 1960 con coberturas superiores al 95%.

En Suecia, muchos pediatras consideraron que la vacuna de la tosferina ya no era necesaria, puesto que la enfermedad había desaparecido del país durante años, y que la tasa de efectos secundarios era por tanto inaceptable. La cobertura vacunal de los niños bajó del 90% en 1974 al 12% en 1979, año en que se abandonó oficialmente la vacunación contra la tosferina. En los años ochenta, Suecia declaraba más de 10.000 casos de tosferina al año, más de 100 casos por 100.000 habitantes (obsérvese que la estadística se calcula sobre todos los habitantes, de cualquier edad. Pero la mayoría de esos 100 casos eran niños pequeños y bebés. Es decir, no enfermaron «1 de cada 1.000 niños», sino muchos más).

En Inglaterra, en 1974, un informe atribuyó 36 reacciones neurológicas a la vacuna. Las noticias alarmistas en prensa y televisión llevaron a muchos padres a prescindir de la vacuna de la tosferina y la cobertura vacunal de los niños descendió del 81% en el año 1973 al 31% en 1979. La tosferina resurgió, con más de 100 casos por 100.000 habitantes, y la cobertura vacunal volvió a aumentar, hasta superar el 90% en 1990.

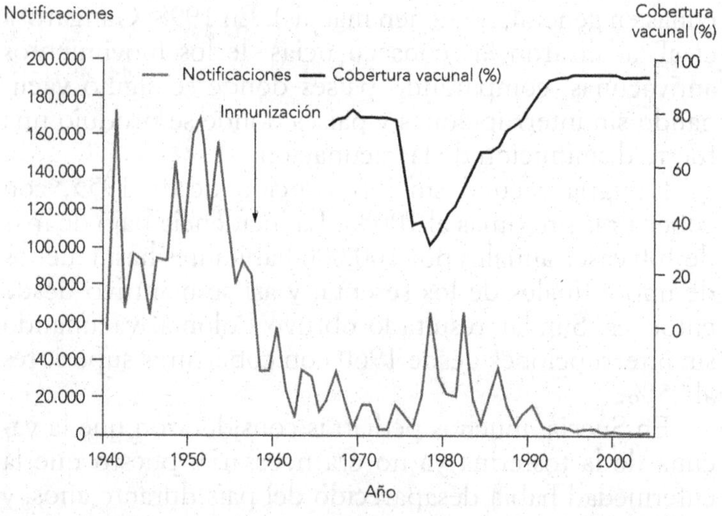

Fig. 1. *Casos de tosferina notificados en Inglaterra y Gales y cobertura vacunal entre los menores de 2 años (1940-2003). UK Department of Health*

Al parecer, muchas muertes debidas a la tosferina pasan desapercibidas, porque algunos casos en lactantes pequeños pueden dar síntomas atípicos y confundirse con otras infecciones respiratorias. Nicoll y Gardner analizaron los certificados de defunción de menores de 1 año en Inglaterra y Gales entre 1968 y 1984. La mortalidad total, que venía disminuyendo gradualmente desde el comienzo del periodo, se estancó entre 1977 y 1980, y a partir de ahí volvió a disminuir. Las epidemias de tosferina de 1977-1979 y 1981-1982 coincidían con aumentos de la mortalidad infantil global. Entre 1977 y 1980 hubo, según los certificados, 32 bebés muertos por tosferina; pero los autores calculan un exceso de mortalidad de entre 700 y 460 (es decir, estas son muertes que probablemente se debieron a la tosferina, aunque los certificados de defunción dijeran otra cosa). La primera cifra se calcula suponiendo que la mortalidad hubiera descendido durante el periodo al mismo ritmo que antes de 1977; la segunda, suponiendo el mismo ritmo de descenso que después de 1980.

También el ejemplo alemán resulta esclarecedor. En Alemania oriental, la vacunación contra la tosferina era obligatoria desde 1964. La cobertura en los años ochenta era superior al 90%, pero empezó a disminuir poco antes de la reunificación y siguió disminuyendo hasta 1995, situándose por debajo del 50%. En Alemania occidental, la vacunación era recomendada entre 1969 y 1974, en que se dejó de recomendar por miedo a las complicaciones. La cobertura en los años setenta y ochenta era del 50-60% en el norte del país, e inferior al 20% en el sur. La pujanza de los movimientos antivacunas es uno de los precios que tenemos que pagar a cambio de la libertad de expresión. La incidencia de tosferina aumentó enormemente en Alemania occidental, pero ni siquiera hay datos fiables: tal era la confianza de las autoridades en que la tosferina estaba vencida y la vacuna era innecesaria, que la enfermedad dejó de ser de declaración obligatoria.

En 1990, con la reunificación, los alemanes orientales se vieron por primera vez expuestos a noticias y comentarios contra la vacuna, y la cobertura bajó en cinco años a menos del 50%, con desastrosas consecuencias. La incidencia de tosferina, que desde los años setenta se mantenía en 1 caso por 100.000 habitantes o menos, aumentó hasta casi 40 casos. Al mismo tiempo, en Alemania occidental se habían dado cuenta del error cometido; en 1991 se volvió a recomendar la vacunación con vacuna de células enteras a los 2, 3, 4 y 12 meses, y en 1993 se recomendó vacunar a los niños de menos de 6 años no vacunados previamente. En 1995 se introdujo en el país la vacuna acelular, la única empleada después de 1997.

Aunque la situación en la zona oriental estaba empeorando, nunca llegó a ser tan mala como en la zona occidental, que pagaba las consecuencias de una década de activa propaganda antivacunas. La tasa de hospitalización por tosferina por 100.000 habitantes entre 2002 y 2007 fue el doble en la zona occidental que en la zona oriental. Entre 1970 y 2007 se registraron 9 muertes por tosferina en la zona oriental y 231 en la zona occidental. Como la población occidental es cuatro veces mayor, hubiéramos esperado solo 36 muertes (cuatro por nueve). La diferencia, casi 200 muertes, puede atribuirse al descenso de las vacunaciones (y recordemos que las muertes oficialmente atribuidas a la tosferina en el certificado de defunción probablemente solo son una pequeña parte del total).

Es fácil destruir décadas de lucha contra la tosferina y es difícil volver a la situación anterior. La duración de la inmunidad es limitada (y con la nueva vacuna acelular es todavía más limitada; a cambio, la nueva vacuna sí que se puede administrar a adultos, aunque en una dosis más baja, mientras que la antigua no se usaba en mayores de 6 años porque aumentaban los efectos secundarios). Cuando la enfermedad está controlada, los adultos, aunque su inmunidad es incompleta, no enferman porque no hay brotes epidémicos. Cuando la enfermedad regresa, no solo se infectan los niños, sino también los adultos, que pasan una enfermedad más leve pero actúan como reservorio y mantienen la endemia (la presencia constante de la infección en la población). La grave situación ha obligado a las autoridades alemanas a tomar medidas que en otros países (como España) todavía no han sido necesarias (de momento). En el año 2000 se recomendó una dosis de recuerdo de vacuna para toda la población de entre 9 y 17 años, y a partir de 2004 se recomendó la vacunación de los trabajadores de salud, los maestros y otras personas que trabajan con niños, y de los futuros padres y otros familiares antes del nacimiento de los niños. En España se vacuna a las embarazadas contra la tosferina desde 2015.

GANGAROSA, E. J. et al. «Impact of anti-vaccine movements on pertussis control: the untold story». *Lancet*, 1998; 351: 356-361.

HELLENBRAND, W. et al. «The epidemiology of pertussis in Germany: past and present». *BMC Infectious Diseases*, 2009; 9: 22.

NICOLL, A. y GARDNER, A. «Whooping cough and unrecognised postperinatal mortality». *Archives of Disease in Childhood*, 1988; 63: 41-47.

UK HEALTH SECURITY AGENCY. *Immunisation Against Infectious Disease* (Green Book). 11 de septiembre de 2013, actualizado el 15 de octubre de 2024.

La polio

Aunque parece que ya existían casos en el antiguo Egipto y en la antigua Roma, la poliomielitis no fue descrita por los médicos hasta finales del siglo XVIII. Al principio era una enfermedad relativamente rara, y ni siquiera estaban seguros de que fuera contagiosa, porque muchas veces no se encontraba ningún contacto entre un enfermo y otro. Y de pronto, a finales del siglo XIX y principios del XX, empezaron a aparecer epidemias de polio en Escandinavia, en Estados Unidos y en toda Europa. A diferencia de otras infecciones, la polio no disminuyó, sino que aumentó con la mejora del nivel de vida. Se cree que la higiene retrasó la edad de contagio: los niños mayores sufrían parálisis y eran diagnosticados, mientras que, décadas antes, los bebés probablemente morían sin más, en una época en que la mortalidad infantil en Europa era superior al 10%.

Wickman, estudiando la epidemia sueca de 1905 (con más de mil enfermos), comprendió que existían casos asintomáticos o casi, personas aparentemente sanas o con enfermedad leve que sin embargo podían transmitir la enfermedad de un paciente a otro. Se observó que las epidemias, cada vez más grandes, ocurrían solo en países desarrollados, y afectaban a pacientes de mayor edad que los casos aislados del siglo anterior o de los países pobres. Parece que anteriormente todos los niños pasaban el virus en la más tierna infancia, pero que las mejoras en la higiene y en el nivel de vida habían permitido la existencia de un número cada vez mayor de niños mayores y adolescentes no inmunizados.

Un investigador norteamericano, Flexner, creyó e hizo creer a la comunidad científica durante más de veinte años que el virus solo estaba presente en el tejido nervioso. A partir de 1931 se comprobó que no era así; el virus se encontró en la garganta de pacientes con enfermedad leve, más tarde en sus deposiciones y finalmente en las alcantarillas.

Se comprendió por fin la patogénesis, el mecanismo por el que se produce la enfermedad. La poliomielitis es en realidad una enfermedad digestiva bastante leve, pero en algunos casos el virus puede alcanzar el sistema nervioso y producir graves complicaciones. En el 95% de los individuos infectados, el virus no produce ningún síntoma aparente. En algunos casos se produce una poliomielitis abortiva (así llamada no porque produzca abortos, sino porque la enfermedad «muere antes de nacer»), con fiebre, pérdida de apetito, dolor de garganta, estreñimiento o a veces diarrea..., síntomas que no harían pensar a ningún médico en la polio a no ser que el paciente hubiera estado en contacto con un enfermo. Otros pacientes sufren polio no paralítica, con fuerte dolor de cabeza, vómitos, rigidez de nuca (como si fuera una meningitis). Finalmente, algunos llegan a sufrir la polio paralítica, con afectación de diversos grupos de músculos, incluidos a veces los músculos respiratorios, lo que lleva a la muerte por asfixia. La letalidad de la forma paralítica en los países desarrollados antes de la vacuna era del 5 al 7% (por supuesto, sin asistencia médica adecuada la letalidad es mucho mayor, y también es mucho mayor en adultos). Más de un tercio de los pacientes con parálisis sufren secuelas permanentes.

Al comienzo de los años treinta, dos investigadores norteamericanos, Brodie y Kolmer, fabricaron dos vacunas distintas. Varios miles de niños fueron vacunados en Estados Unidos, de los que al menos seis murieron. Los más reputados investigadores condenaron duramente las vacunas. Kolmer se dedicó a otras cosas, Brodie se derrumbó y murió pocos años después; al parecer, se suicidó. Paradójicamente, era la vacuna de Kolmer la que había causado la mayoría de las complicaciones. El resultado fue que durante quince años nadie quiso volver a intentarlo.

En 1933, poco después del comienzo de su mandato, el presidente Roosevelt, que iba en silla de ruedas a consecuencia de una poliomielitis que sufrió con casi 40 años, impulsó la creación de la Fundación Nacional para la Parálisis Infantil, que recaudó y dedicó grandes sumas de dinero para la investigación sobre la polio y tuvo un papel fundamental en el desarrollo de vacunas contra la enfermedad.

En 1949, Enders, Weller y Robbins lograron mantener el virus en cultivos de células humanas, lo que facilitaba enormemente las investigaciones y constituía un importante paso hacia la consecución de una vacuna, y les valió el Premio Nobel de Medicina en 1952. La epidemia de ese año (había una cada verano) en Estados Unidos causó 58.000 enfermos, de los que más de 3.000 murieron y más de 21.000 quedaron con parálisis permanente.

Se abría una nueva carrera para conseguir una vacuna, esta vez con suficientes garantías. Dos norteamericanos, Salk y Sabin, consiguieron casi al mismo tiempo dos vacunas completamente distintas, cada una con sus ventajas e inconvenientes.

Jonas Salk (1914-1995) obtuvo en 1955 una vacuna de virus inactivados (muertos), que se administra mediante inyección. No la patentó. Tras seis años de investigaciones, se realizó el mayor experimento de campo hasta la fecha, en el que participaron 1.800.000 niños divididos en tres grupos: vacunados con vacuna, «vacunados» con placebo (una inyección de agua) y no vacunados. Fueron cuidadosamente controlados por más de 20.000 médicos. El resultado: una protección de más del 50% y ningún efecto secundario de importancia.

Rápidamente se iniciaron las vacunaciones masivas.

Hubo un terrible accidente: uno de los fabricantes (Cutter Laboratories) había dejado virus vivos en un lote de vacunas; hubo 260 contagiados y 11 muertos. A partir de ahí, la vacunación prosiguió sin incidentes. La eficacia de la vacuna iba aumentando a medida que se perfeccionaba. En cinco años, los casos de polio paralítica en Estados Unidos bajaron de 20.000 a 2.500 al año.

En sus últimos años, el doctor Salk trabajaba en una vacuna contra el sida.

Albert Sabin (1906-1993) trabajó, por su parte, en una vacuna de virus atenuados (vivos), que se administraba por vía oral. Otro investigador, Koprowsky, había empezado las pruebas de campo de una vacuna atenuada en 1950, pero finalmente no se llegó a comercializar porque la de Sabin, desarrollada a partir de 1954, resultó más efectiva. Al principio tuvo dificultades para probar su vacuna en Estados Unidos, pues la de Salk ya estaba en uso. Pero los soviéticos se interesaron por la vacuna de Sabin, que era más barata y mucho más fácil de administrar. En 1959, la vacuna oral se había administrado a quince millones de niños en la Unión Soviética, con gran éxito. Finalmente, en 1961 se hizo un gran estudio de campo en Estados Unidos, y en pocos años la vacuna oral de la polio sustituyó en aquel país a la inyectable. En 1984 solo hubo cuatro casos de polio en todo el país.

La vacuna Sabin produce anticuerpos tanto en el tubo digestivo como en la sangre, por lo que el individuo no puede contagiarse ni transmitir el virus salvaje. Es más, el virus de la vacuna puede contagiarse a otras personas de su entorno, por lo que algunos son vacunados sin saberlo. Por tanto, la vacuna oral no protege solo a la persona vacunada, sino a su comunidad, y puede acabar rápidamente con un brote epidémico, incluso si no se consigue vacunar a todo el mundo. Pero a cambio tiene más efectos secundarios: el virus se reproduce en el intestino del sujeto vacunado y puede mutar y hacerse más agresivo, hasta producir la enfermedad. Se produce 1 caso de polio paralítica por cada 8,7 millones de dosis de vacuna administradas, y 1 por cada 5 millones de personas en contacto directo con los vacunados.

La vacuna Salk, con virus muertos, tiene muy pocos efectos secundarios, pero era algo menos efectiva (la que se usa ahora es una versión mejorada, tan efectiva como la oral), y la inmunidad parece ser de duración limitada (probablemente varias décadas, pero en la vacuna oral se supone que la inmunidad es de por vida). Los vacunados tienen anticuerpos en la sangre; pero en el tubo digestivo hay bastantes menos anticuerpos que con la vacuna oral, por lo que todavía pueden infectarse de forma asintomática (pues el virus no puede pasar a la sangre y alcanzar el sistema nervioso) y contagiar a otras personas. Si se quieren evitar brotes de polio con la vacuna inyectada, es importante tener vacunada a casi toda la población.

Tres países —Suecia, Finlandia y Holanda— se permitieron el lujo de usar solo vacuna inyectable y consiguieron eliminar la polio de sus territorios. Para ello necesitaban un excelente sistema sanitario y unas tasas de vacunación cercanas al 100%. El resto del mundo usó mayoritariamente, durante décadas, la vacuna oral. Es la que tomé yo de pequeño y la que han tomado mis hijos.

La polio, recordemos, es una enfermedad erradicable, puesto que no hay otros animales que transmitan el virus, ni personas que sean portadoras crónicas, ni el virus puede sobrevivir mucho tiempo en el medio ambiente. En 1994 se logró erradicar la polio en toda América (Norte, Centro y Sur). En 2000 se erradicó en la zona de Asia-Pacífico (que incluye China), y en 2002, en toda Europa (51 países), aunque por supuesto en Europa occidental se había erradicado mucho antes. En España, el último caso no importado se produjo en 1989. En 2005 se detectó en

España un caso mortal de polio posvacunal en un niño marroquí de 14 meses, con una inmunodeficiencia congénita, vacunado en su país. En la actualidad, los principales focos de la enfermedad están en el norte de la India, el norte de Nigeria y la frontera entre Afganistán y Pakistán; en buena parte, como denuncia Warraich, por la oposición de los talibanes y otros fanáticos religiosos, que han llegado a asesinar a los vacunadores.

Recordemos que, en el caso de la viruela, los países occidentales dejaron de vacunar masivamente a la población cuando todavía existía viruela en otros países. La vacuna de la viruela tiene más efectos secundarios, y un sistema sanitario bien organizado permitía aislar y extinguir rápidamente un posible brote del exterior. Pero la situación con la polio es muy distinta. Existen docenas de casos asintomáticos por cada enfermo detectado, por lo que una persona infectada (y aparentemente sana) puede bajar en cualquier momento de un avión y contagiar a decenas de personas en distintos lugares antes de que aparezca el primer caso clínico de polio. Si se diera el caso, la epidemia estaría rápidamente fuera de control. Entre enero de 2009 y septiembre de 2010 hubo casos de polio importada en 25 países previamente libres de la enfermedad, entre ellos Rusia. El brote más grave fue en Tayikistán (de enero a abril de 2010), con 458 enfermos, de los que murieron 26 (15 de ellos menores de 5 años). En 2019 hubo brotes en veinte países de Asia y África; 369 niños quedaron paralíticos.

Por todo ello, ningún país del mundo se ha atrevido a dejar de vacunar sistemáticamente contra la polio. Lo que sí han hecho muchos países occidentales es abandonar la vacuna Sabin en favor de la Salk. En España se usa solo vacuna antipolio inyectada desde 2004. Eso significa que hay menos efectos secundarios, pero también que cada vez hay un porcentaje mayor de la población sin inmunidad digestiva, que en caso de epidemia no enfermaría, pero podría transmitir el virus. Por lo tanto, el riesgo para aquellos niños que no estén vacunados es cada vez más alto.

AVELLÓN, A., et al. «Paralysis case and contact spread of recombinant vaccine-derived poliovirus, Spain». *Emerging Infectious Diseases*, 2008; 14: 1807-1809.

CENTERS FOR DISEASE CONTROL AND PREVENTION (CDC). «Outbreaks following wild poliovirus importations Europe, Africa, and Asia, January 2009-September 2010». *MMWR The Morbidity and Mortality Weekly Report*, 2010; 59: 1393-1399.

ESTIVARIZ, C. F., et al. «Chapter 18: Poliomyelitis». En: CENTERS FOR DISEASE CONTROL AND PREVENTION. *Epidemiology and Prevention of Vaccine-Preventable Diseases* (14.ª ed.). Public Health Foundation, Washington DC, 2021.

HORSTMANN, D. M. «The poliomyelitis story: a scientific hegira», *Yale Journal of Biology and Medicine*, 1985; 58: 79-90.

OSHINSKY, D. M. *Polio: An American Story*. Oxford University Press, Nueva York, 2005.

WARRAICH, H. J. «Religious opposition to polio vaccination». *Emerging Infectious Diseases*, 2009; 15: 978.

El sarampión

(Advertencia para los que leen en otros idiomas: el sarampión se llama *measles* o —por fortuna, poco usado— *rubeola* en inglés y *rougeole* en francés. La rubeola se llama *rubella* en inglés y *rubéole* en francés.)

Mucha gente cree que el sarampión es una enfermedad sin importancia. Algunos padres antivacunas me lo ponen como ejemplo definitivo de las tonterías que hace el Gobierno: «Vacunar del sarampión, ¡por favor!, ¡esto ya es lo último!». No se teme al sarampión porque, a partir de cierta edad, todos lo hemos pasado. Recuerdo mi sarampión, creo que tenía 6 o 7 años; recuerdo pasar varios días en la cama, recuerdo ver en mi propio antebrazo aquellas manchas rojas, recuerdo (¡menudo lujo!) que mi madre me dio gaseosa. Mi madre mantenía la teoría de que la gaseosa es buena para los niños enfermos, y aunque no curó mi sarampión, lo hizo más llevadero.

«Yo pasé el sarampión y no me pasó nada.» «En mi clase todos los niños pasaron el sarampión y no les pasó nada.» Es cierto. Pero es que los niños que murieron de sarampión o los quedaron con una grave afectación cerebral no pueden leer este libro y hacer comentarios. Muchos de los niños que murieron de sarampión no fueron a la escuela y usted no los conoció. El sarampión es una enfermedad muy grave, que todavía mata a más de cien mil niños cada año.

Tras un periodo de incubación de 8 a 12 días, comienzan la fiebre, la tos, la mucosidad nasal y la conjuntivitis. De 2 a 4 días más tarde comienza el exantema, manchas rojas muchas veces confluentes (que se unen unas con otras) y que normalmente afectan al principio solo a la cabeza, el segundo día al tronco y el tercero se extienden a las extremidades. En 3 a 7 días desaparecen las manchas.

Las complicaciones pueden ser numerosas y variadas. Otitis, laringotraquebronquitis, neumonía (la principal causa de muerte; en Estados Unidos se presenta en el 9% de los menores de 5 años y en la mitad de los adultos), encefalitis, síndrome de Guillain-Barré (debilidad o parálisis de las extremidades que se suele recuperar en unos meses), mielitis transversa (inflamación de la médula espinal), diarrea (8%, sobre todo en los menores de 5 años y los mayores de 30), apendicitis, hepatitis, pancreatitis, úlceras en la córnea del ojo (en una epidemia en soldados se detectaron en más de la mitad; en sujetos bien nutridos suelen curarse por completo, pero en otros casos se sobreinfectan, produciendo cicatrices e incluso ceguera), alteraciones de la coagulación, miocarditis (afectación del corazón), pericarditis, hipocalcemia, fallo renal... El sarampión produce una fuerte disminución de la inmunidad, facilitando otras infecciones.

Entre 1 y 3 de cada 1.000 pacientes presentan, de 3 a 10 días después del comienzo del exantema, una encefalitis postinfecciosa, que no está causada por el virus, sino, al parecer, por una respuesta inmunitaria anómala que afecta a la mielina, la vaina que recubre las fibras nerviosas. Se caracteriza por fiebre, convulsiones, alteración de la conciencia y síntomas neurológicos diversos. De cada cuatro enfermos con encefalitis, uno muere y otro queda con secuelas neurológicas permanentes.

Entre 67.000 casos de sarampión detectados en Estados Unidos de 1987 a 2000, las complicaciones fueron las siguientes:

— Diarrea (8,2%).
— Encefalitis (0,1%).
— Hospitalización (19,2%).
— Otitis (7,3%).
— Neumonía (5,9%).
— Muerte (0,3%).

Es decir, 3 muertos por cada 1.000 pacientes. En una población bien nutrida, con una buena asistencia sanitaria. La letalidad era de 3 por 1.000 en los menores de 5 años y en los jóvenes de 20 a 29 años. En los niños de 5 a 19 años, la letalidad bajaba a 1 de cada 1.000. Pero entre los mayores de 30 años, morían 7 de cada 1.000. Siete veces más muertos en la edad adulta que en la adolescencia, el triple de neumonías, hospitalizaciones y encefalitis..., lo que no impide a Uriarte afirmar que sarampión, paperas y rubeola «no se sufren de manera más grave en la edad adulta» (pág. 230). Deben de ser muertes «leves».

A principios del siglo XX, la letalidad del sarampión era de 25 por 1.000 enfermos en Estados Unidos y de 30 a 40 por 1.000 en Escocia. El descenso refleja las mejoras en la atención médica.

La desnutrición, el déficit de vitamina A y la atención médica inadecuada aumentan espectacularmente la mortalidad. En diversos países en vías de desarrollo, en los años setenta y ochenta, la letalidad estaba entre 30 y 340 de cada 1.000. Sí, 340, en algunos sitios uno de cada tres enfermos moría. La OMS estimaba que en el año 2000 hubo en el mundo 30 o 40 millones de enfermos de sarampión, y más de 700.000 muertos, la mayoría en África.

Sin la vacuna, se calcula que cada año morirían en el mundo cinco millones de niños.

Entre 1963 y 1968 se usó en Estados Unidos una vacuna de virus muertos, que finalmente se abandonó porque producía una reacción inmunitaria con exantema y neumonitis. La que usamos ahora es la fabricada por Hilleman, también a comienzos de los años sesenta. Maurice Hilleman (1919-2005) fue un científico extraordinariamente discreto. Todos los médicos hemos oído hablar de Salk, Sabin y Jenner, y todo el mundo (aunque no sea médico) ha oído hablar de Pasteur. Pero casi nadie habla de Hilleman, que en los años sesenta consiguió sucesivamente la vacuna del sarampión, la de las paperas, la de la rubeola, y por fin en 1971 consiguió unirlas para formar la triple vírica. También desarrolló las vacunas de la hepatitis A, la hepatitis B, el meningococo, el neumococo, el *Haemophilus* y la gripe, además de otras de uso veterinario, como la de la leucemia del pollo. Se considera que Hilleman es el científico del siglo XX que más vidas ha salvado.

Desde 1998 hay cada año en España menos de quinientos casos de sarampión. En 2005 se llegó a solo veinte; desde entonces ha aumentado a más de trescientos. Podría ser casualidad, pero hay que reconocer que algunos se han esforzado para conseguir que la cobertura vacunal disminuya.

En 1962, Olivia, la hija de 7 años de la actriz Patricia Neal y del escritor Roald Dahl, enfermó de sarampión y en pocos días murió de encefalitis. En los años ochenta, Dahl estaba profundamente preocupado por el rechazo de muchas familias británicas a la vacuna contra el sarampión. Había todavía 80.000 casos al año en el Reino Unido, cuando en Estados Unidos ya estaba casi erradicado. En 1986 publicó una carta abierta que se imprimió y distribuyó a través de consultas médicas y escuelas, y que regularmente reaparece cuando hay un brote de sarampión (la encontrará fácilmente en internet en inglés y en otros idiomas).

> Entonces, una mañana, cuando ya estaba en vías de recuperación, yo estaba sentado en su cama enseñándole a hacer animalitos con limpiapipas de colores, y cuando fue su turno de hacer uno noté que sus dedos y su mente no trabajaban juntos y que no podía hacer nada.
>
> —¿Estás bien? —le pregunté.
>
> —Tengo mucho sueño —contestó.
>
> En una hora, estaba inconsciente. En doce horas, estaba muerta.
>
> *Measles, a dangerous illness*, 1986
>
> ROALD DAHL

COLLINS, H. «The man who saved your life Maurice R. Hilleman developer of vaccines for mumps and pandemic flu». *Philadelphia Enquirer*, 30 de agosto de 1999.

NEWMAN, L. «Maurice Hilleman». *British Medical Journal*, 2005; 330: 1028.
PERRY, R. T. y HALSEY, N. A. «The clinical significance of measles: a review». *The Journal of Infectious Diseases*, 2004; 189: 4-16.

ALGUNAS EPIDEMIAS RECIENTES DE SARAMPIÓN

En Inglaterra, donde se había logrado casi eliminar el sarampión, vuelve a ser endémico desde hace unos años gracias a los esfuerzos de los antivacunas, y se teme que ya hay suficiente población no vacunada para permitir en cualquier momento una gran epidemia.

La epidemia de Holanda en 1999 demuestra que, incluso cuando la cobertura vacunal es alta, el peligro es grande si los niños no vacunados están todos juntos.

En Holanda, la vacunación general con una dosis de triple vírica a los 14 meses comenzó en 1976. Desde 1987 se administra una segunda dosis de recuerdo a los 9 años. La cobertura con dos dosis es muy alta, superior al 96%, pero no está repartida por igual en todo el territorio. En el suroeste del país hay una importante comunidad de la Iglesia reformada ortodoxa, con unos trescientos mil seguidores (2% de la población de Holanda), que se opone a la vacunación. Tienen sus propias escuelas.

El 21 de junio de 1999 aparecieron 5 casos de sarampión en una de esas escuelas. A los dos días eran 80. De los 412 alumnos, solo 28 (7%) habían sido vacunados. En total, hubo 213 casos de sarampión entre los alumnos y sus familiares. Pero el brote se extendió y hasta el fin de la epidemia, el 4 de febrero de 2000, se produjeron 2.961 casos de sarampión, el 95% en personas no vacunadas, la gran mayoría en diez municipios con importante presencia de la Iglesia en cuestión. Se presentaron las siguientes complicaciones:

— Neumonía (130).
— Hospitalización por encefalitis (5).
— Hospitalización por otras causas (63).
— Otitis (170).
— Neumonía (no hospitalizados) y otitis (26).
— Otros problemas respiratorios (56).
— Otras (57).
— Muerte (3).

Las tres víctimas mortales fueron un niño de 2 años con una cardiopatía que sufrió un paro cardiaco, un niño de 3 años que sufrió una miocarditis, y un chico de 17 años que sufrió dificultad respiratoria e insuficiencia renal. (No sé si eran niños o niñas, la fuente en inglés no lo especifica, y *child* sirve para uno u otro sexo.)

Y así está la cosa. Incluso con una perfecta asistencia médica, con antibióticos (para las neumonías y sobreinfecciones, que para el virus no hacen nada) y unidades de cuidados intensivos y todo lo que un moderno hospital holandés puede aportar, la letalidad del sarampión está en torno a 1 caso de cada 1.000.

Obsérvese que la letalidad es de 1 entre 1.000, cuando más arriba habíamos dicho que en Estados Unidos fue de 3 entre 1.000 en la década de los noventa. Probablemente la diferencia se debe al origen de los datos: en Estados Unidos eran del sistema de declaración obligatoria; los médicos pueden olvidarse de declarar muchos casos de sarampión, especialmente los más leves, pero difícilmente se olvidan de declarar una muerte.

Los médicos no se olvidan de declarar una muerte, pero sí pueden atribuir la muerte a una u otra causa. De esas tres víctimas mortales en Holanda, ¿qué habría puesto el médico en el certificado de defunción: «sarampión» o «paro cardiaco» o «cardiopatía» o «miocarditis» o «insuficiencia renal»? Depende de lo que cada médico juzgue más importante ante un paciente concreto, y también de costumbres más o menos arraigadas en un país u otro. Aparentemente, los médicos norteamericanos tienen más tendencia que los ingleses a destacar el sarampión en sus certificados, y como hemos visto les sale una letalidad, a partir de las notificaciones, de 3 entre 1.000. En cambio, en el estudio de Miller sobre las notificaciones y certificados de defunción en Inglaterra y Gales entre 1970 y 1983, sale una letalidad de 1,5 entre 10.000. No puede ser que la letalidad en Estados Unidos, una década más tarde (con los avances en los tratamientos médicos intensivos) sea veinte veces mayor.

Entre cifras tan dispares, ¿cuál es la más fiable? El brote holandés fue estudiado sobre el terreno de forma intensiva, tanto los enfermos como los fallecidos fueron buscados activamente por epidemiólogos en la comunidad, es razonable pensar que identificaron correctamente todos los enfermos y todas las muertes. Por tanto, creo que lo que encontraron (1 muerto por cada 1.000 enfermos de sarampión) es bastante aproximado a lo que podríamos encontrar si hubiera una epidemia en España.

En 2008 hubo otro brote de sarampión en Holanda, 99 casos entre dos escuelas antroposóficas (es decir, Waldorf) en La Haya (en las que el 20% de los niños estaban sin vacunar) y en varios campamentos de verano antroposóficos. El 93% de los enfermos no habían sido vacunados. Ninguno murió. Todos los enfermos tenían conexión con círculos antroposóficos y no hubo ningún caso entre los miembros de la Iglesia reformada ortodoxa, lo que confirma que los antroposofistas y los reformados ortodoxos apenas se hablan.

En marzo de 2010 hubo en Alemania otro brote relacionado con una escuela Waldorf. Enfermaron 71, de los que solo tres habían sido vacunados. Ninguno murió. Anteriormente, en 2006, había habido una importante epidemia con 1.749 casos. La ciudad de Duisburgo fue la más afectada, con 614 casos, de los que el 80% no habían sido vacunados. Hubo tres casos de encefalitis en Duisburgo; dos murieron, con 2 meses y 2 años de edad, respectivamente. Muchos de los padres que no vacunaron a sus hijos habían recibido de sus médicos el consejo de no hacerlo, pero no me consta que se pusiera ninguna denuncia.

En Cataluña, las autoridades sanitarias estaban muy satisfechas porque habían conseguido eliminar el sarampión, y así lo explicaba Salleras en un boletín europeo de vigilancia epidemiológica en 2001. Los últimos brotes autóctonos se habían dado en universitarios (10 casos) y en una familia «detractora de la vacunación» (11 casos). El último caso autóctono había sido a mediados de 2000 (desde entonces, solo casos importados; es decir, que se habían contagiado estando de viaje fuera del país). Pero entre octubre de 2006 y junio de 2007 se dieron 381 casos de sarampión en Cataluña, la mayor parte en la zona metropolitana de Barcelona. De ellos, 304 estaban sin vacunar. Ciento ochenta casos se dieron en menores de 15 meses (que era la edad de la vacunación); pero también había niños mayores y adultos nacidos poco antes de que se generalizara la vacuna, incluyendo a 11 profesionales sanitarios. Un 16% tuvieron que ser hospitalizados, especialmente los de 23 a 34 años de edad (29% hospitalizados). En aquellos casos en que la vacuna no había protegido por completo, al menos la enfermedad era más leve: hubo complicaciones en el 56% de los no vacunados y en el 12% de los vacunados.

Rapidamente se procedió a adelantar la edad de vacunación con triple vírica de los 15 a los 12 meses (y ya no se ha vuelto a retrasar), y a administrar una dosis extra de vacuna a los bebés de 9 a 12 meses (en los menores de 12 meses, la vacuna muchas veces no es eficaz, así que hay que volverla a poner después del año). Se vacunaron 48.500 bebés de 9 a 15 meses. ¿Y sabe por qué corrieron tanto y se gastaron todo ese dinero? Porque estaban muertos de miedo. Porque, de haber continuado la epidemia, en cualquier momento se habría producido la primera muerte.

Y Uriarte va y suelta, en la página 194 de su libro:

> Esta infección puede ser considerada como una enfermedad benefactora, pues, al igual que la varicela y las paperas, puede contribuir a activar el crecimiento físico y psíquico del organismo.

¿Qué siente usted cuando lee esto? Yo siento dolor y rabia.

Uriarte recomienda infectar a los niños deliberadamente con el sarampión:

> La costumbre de reunirse hermanos, primos y amigos para pasar juntos la infección ha sido y puede ser una medida muy acertada. [pág. 194]
>
> Era una manera de vacunarse naturalmente. [pág. 26]

¿Vacunarse naturalmente? Pero ¿tanto escribir sobre vacunas y todavía no has entendido de qué va la cosa? La vacunación original, la de la viruela, consistía en pasar una enfermedad leve para evitar una grave. Incluso la variolización consistía en pasar una forma leve de viruela para evitar una forma grave. Las vacunas modernas, cada vez más perfeccionadas, permiten pasar una «enfermedad» tan leve que en la mayoría de los casos ni se nota, y en otros se reduce a un enrojecimiento en el lugar de la inyección, a un poco de fiebre u otras molestias. Pasar el sarampión no es «vacunarse», no es evitar la enfermedad, sino ponerse enfermo. Teníamos una vacuna de la polio que producía un caso de polio por cada dos o tres millones de dosis, y como nos empezaba a parecer demasiado, la hemos cambiado por otra vacuna que no produce ningún caso de polio, jamás. ¿Y Uriarte nos propone una «vacuna» del sarampión que produce un 100% de sarampión? ¡Descubrámonos ante el más grande investigador en vacunas de todos los tiempos!

¿Exponer a su hijo deliberadamente al sarampión, a una enfermedad que puede producir neumonía, encefalitis y la muerte? Probablemente se hacía a veces hace cincuenta años, cuando los padres podían pensar: «Lo pasará de todos modos, así que mejor ahora, con 10 años, que no que lo acabe pasando a los 30, que es más peligroso». Espero que no lo hicieran nunca antes de los 5 años, cuando el sarampión tiene más complicaciones. Pero Uriarte dice (erróneamente) en otro sitio que el sarampión no es más peligroso en el adulto; si lo cree así, ¿para qué adelantar la infección? Normalmente, los padres que no vacunan a sus hijos lo hacen pensando: «Así evitaremos los efectos secundarios de la vacuna, y como lo más probable es que tampoco coja la enfermedad, se librará de todo». Porque lo que está claro es que los efectos secundarios de la vacuna son, en el peor de los casos, cientos de veces menores que las complicaciones y secuelas de la enfermedad. No ponerle a tu hijo el virus atenuado porque puede producir complicaciones, y luego ponerle, a propósito, el virus de verdad..., ¿qué padres serían capaces de una cosa así?

Pero Uriarte no espera que los niños se libren del sarampión. Ni lo espera ni lo desea. Uriarte cree que la enfermedad es «benefactora», quiere que todos pasen el sarampión, quiere que usted mismo sea quien infecte de sarampión a su hijo (tal vez para convertirle en cómplice y que así no le pueda denunciar). No es que no crea en la eficacia de las vacunas; es que prefiere que los niños enfermen.

En el próximo brote de sarampión, mientras las autoridades intentan por todos los medios contener el contagio, aislando a los enfermos, tal vez cerrando algunas escuelas, ingresando a los más graves en zonas especiales del hospital para que no pongan en peligro a los otros pacientes..., algunas familias de seguidores de Uriarte se reunirán «para pasar juntos la infección». Da escalofríos.

Serravalle menciona también algunos brotes. De uno da la fuente (el MMWR, *Informe semanal de morbilidad y mortalidad de los CDC*, junio de 1984), pero falsea los datos. Compare las dos versiones:

> Tuvo lugar una epidemia entre los 411 estudiantes de una escuela de Illinois, todos (el 100%) vacunados. [Serravalle, pág. 164]

Aunque no lo dice claramente, y a falta de más datos, yo entiendo que hubo 411 enfermos, y todos estaban vacunados. Pero en realidad, según leemos en el informe, se trató de:

> 21 casos [...] El brote afectó a 16 estudiantes de secundaria [14-18 años], todos vacunados contra el sarampión después de los 15 meses [...] De los cinco casos restantes, cuatro ocurrieron en niños de preescolar no vacunados, dos de los cuales tenían menos de 15 meses, y uno en un universitario previamente vacunado.
>
> El instituto afectado tenía 276 estudiantes y estaba en el mismo edificio que un centro de enseñanza media [12-15 años] con 135 estudiantes. La revisión de la historia médica en el instituto mostró que los 411 estudiantes tenían una vacuna contra el sarampión documentada al cumplir el primer año de vida o después, de acuerdo con la ley de Illinois. [MMWR, págs. 349-351]

Ah, esto es otra cosa. Solo 16 casos de entre los 411 estudiantes vacunados de la escuela, y otros 5 casos, de los cuales cuatro no estaban vacunados. Lo suficiente para que los CDC (Centers for Disease Control and Prevention) afirmen: «Este brote demuestra que la transmisión del sarampión puede ocurrir en una población escolar con un nivel de vacunación documentado del 100%».

¿Por qué remite Serravalle precisamente a este pequeño brote en Estados Unidos en 1984, en vez de a otros mayores y más recientes que hemos mencionado en Europa? Porque es el que le gusta. Esta sección de su libro se titula «Incluso para el sarampión, la inmunidad de rebaño es desmentida por los datos».

Aquí vemos la manera de trabajar de unos y otros. Serravalle oculta deliberadamente los datos que no le gustan, los numerosos brotes que han afectado casi exclusivamente a personas no vacunadas, y se aferra a un caso excepcional, que encima falsea para que parezca más excepcional todavía. Los CDC, en cambio, aceptan que ha existido ese caso excepcional, lo publican en internet para que todo el mundo lo vea y se preocupan de analizarlo para intentar comprenderlo. Explican que el problema no parece deberse a un defecto en algún lote de vacuna, puesto que las vacunas eran de distintos fabricantes y se administraron en distintos momentos. Tampoco piensan que el problema radique en que el efecto de la vacuna disminuya con los años, puesto que en ese caso debería haber muchos más brotes de sarampión por todo el país. Ante la evidencia, señalan la importancia de seguir analizando con detalle posteriores brotes, y concluyen:

> Si la pérdida de inmunidad no es el problema, este brote sugiere que la transmisión del sarampión puede ocurrir entre el 2 y el 10% de fallos esperados de la vacuna. Sin embargo, la transmisión no se mantuvo después de 36 días,

y la propagación a la comunidad se produjo sobre todo entre preescolares no vacunados. La rara aparición del sarampión entre personas altamente vacunadas sugiere que este brote puede haber resultado de la acumulación casual de fallos de la vacuna, habitualmente distribuidos al azar en la comunidad. El que la transmisión del sarampión pueda ocurrir entre los fallos de la vacuna hace aún más importante garantizar que las personas estén adecuadamente vacunadas. Si hubiera habido un número importante de estudiantes no vacunados o inadecuadamente vacunados en este instituto y en la comunidad, probablemente la transmisión no habría cesado en el condado de Sangamon.

Es decir, que este brote no desmiente, sino que más bien confirma la existencia de una inmunidad de grupo. Porque antiguamente, cuando la gente no estaba vacunada, un brote de sarampión no terminaba espontáneamente, sin hacer nada, con solo 21 enfermos. Habría afectado a casi todos los alumnos y se habría extendido por la población.

Sin embargo, Serravalle concluye que la inmunidad natural es permanente, mientras que la inmunidad de las vacunas desaparece con el tiempo. Veamos: inmunidad natural es la que se produce después del sarampión, una enfermedad en el mejor de los casos muy molesta, que a menudo produce graves complicaciones y que puede ser mortal. Eso no es prevenir la enfermedad, ¡es que ya la has pasado! ¿Cómo evitar que roben en tu casa? ¿Cerradura, alarma? ¡No! ¡Lo mejor es que te roben! Cuando ya no tengas nada, no te volverán a robar.

En el mismo apartado, Serravalle expone otros tres brotes de sarampión, pero, por desgracia, no cita fuentes, lo que me obliga a realizar un trabajo detectivesco.

De uno dice:

> En la provincia de Ferrara la cobertura vacunal está históricamente entre las más altas de Italia: en 1999 alcanzó el objetivo prefijado con el 94,9% de vacunados a los 24 meses de edad, e incluso el 96,7% en 2008. Y, sin embargo, en el periodo de enero a julio de 2010 se registraron 23 casos de sarampión.

Pues ahí está, otra prueba de que la inmunidad de grupo sí que funciona: ¡solo 23 casos! Cuando yo era niño, era impensable imaginar un brote de 23 casos; una vez comenzada, la epidemia seguía hasta que casi todos los niños de la ciudad habían pasado el sarampión.

En Ferrara había unos 360.000 habitantes, con 2.813 recién nacidos en 2009. El primer caso de sarampión fue una chica no vacunada de 16 años. Hubo 23 casos, de los que 14 se confirmaron por laboratorio y otros cinco eran contactos de los primeros. En total fueron 19 casos confirmados, con edades desde los 11 meses hasta los 54 años (una edad media de casi 22 años). Diez de los 19 casos tuvieron que ser ingresados, y uno tuvo neumonía. Ninguno estaba vacunado (repito, NINGUNO ESTABA VACUNADO); dos habían recibido la vacuna de tres a cinco días antes de aparecer el exantema, lo que significa que, en realidad, ya estaban incubando la enfermedad antes de vacunarse (en un brote se intenta vacunar urgentemente a todos los posibles contactos, pero no siempre se llega a tiempo).

Estoy seguro de que Serravalle ha leído este mismo artículo; da las mismas cifras y usa las mismas palabras. Pero ha considerado oportuno no informar a sus lectores de que los enfermos no estaban vacunados y de que más de la mitad tuvieron que ingresar en el hospital (¡qué buena es la inmunidad natural!). Además, se ha «olvidado» de citar la referencia exacta, por si acaso algún lector tenía la curiosidad de buscar el documento y se enteraba. Sin embargo, estamos en el siglo XXI, muchas cosas se pueden encontrar en internet, y si dices mentiras, te pueden pillar.

De los otros dos brotes que, según Serravalle, demuestran que la inmunidad de grupo no funciona, solo dice:

> También en Massachusetts tuvo lugar una epidemia a pesar de una tasa de cobertura del 95%. Incluso después de haber introducido la segunda dosis de vacuna hubo focos epidémicos: en Pensilvania, en 2003, se describió uno en una comunidad de estudiantes vacunados en un 94,9% con dos dosis de vacuna, y en un 3,9% con una dosis.

El brote de Pensilvania fue fácil de encontrar, y también fue fácil entender por qué Serravalle se había «olvidado» de dar la referencia exacta. Veamos qué ocurrió realmente:

> De los 663 estudiantes en el internado, 8 (1,2%) nunca habían recibido ninguna vacuna de sarampión, 26 (3,9%) habían recibido una dosis, y 629 (94,9%) habían recibido dos dosis antes del brote. [...] Excluyendo a cinco estudiantes previamente no vacunados, pero que fueron vacunados durante el brote, y a dos que ya estaban vacunados con dos dosis, pero fueron revacunados inadvertidamente durante el brote, la tasa de ataque del sarampión fue del 66,7% (dos de tres) entre los estudiantes no vacunados y 1,0% (seis de 627) entre los estudiantes que habían recibido dos dosis de vacuna. Todos los vacunados con una sola dosis recibieron una segunda dosis de vacuna durante el brote; no se diagnosticó ningún caso de sarampión entre ellos. La efectividad de la vacuna fue del 98,6% entre los estudiantes que habían recibido dos dosis de la vacuna.

Además, los enfermos que estaban vacunados tuvieron una enfermedad más leve y de menor duración. Dos enfermos no vacunados tuvieron que ingresar en el hospital por deshidratación; ninguno de los vacunados ingresó en el hospital.

Así que ya ve: precisamente el estudio del brote que sirvió (por enésima vez) para demostrar la gran efectividad de la vacuna nos lo presenta Serravalle como si fuera la prueba de que la vacuna no funciona. Y en un internado, nada menos; con ese grado de contacto, antes de la vacuna habrían enfermado prácticamente todos.

Tal vez alguien se pregunte si es correcto excluir a los cinco estudiantes vacunados durante el brote, pues antes hemos dicho que esa vacuna a veces llega demasiado tarde. Pienso que el cálculo es correcto; está hecho por expertos que tienen todos los datos y saben exactamente en qué momento se vacunó a esos niños. Pero en todo caso no es difícil volver a hacer el cálculo sin excluirlos: si enfermaron 3 de los 10 no vacunados, de entre los 629 vacunados, esperaríamos 189 enfermos. Como solo enfermaron 6, se evitaron 183 casos, una efectividad del 96,8%, que tampoco está nada mal.

Lo del brote en Massachusetts es más difícil, porque Serravalle ni siquiera dice en qué año fue. Posiblemente se refiere al brote de 1985, del que los CDC dan pocos detalles, pues lo incluyen en el mismo documento junto con otros dos brotes:

— 12 casos entre los 25.000 estudiantes de la Universidad Estatal de Ohio.
— 82 casos entre los 28.000 estudiantes de la Universidad de Boston, Massachusetts.
— 113 casos entre los 712 estudiantes (y otros 15 casos entre el personal) del Principia College, en Illinois, una institución de la Ciencia Cristiana (que,

pese a su nombre, son partidarios de curar mediante la oración). Hubo 3 muertos en total. El estudio concluye que la alta tasa de ataque «es sin duda debida al muy bajo nivel de vacunación de esos estudiantes».

Una vez más, lo que Serravalle presentaba como prueba de que las vacunas no funcionan es precisamente la prueba de que funcionan muy bien. Menos mal que el Principia College tenía solo 700 estudiantes, y no 25.000.

El documento no dice nada sobre la vacunación en Boston, pero he encontrado una noticia del *New York Times* sobre el mismo brote:

> «El problema es que en los sesenta los niños se vacunaban [del sarampión] antes de cumplir 1 año, por lo que la vacuna era poco útil; algunas vacunas se administraban de forma inadecuada, y muchos padres descuidaban completamente la vacunación de sus hijos», afirmó el doctor Alexander [director del programa estatal de vacunaciones].

Otro documento da más detalles sobre el brote del Principia College. Los tres muertos fueron dos estudiantes y un chico de 16 años, hijo de un empleado, que vivía en el campus. Uno de ellos fue al hospital tras cuatro días con problemas respiratorios; tenía neumonitis grave, hipotensión y dificultad respiratoria del adulto. Los otros dos no buscaron atención médica; en la autopsia presentaban neumonitis intersticial con grave sobreinfección bacteriana. Ya ven: la inmunidad natural, mucho mejor que la artificial.

Al buscar el brote de Massachusetts, encontré otros dos documentos interesantes. Uno es la descripción de una epidemia de sarampión en Boston en 1713, descrita en el diario personal de Cotton Mather, pastor evangélico, historiador, científico y defensor de la variolización (aunque también de la caza de brujas). El 18 de octubre anota la llegada de la epidemia a la ciudad. El 19 habla de prepararse para la muerte. El 24 enferma uno de sus hijos. El 27, una hija. El día 30 observa que la enfermedad está siendo mucho peor en las familias pobres y fatal para las embarazadas, y se muestra preocupado por su esposa, que ese día da a luz a gemelos. El 4 de noviembre enferman la esposa, tres hijas y la criada, y el 5 enferma otro hijo. El día 9 muere la esposa. El 10 enferma otra hija. El 14 muere la criada, y los recién nacidos mueren el 18 y el 20. El día 21 muere otra hija.

Todo eso en una familia de clase alta que no sufre de hacinamiento o mala alimentación. Estaban siguiendo, sin saberlo, el consejo de Uriarte: pasar el sarampión en casa, tranquilamente, y el de Serravalle, adquirir una buena inmunidad natural.

El otro documento que encontré buscando el sarampión en Massachusetts es el informe de los CDC, «Measles Cases and Outbreaks» (www.cdc.gov/measles/data-research/index.htmlwww.cdc.gov/measles/data-research/index.html; la página se actualiza continuamente, por lo que dará otros datos cuando usted la consulte).

Durante el año 2024, actualizado a 18 de octubre, ha habido en Estados Unidos 269 casos de sarampión, de los cuales el 88% no estaban vacunados, el 7% lo estaban con una dosis y el 4%, con dos dosis. La tasa de hospitalización ayuda a ver la distinta gravedad de la enfermedad según la edad. De los mayores de 20 años (75 casos), ingresaron en el hospital el 40%. Entre 5 y 19 años (83 casos), ingresaron el 25%. De los menores de 5 años (111 casos), ingresaron el 51%.

No vacunar a un niño contra el sarampión es un mal consejo, pero exponerlo a propósito al sarampión para que tenga «inmunidad natural» es un consejo criminal. Por favor, no le haga eso a su hijo.

Volveremos a hablar de sarampión en el capítulo sobre inmigración y contagio (ver pág. 425).

CENTERS FOR DISEASE CONTROL AND PREVENTION (CDC). «Multiple measles outbreaks on college campuses — Ohio, Massachusetts, Illinois». *MMWR The Morbidity and Mortality Weekly Report*, 1985; 34: 129-310.

CENTERS FOR DISEASE CONTROL AND PREVENTION (CDC). «Measles outbreak in a boarding school — Pennsylvania, 2003». *MMWR The Morbidity and Mortality Weekly Report*, 2004; 53: 306-309.

CENTERS FOR DISEASE CONTROL AND PREVENTION (CDC). «Measles outbreak — Netherlands, April 1999-January 2000». *MMWR The Morbidity and Mortality Weekly Report*, 2000; 49: 299-303.

COVA, M. et al. «Spotlight on measles 2010: Increased measles transmission in Ferrara, Italy, despite high vaccination coverage, March to May 2010». *Eurosurveillance*, 2010; 15: 19747.

DEPARTAMENT DE SALUT. «Brot de xarampió a Catalunya amb afectació elevada dels nens d'un any (període 2006-2007)». *Butlletí Epidemiològic de Catalunya*, 2007; 28: 168-172.

DEPARTAMENT DE SALUT. «El Departament de Salut dóna per finalitzat el brot de xarampió que s'ha desenvolupat a les regions sanitàries de Barcelona i el Camp de Tarragona». Generalitat de Catalunya, comunicado de prensa, 25 de julio de 2007.

EDITORIAL TEAM. «Measles once again endemic in the United Kingdom». *Eurosurveillance*, 2008; 13.

HAHNE, S. et al. «Measles outbreak, the Netherlands, 2008». *Emerging Infectious Diseases*, 2010; 16: 567-569.

HAMILTON, R. A. «Fears rising over measles outbreaks». *The New York Times*, 3 de marzo de 1985.

MILLER, C. L. «Deaths from measles in England and Wales, 1970-83». *British Medical Journal*, 1985; 290: 443-444.

MORENS, D. M. «The Past Is Never Dead — Measles Epidemic, Boston, Massachusetts, 1713». *Emerging Infectious Diseases*, 2015; 21: 1257-1260.
NOVOTNY, T. et al. «Measles outbreaks in religious groups exempt from immunization laws». *Public Health Report*, 1988; 103: 49-54.
ROGGENDORF, H. et al. «Spotlight on measles 2010: measles outbreak in a mainly unvaccinated community in Essen, Germany, March-June 2010». *Eurosurveillance*, 2010: 15.
SALLERAS, L.; DOMÍNGUEZ, A. y TORNER, N. «Confirmed interruption of Indigenous measles transmission in Catalonia». *Eurosurveillance*, 2001; 6.
UK HEALTH SECURITY AGENCY. «Confirmed measles cases in England and Wales in 2010: update to end-May». *Health Protection Report*, 2010; 27.
UK HEALTH SECURITY AGENCY. *Confirmed measles cases in England and Wales: 1966 to 2022.* Actualizado el 26 de septiembre de 2024.
VAN DEN HOF, S. et al. «Measles outbreak in a community with very low vaccine coverage, the Netherlands». *Emerging Infectious Diseases*, 2001; 7: 593-597.
WICHMANN, O. et al. «Further efforts needed to achieve measles elimination in Germany: results of an outbreak investigation». *Bulletin of the World Health Organization*, 2009; 87; 108-115.

Rubeola

La rubeola es una enfermedad infantil muy leve, habitualmente sin complicaciones. Pero a comienzos de los años cuarenta se descubrió que, cuando la madre la sufría durante el embarazo, el bebé podía nacer con graves malformaciones.

En 1963 se produjo una epidemia de rubeola en Europa que pronto se extendió a Estados Unidos, dejando miles de bebés afectados: sobre todo de cataratas, sordera y malformaciones cardiacas, pero también de encefalitis, retraso mental, neumonía, alteraciones del tiroides, diabetes, glaucoma... La infección durante el primer trimestre de embarazo produce malformaciones en el 50 a 90% de los fetos; en el resto del embarazo el peligro es menor. En Estados Unidos, aproximadamente el 15% de las mujeres en edad fértil no tenían anticuerpos (es decir, no habían pasado la rubeola y eran por tanto susceptibles).

Investigadores de todo el mundo se lanzaron a la carrera por conseguir una vacuna. En 1969 y 1970 se llegaron a comercializar varios tipos, pero finalmente fue la RA 27/3, desarrollada por Stanley Plotkin, la que demostró más eficacia y seguridad y se acabó usando en todo el mundo.

En Estados Unidos, al principio se optó por vacunar a todos los bebés. En Inglaterra, la estrategia fue vacunar a las chicas jóvenes (lo mismo que en España, donde a partir del año 1977 se introdujo la vacunación de las niñas a los 11 años). Ambas estrategias disminuyeron la incidencia de la rubeola congénita, pero no lo suficiente: al vacunar a los bebés, quedaba todavía una gran parte de la población susceptible a la rubeola que podía contagiar a las embarazadas, y se tardaba muchos años hasta que las niñas vacunadas se convertían en madres. Al vacunar solo a las chicas jóvenes, los resultados se notaban en pocos años, cuando esas chicas se quedaban embarazadas, pero, por otra parte, la población susceptible a la enfermedad (niños y niñas y adultos varones) era muy grande y las epidemias de rubeola continuaban, por lo que aquellas embarazadas que no se hubieran vacunado seguían teniendo un alto riesgo. Se comprendió que hacía falta una estrategia conjunta: vacunar a las chicas jóvenes y a las mujeres en edad fértil que no hubieran pasado la rubeola, para así protegerlas de forma individual, y vacunar a todos los niños y las niñas para suprimir la circulación del virus y eliminarlo finalmente de la población.

Uriarte (pág. 196) dice al respecto: «Con la aplicación de las políticas vacunalistas no se llegó a disminuir la incidencia de malformaciones». Mentira. Men-ti-ra. Por supuesto, las malformaciones no desaparecieron al instante; si vacunas a las niñas, pasarán unos años hasta que se queden embarazadas, y si vacunas a los bebés, pasarán unos años hasta que disminuyan notablemente los casos de rubeola en la comunidad. Pero al final disminuyen.

Finlandia inició en 1982 un plan dirigido a la eliminación del sarampión, la rubeola y las paperas mediante la vacunación generalizada con dos dosis de triple vírica (a los 14-18 meses y a los 6 años). Consiguieron eliminar el sarampión en 1996, y tanto la rubeola como las paperas en 1997. Desde entonces solo han tenido algunos casos importados, que nunca han producido brotes epidémicos porque, con una alta cobertura vacunal, no es posible el contagio. No han tenido ningún caso de rubeola congénita desde 1986. Casi toda Europa occidental ha logrado eliminar la rubeola o está cerca de lograrlo.

En Canadá, el número de casos de rubeola bajó de 15.000 al año en los años cincuenta a 30 al año entre 1998 y 2004, con uno o dos casos anuales de rubeola congénita.

En las Américas (Norte, Centro y Sur) la incidencia de rubeola disminuyó en un 97% entre 1998 y 2006, y en 2003 se estableció un plan para eliminar completamente la enfermedad en la región para 2010 (Estados Unidos lo consiguió en 2004).

La erradicación depende de conseguir una alta cobertura vacunal, superior al 95%. Eso permite romper la cadena de contagio, de modo que los pocos no vacunados, y aquellos en los que la vacuna falló por cualquier motivo, también quedan protegidos. Cuando la tasa de vacunaciones baja, aparecen brotes epidémicos.

Al hablar de los efectos secundarios de la vacuna, Uriarte menciona las «neuritis transitorias, las linfadenopatías o mononucleosis infecciosa, los dolores articulares y artritis (hasta el 40% de los vacunados), la mielitis, la úlcera de colon, la encefalitis y las reacciones alérgicas». Olvida decir que los efectos secundarios de la vacuna (lo mismo que los de la enfermedad, y lo mismo que en muchas otras enfermedades infantiles) son mucho mayores en el adulto que en el niño. Son las mujeres adultas vacunadas las que a veces sufren neuritis transitorias (en palabras sencillas, hormigueo en las manos durante unos días), dolor articular en un 25%, que puede ser una leve artritis transitoria en un 5 a 10%. Los niños casi no tienen esos efectos (0,5% de dolores articulares). También olvida decir que, si no se vacuna, esa mujer adulta podría sufrir la rubeola, que produce molestias articulares mucho más graves y persistentes: el 30% de las mujeres adultas que pasan la rubeola sufren dolores articulares durante dos años. Mielitis y encefalitis son complicaciones extremadamente raras (si es que de verdad se deben a la vacuna y no es una simple coincidencia).

CANADIAN PAEDIATRIC SOCIETY. «Prevention of congenital rubella syndrome», *Pediatric Child Health*, 2007; 12: 795-797.

DAVIDKIN, I.; PELTOLA, H. y LEINIKKI, P. «Epidemiology of rubella in Finland». *Eurosurveillance*, 2004; 9: 13-14.

ORGANIZACIÓN MUNDIAL DE LA SALUD. «Progress towards eliminating rubella and congenital rubella syndrome in the western hemisphere, 2003-2008». *Weekly Epidemiological Record*, 2008; 83: 395-400.

PANDOLFI, E. et al. «Prevention of congenital rubella and congenital varicella in Europe». *Eurosurveillance*, 2009; 1416-1420.

PELTOLA, H. et al. «Measles, mumps, and rubella in Finland: 25 years of a nationwide elimination programme». *The Lancet Infectious Diseases*, 2008; 8: 796-803.

PLOTKIN, S. A. «The history of rubella and rubella vaccination leading to elimination». *Clinical Infectious Diseases*, 2006; 43: S164-S168.

Paperas

Las paperas (parotiditis) no son ni mucho menos una enfermedad tan grave como el sarampión, pero también pueden tener serias consecuencias.

Tras un periodo de incubación de entre 15 y 24 días, comienzan los primeros síntomas: a veces fiebre o dolor de cabeza, y en el 95% parotiditis, inflamación de las glándulas parótidas, habitualmente las dos a la vez. A veces se inflaman otras glándulas salivales (las sublinguales o las submandibulares) en vez de (o además de) las parótidas, y a veces la enfermedad da otros síntomas pero no afecta a las glándulas salivales. Las posibles complicaciones son:

— Orquitis (inflamación de los testículos) en uno de cada cinco varones adultos (menos frecuente en niños). Suele ser unilateral, y en algunos casos puede producir esterilidad.
— Ooforitis (inflamación de los ovarios) en una de cada veinte mujeres adultas, normalmente se cura sin problemas.
— Meningitis en el 15% (antes de la vacuna, era la primera causa de meningitis vírica). Normalmente se cura sin problemas, pero en algunos casos deja secuelas permanentes como hidrocefalia (líquido a presión en el cerebro), sordera o ataxia cerebelosa (falta de coordinación). Una de cada cien meningitis por el virus de las paperas resulta mortal.
— Pancreatitis en el 5% (da dolor de barriga, suele curar bien).

— Raramente artritis, tiroiditis, miocarditis o incluso hepatitis.
— Abortos en el primer trimestre del embarazo (pero no produce malformaciones).

La vacuna fue creada en los años sesenta por Maurice Hilleman, que aprovechó que su hija Jeryl Lynn estaba pasando las paperas para tomar una muestra. La cepa Jeryl Lynn todavía se emplea para la fabricación de vacunas en Europa y Estados Unidos, aunque en otros países usan la cepa Leningrado-Zagreb (que nos recuerda que la fabricación de vacunas nunca fue una exclusiva de las multinacionales farmacéuticas: los comunistas también fabrican vacunas).

Se calcula que hace falta una cobertura vacunal superior al 90% para evitar las epidemias. No obstante, en el Reino Unido, gracias a los antivacunas, la cobertura bajó del 92% en 1995 al 80% en 2003. En 2005 se produjo una gran epidemia, con casi cinco mil casos solo en enero, la mayor parte entre adultos jóvenes.

GUPTA, R. K.; BEST, J. y MACMAHON, E. «Mumps and the UK epidemic 2005». *British Medical Journal*, 2005; 330: 1132-1135.

MARLOW, M. et al. «Chapter 14: Mumps». En: CENTERS FOR DISEASE CONTROL AND PREVENTION. *Epidemiology and Prevention of Vaccine-Preventable Diseases* (14.ª ed.). Public Health Foundation, Washington DC, 2021.

Hepatitis (A y B)

Hace más de cinco mil años que los chinos conocían la existencia de epidemias de ictericia, y ya Hipócrates había sugerido que podía ser cosa del hígado.

Las guerras solían producir epidemias de hepatitis.

Están documentadas en varias guerras de los siglos XVII y XVIII, pero seguro que también ocurría antes. Podía ser hepatitis A (miles de hombres haciendo sus necesidades al aire libre, y luego bebiendo agua de cualquier arroyo cercano), aunque también aumentaría unos meses después la hepatitis B (los soldados no esterilizaban las espadas y bayonetas, ni los cirujanos su instrumental, ni se lavaban las manos entre un herido y otro; seguro que reutilizaban las vendas sin muchas manías).

La primera prueba científica de que al menos algún tipo de hepatitis puede transmitirse por vía parenteral (es decir, por pinchazos, a diferencia de la vía enteral, por el tubo digestivo) llegó en 1883. En el puerto de Bremen, un brote de viruela llevó a vacunar a todos los trabajadores, en la época en que el producto se obtenía directamente de las pústulas de un enfermo. De 1.289 vacunados, 191 desarrollaron hepatitis. Lüdman, tras estudiar el brote, llegó a la conclusión de que algunas de las vacunas estaban contaminadas; no se encontró ningún caso de hepatitis entre los no vacunados, ni tampoco entre los habitantes de la ciudad que se habían vacunado en otros sitios. Probablemente fue hepatitis B, aunque también podría haber sido el tipo C.

En la Primera Guerra Mundial, la hepatitis A produjo extensas epidemias entre los combatientes. En 1922, cuando se empezó a tratar a los diabéticos con insulina, se observaron en Suecia brotes de ictericia entre los enfermos: no estaban esterilizando el material.

El estudio de varios brotes de hepatitis en Estados Unidos, entre 1912 y 1922, que afectaba sobre todo a niños y adultos jóvenes que habían tenido contacto directo con otros enfermos, y con un tiempo de incubación mucho más corto que la hepatitis parenteral, mostró que existía también un tipo de hepatitis enteral, que hoy llamamos A.

Durante la Segunda Guerra Mundial, una epidemia de hepatitis B afectó a 28.585 militares norteamericanos, con 62 muertes, debido a un lote contaminado de vacuna contra la fiebre amarilla. También se empezó a observar que la hepatitis se transmitía por las transfusiones de sangre. Unos quince millones de personas se contagiaron de hepatitis A durante la guerra.

Los nombres «hepatitis A» y «hepatitis B» se introdujeron en 1947. En 1965 se descubrió el virus de la hepatitis B; en 1973, el de la hepatitis A; más tarde, los de las hepatitis D o delta (1977), que solo actúa junto al virus de la hepatits B; luego, de la hepatitis E (1983), también de transmisión oro-fecal, y de la hepatits C (1989), de transmisión parenteral.

La **hepatitis A** es una enfermedad de transmisión oro-fecal (es decir, por agua contaminada y cosas así). En niños menores de 6 años, el 70% de los casos son asintomáticos. Tras un periodo de incubación de un mes, la enfermedad suele durar menos de dos meses (pero a veces dura más) y cura sin dejar secuelas. No existen portadores crónicos de la hepatitis A. Puede producirse una forma fulminante (muy grave, con destrucción masiva del hígado), que en el 40% de los casos es mortal.

La letalidad de la hepatitis A está en torno al 0,3%, pero el riesgo de muerte es mayor, hasta un 2%, en los mayores de 40 años.

La **hepatitis B** se transmite por la sangre o por contacto sexual. Tras una incubación de 2 a 5 meses, comienzan los típicos síntomas de hepatitis: ictericia, coluria y acolia (es decir, piel amarilla, orina marrón oscuro y deposiciones blanquecinas), fiebre, vómitos, malestar, dolor de cabeza, de barriga y de todo el cuerpo. El 50% de los pacientes adultos son asintomáticos, pero no sanos. Es decir, no estamos hablando de una persona que tiene el virus y no le pasa nada, como ocurre con los portadores sanos del meningococo, sino de personas que tienen hepatitis (inflamación del hígado demostrable en la analítica) pero no presentan síntomas (o son tan leves que parece una simple gripe).

La hepatitis B es fulminante en el 1-2% de los casos (y de estos, el 80% mueren). En muchos casos la enfermedad no cura completamente, sino que el individuo se convierte en un portador crónico (hay más de trescientos millones en el mundo), que puede ser portador asintomático (sano) o convertirse en enfermo (hepatitis crónica, cirrosis hepática, cáncer de hígado). El 80% de los hepatocarcinomas (cáncer de hígado) son causados por la hepatitis B.

El riesgo de convertirse en portador crónico de la hepatitis B depende de la edad del individuo. En niños mayores y adultos es solo del 5%, pero en niños pequeños aumenta al 30%, y en los recién nacidos que han adquirido la infección de su madre durante el parto llega al 90%. El porcentaje de enfermos asintomáticos también es mayor en el recién nacido que en el adulto; es decir, la mayoría parecen estar sanos, pero en realidad están enfermos para toda la vida y pueden tener graves complicaciones en el futuro.

En Brasil, Fonseca señala que el uso repetido de lancetas no esterilizadas para el diagnóstico de la malaria (pinchando el dedo para mirar una gota de sangre al microscopio) contribuyó en los años setenta y ochenta a la extensión de la hepatitis B en la zona amazónica. Yo mismo recuerdo como en 1975, en una clase práctica de bachillerato consistente en determinar cada uno su grupo sanguíneo, nos hicieron pincharnos a todos con la misma lanceta. El profesor de Biología dijo con todo el aplomo del mundo: «En realidad habría que hacerlo con una lanceta desechable para cada uno, por aquello de la hepatitis; pero no importa, porque seguro que estáis todos muy sanos».

En 1981 se introdujo la primera vacuna contra la hepatitis B, derivada del plasma de individuos portadores crónicos, que en 1986 fue sustituida por la actual, obtenida por ingeniería genética.

La vacuna contra la hepatitis A, de virus inactivados, se desarrolló en 1995. En España no está en el calendario vacunal, excepto en Ceuta y Melilla, donde la incidencia de la enfermedad es mucho más alta y se administra entre los 12 y los 24 meses, y en Cataluña, donde se administra a los 11 o 12 años en un programa piloto.

FONSECA, J. C. F. «Histórico das hepatites virais». *Revista da Sociedade Brasileira de Medicina Tropical*, 2010; 43: 322-330.

FOSTER, M. A. et al. «Chapter 9: Hepatitis A». En: CENTERS FOR DISEASE CONTROL AND PREVENTION. *Epidemiology and Prevention of Vaccine-Preventable Diseases* (14.ª ed.). Public Health Foundation, Washington DC, 2021.

HABER, P. et al. «Chapter 10: Hepatitis B». En: CENTERS FOR DISEASE CONTROL AND PREVENTION. *Epidemiology and Prevention of Vaccine-Preventable Diseases* (14.ª ed.). Public Health Foundation, Washington DC, 2021.

Meningococo

Varias bacterias distintas pueden causar meningitis. Las principales son el meningococo *(Neisseria meningitidis)*, el neumococo *(Streptococcus pneumoniae)* y el *Haemophilus influenzae*, que no tiene nombre vulgar.

No existe, por tanto, una vacuna contra la meningitis, sino varias, para cada uno de los gérmenes causantes. Y puede haber, más raramente, meningitis producidas por otros microbios, contra los que no hay vacuna.

Se conocen trece serogrupos (como si dijéramos «razas») de meningococo, de los que casi exclusivamente cinco afectan al ser humano: los más importantes y tradicionales son el A, el B y el C; en las últimas décadas en Norteamérica están extendiéndose el serogrupo Y y el W135.

Alrededor del 5% de los niños sanos son portadores del meningococo en las fosas nasales; en algunas poblaciones, el porcentaje de portadores es mucho mayor. El que el meningoco produzca o no enfermedad depende del equilibrio entre la agresividad del propio germen (unas cepas lo son más que otras; por ejemplo, las que tienen una cápsula de polisacáridos) y la capacidad de defensa del individuo. Afecta sobre todo a niños menores de 5 años.

El meningococo puede producir meningitis (con fiebre, dolor de cabeza, vómitos y rigidez de nuca) y sepsis (también llamada «septicemia», infección generalizada de la sangre). Típicamente se acompañan de manchitas rojas en la piel (petequias), al principio como cabezas de alfiler, pero que pueden crecer. Las petequias son pequeñas hemorragias, puntitos de sangre, por lo que no desaparecen al apretar la piel (y eso las distingue de las manchas del sarampión, la rubeola y otras infecciones, que se quedan blancas al apretar).

Para entender cómo era la enfermedad antes de existir los antibióticos, seguiré el tratado de Feer (1922). La sepsis era mortal prácticamente siempre; la meningitis tenía entre un 30 y un 60% de letalidad:

> Hay formas sobreagudas (meningitis cerebroespinal fulminante), que producen la muerte en pocas horas.
>
> En la mayoría de los casos, sin embargo, la enfermedad dura semanas o meses enteros, y presenta las mencionadas oscilaciones en su curso [...]. No puede darse por segura la curación más que cuando, no solamente la fiebre ha desaparecido desde largo tiempo, sino que se ha restablecido el

estado psíquico normal. Sin embargo, hay casos en que quedan, de una manera permanente, la tendencia a las cefalalgias, la irritabilidad y la debilidad de la memoria.

En los casos graves, la muerte sobreviene durante los tempestuosos días que constituyen el principio de la enfermedad, pero es más frecuente que el niño muera a la segunda o a la tercera semana, frecuentemente en medio del coma y de convulsiones. También puede ocurrir, sin embargo, que la muerte sobrevenga al cabo de algunas semanas o de algunos meses, ya a consecuencia de la hidrocefalia, y entonces sobrevienen síntomas de compresión cerebral, o en medio de un cuadro de demacración y agotamiento extremos.

Una parte de los niños que quedan con vida presentan alteraciones graves permanentes, como la sordera, la ceguera, la hidrocefalia y la idiocia.

Tratamiento. La quietud, la asistencia cuidadosísima y la conservación de un buen estado de nutrición por medio de una alimentación suficiente y apropiada, tienen la mayor importancia. Por este motivo, en los lactantes, tiene una especial importancia la lactancia natural.

Hoy en día, con antibióticos y otros tratamientos, el pronóstico es bastante mejor, pero la letalidad de la meningitis meningocócica sigue siendo del 5%, y la de la sepsis meningocócica, del 15 al 20%. No suele haber secuelas, y los que se curan suelen quedar perfectamente sanos.

Las primeras vacunas contra los serogrupos A y C aparecieron a finales de los años setenta. En España no se usaron, porque aquí el serotipo más frecuente, con diferencia, era el B, contra el que no hubo vacuna hasta 2014. Ahora en España se vacuna contra los meningococos C y B.

La enfermedad meningocócica es endémica en todo el mundo (es decir, siempre hay casos), con brotes epidémicos periódicos. En Europa se producen 1 o 2 casos por 100.000 habitantes y año; en algunos países africanos llegan a los 500. En España, la última gran epidemia se produjo en 1979, con casi 18 casos por 100.000 habitantes; la incidencia fue bajando lentamente en varios años, en 1983 todavía eran 11 por 100.000, y en 1995 se llegó a 2,4.

En 1996 y 1997 se produjo una epidemia, no tan grave como la anterior, con unos 5 casos por 100.000 habitantes (3.895 enfermos y 270 muertos en dos años, la mayoría menores de 5 años o adolescentes de 15 a 19). Y en la nueva epidemia, una cosa había cambiado: el serogrupo predominante. En 1985, el 92% de los meningococos eran del grupo B, pero en 1997 el 53% eran del grupo C. Por lo tanto, sí que era posible vacunar.

El foco principal de la epidemia estaba en Galicia, y allí se empezó a vacunar contra el meningococo (ver pág. 56). Siguió alguna otra comunidad que también tenía altas tasas de infección (pero no tan altas). Recuerdo que las autoridades sanitarias insistían en que en el resto de España no hacía falta vacunar, porque la incidencia de la enfermedad era más baja. Sin embargo, surgieron los agravios comparativos («¿Cómo es que a los de la provincia de al lado los vacunan y a nosotros no?, ¿acaso somos españoles de segunda?») y las teorías conspiranoicas (corrió el rumor de que los ministros estaban vacunando a sus propios hijos, algunos padres se manifestaron pidiendo la vacuna...). Pese a que la vacuna AC no conjugada solo había probado su eficacia a partir de los 2 años de edad, se acabó vacunando a los niños mayores de 18 meses en casi toda la Península.

Finalmente apareció una nueva vacuna, la C conjugada, eficaz en los niños más pequeños, que se introdujo en el año 2000 en el calendario oficial recomendado para toda España.

Vacuna «conjugada» significa que el antígeno propio

de la vacuna (en este caso, un polisacárido del meningococo) se une a una proteína transportadora (en este caso, un toxoide diftérico modificado), lo que aumenta la respuesta inmunitaria. El polisacárido por sí solo provocaba una escasa respuesta en los menores de 2 años. Pero la cantidad de toxoide diftérico es muy pequeña, y esta vacuna no produce inmunidad contra la difteria. No es lo mismo vacuna «conjugada» que vacuna «combinada»; esta última es la que combina dos o más vacunas en la misma inyección, como la DTP o la triple vírica.

CANO, R. et al. «Impact of the meningococcal C conjugate vaccine in Spain: an epidemiological and microbiological decision». *Eurosurveillance*, 2004; 9: 5-6.

FEER, E. *Tratado de enfermedades de los niños* (6.ª ed.). Manuel Marín, Barcelona, 1922.

RAJAPAKSA, S. y STARR, M. «Meningococcal sepsis». *Australian Family Physician*, 2010; 39: 276-278.

LOS EFECTOS SECUNDARIOS EN INGLATERRA

El primer país del mundo que incluyó en su calendario la vacuna conjugada contra el meningococo C fue el Reino Unido, en 1999. Al respecto dice Uriarte, en la página 193 de su libro:

> En el curso 1999-2000 se vacunaron 5 millones de habitantes en Gran Bretaña entre los 2 meses y los 19 años. Las personas afectadas [por efectos secundarios] llegaron a 4.000. Como efectos adversos que se presentaron cabe destacar meningitis, encefalitis, mononucleosis infecciosas, trombocitopenia, convulsiones y reacciones alérgicas. [...] Datos estos curiosamente silenciados por las autoridades sanitarias de ambos países.

Y si las autoridades los han silenciado, ¿cómo se enteró Uriarte? Pues no lo sabemos, porque no se digna citar la fuente. Tal vez tenga acceso a datos secretos de la CIA. En cuanto a Marín, esta es su versión (pág. 178):

> [...] según la dirección general de Salud Pública de Cataluña (la misma que en la carta a los padres afirmaba que la vacuna «no tenía efectos indeseables»), en Gran Bretaña, en menos de un año, se han comunicado 4.764 reacciones adversas, tras la administración de 13 millones de dosis, lo que da una tasa de una reacción por cada 2.700 (392). Entre las mismas sobresalen: meningitis, encefalitis, mononucleosis, trombocitopenia y convulsiones.

El número (392) hace referencia a la fuente, el Programa para la Vacunación en Cataluña. Uriarte y Marín dan la misma lista de efectos secundarios, incluso en el mismo orden, y por tanto la deben de haber sacado de la misma fuente. Es posible, puesto que el documento de la Generalitat es del año 2000 y el libro de Uriarte es de 2002. Pero si sacó sus datos de un documento oficial, ¿por qué dice que las autoridades sanitarias silenciaron los datos? ¿De verdad dice eso la Generalitat?

Pues no. No lo dice. Es un nuevo ejemplo del absoluto desprecio por la verdad de algunos antivacunas. La Generalitat —compruébelo usted mismo, porque el documento está en internet— sí que dice que se comunicaron 4.764 reacciones tras 13 millones de dosis, pero en ningún momento dice que esas reacciones fueran meningitis, encefalitis, mononucleosis, trombocitopenia y convulsiones, sino:

> Los efectos adversos pueden ser locales en el lugar de la inyección (eritema, tumefacción, dolor) y generales (fiebre, irritabilidad, anorexia, diarrea, cefalea, mialgia, som-

nolencia). Estas manifestaciones son de intensidad moderada y se resuelven entre las 24 y las 72 horas después de la vacunación.

En 2002, las autoridades británicas publicaron un informe sobre los efectos adversos de la vacuna. Con motivo del comienzo de la vacunación se puso en marcha un programa intensivo de vigilancia, tanto de la enfermedad meningocócica como de las posibles complicaciones. Se pidió a todos los médicos, farmacéuticos y enfermeras que notificaran cualquier reacción sospechosa.

Los efectos adversos más comunes ya se han detectado en los ensayos clínicos, antes de la aprobación de la vacuna, y así se sabía que podía producir llanto, fiebre, diarrea, somnolencia... El objetivo de la farmacovigilancia es detectar posibles reacciones más raras, que solo se observan tras administrar cientos de miles de dosis. Las reacciones notificadas no están todavía comprobadas. Se notifica cualquier problema remotamente sospechoso, y luego hay que analizar si realmente la vacuna pudo ser la causa o no (ver pág. 329).

Entre las posibles reacciones notificadas, tras la distribución de 18 millones de dosis de vacuna, las más graves fueron:

— Reacciones con resultado mortal (18 casos); ninguna se consideró atribuible a la vacuna, en 15 casos la relación se consideró «improbable», en dos «improbable/posible» y en uno «posible». («Improbable» es el nivel más bajo; no dicen nunca «imposible». Por encima de la relación «posible» existen todavía la «probable» y la «segura».)
— Muerte súbita del lactante (8 casos; ligeramente menos de lo que hubiera sido esperable en ese

número de bebés y durante ese tiempo, como ocurre con otras vacunas, ver pág. 399).

— Convulsiones (291 casos). Tras analizarlos detenidamente, se decidió incluir en el folleto de la vacuna el siguiente párrafo:

> Ha habido informes muy infrecuentes de convulsiones tras la vacunación; los individuos normalmente se han recuperado rápidamente. Algunas de las convulsiones notificadas pueden haber sido desmayos. La tasa de notificación de convulsiones estaba por debajo de la tasa de fondo de epilepsia en niños. En lactantes, las convulsiones se asociaban habitualmente con fiebre y eran muy probablemente convulsiones febriles.

— Púrpura (57 casos) y petequias (114): como la cifra es muy baja y son problemas muy frecuentes en niños (un cardenal o moretón es una púrpura, y muchos padres consultan al pediatra porque «a este niño le salen moretones y no se ha dado ningún golpe»; las petequias son los puntitos rojos que aparecen a muchos niños al toser o vomitar), se consideró que era pura coincidencia.

— Reacciones cutáneas graves: eritema multiforme (24 casos) y síndrome de Stevens-Johnson (2 casos). Aunque la cifra es muy baja y no se puede descartar que fuera coincidencia, se decidió añadirlas al prospecto como posibles efectos adversos muy raros.

— Isquemia periférica (53 casos): frialdad y palidez pasajera de las extremidades, que se consideraron debidas al pinchazo en sí y no a la vacuna («Se quedó blanco del susto»).

Y esto es todo. ¿De dónde salen las meningitis y las encefalitis que mencionan los antivacunas? Uno se las inventa y el otro las atribuye falsamente a un documento de la Generalitat.

Entre 1999 y 2001, la eficacia de la vacuna contra el meningococo C en Gran Bretaña estuvo en torno al 90%. Entre la población menor de 20 años se pasó de 67 muertos por la enfermedad en 1999 a 5 en 2001.

BALMER, P., BORROW, R. y MILLER, E. «Impact of meningococcal C conjugate vaccine in the UK». *The Journal of Medical Microbiology*, 2002; 51: 717-722.

COMMITTEE ON SAFETY OF MEDICINES EXPERT WORKING GROUP. *Report of the Committee on Safety of Medicines Expert Working Group on Meningococcal Group C Conjugate Vaccines*. Department of Health, Londres, 2002.

DEPARTAMENT DE SANITAT I SEGURETAT SOCIAL. *Programa per a la vacunació antimeningocòccica C conjugada a Catalunya*. Generalitat de Catalunya, Barcelona, 2000.

Haemophilus

El *Haemophilus influenzae* se ha llamado también bacilo de Pfeiffer, en honor a su descubridor, el médico alemán Richard Pfeiffer, en 1892. Su nombre refleja un error histórico: se pensaba que era el causante de la gripe (o *influenza*). Pero desde 1933 se sabe que en realidad la gripe está causada por un virus, y el *Haemophilus* simplemente «pasaba por allí».

Existen seis tipos, del a al f, pero prácticamente el único que produce infecciones graves es el tipo b. Así, con minúsculas, no me pregunte por qué.

Hasta el 5% de los niños pueden ser portadores sanos de *H. influenzae* tipo b en la nariz y la garganta, sobre todo entre los 5 y los 10 años. En unos pocos casos produce enfermedad invasiva (meningitis, epiglotitis que puede producir la muerte por asfixia, neumonía, artritis infecciosa o celulitis, que es una grave infección de los tejidos blandos, nada que ver con esa celulitis de la que hablan los fabricantes de cremas de belleza. Más raramente, osteomielitis —infección del hueso— o pericarditis).

Antes de la vacunación se calcula que había en el mundo 445.000 casos al año de enfermedad invasiva por *Haemophilus*, con algo más de 100.000 muertos. El 60% de las infecciones se producían antes de los 12 meses (¡muy listos los que recomiendan vacunar después de los 2 años!). En algunos países desarrollados era la primera causa de meningitis; en España, la primera causa era el meningococo, y el *Haemophilus* causaba solo un 20% de las meningitis. En la actualidad, y a pesar de un tratamiento adecuado, el 3,5% de los niños con meningitis por *Haemophilus* fallecen y el 15% quedan con secuelas neurológicas.

La vacuna, que solo es efectiva contra el tipo b, se obtuvo en 1985.

Existen también otitis por *Haemophilus*, pero la mayoría no son por el tipo b, y por lo tanto no son prevenibles con la vacuna.

En general, no se recomienda vacunar a los mayores de 5 años. La mayoría de los niños, a esa edad, ya se han inmunizado espontáneamente por infecciones asintomáticas. Sí que se recomienda vacunar, a cualquier edad, a las personas con inmunodeficiencia, ausencia del bazo, infección con el virus de la inmunodeficiencia humana (VIH), en tratamiento con quimioterapia por un cáncer o con inmunosupresores por un trasplante.

OLIVER, S. E. et al. «Chapter 8: Haemophilus influenzae». En: CENTERS FOR DISEASE CONTROL AND PREVENTION. *Epidemiology and Prevention of Vaccine-Preventable Diseases* (14.ª ed.). Public Health Foundation, Washington DC, 2021.

Fue el mismo Pasteur quien descubrió por primera vez el neumococo, en la saliva de un paciente con rabia.

Es un habitante habitual de la nariz y la garganta de personas sanas. Entre un 5 y un 10% de los adultos y entre un 25 y un 50% de los niños son portadores sanos.

Produce otitis, neumonía, meningitis y sepsis. Las dos últimas, meningitis y sepsis, se denominan «enfermedades invasivas».

Incluso con los tratamientos modernos, la letalidad de la neumonía neumocócica es del 5-7%, la de la sepsis es del 20% y la de la meningitis se sitúa alrededor del 30%. La enfermedad neumocócica invasiva es especialmente frecuente en niños menores de 2 años.

Existen muchos serotipos distintos de neumococo. Las vacunas intentan cubrir los que más frecuentemente causan enfermedades graves. Las primeras vacunas, inyectables, eran de polisacáridos capsulares purificados (es decir, no contienen ni ADN ni proteínas del neumococo). En 1977 se consiguió una vacuna contra 14 serotipos, sustituida en 1983 por otra contra 23 serotipos. Esta vacuna es poco eficaz en niños pequeños y se usa en adultos con riesgo elevado de infección neumocócica, como las personas esplenectomizadas (a las que se ha extirpado el bazo). No produce inmunidad en las mucosas, solo en la sangre, por lo que el sujeto vacunado puede transmitir la enfermedad.

En el año 2000 se comercializó la vacuna antineumocócica conjugada, también inyectable, en la que el polisacárido del neumococo se ha unido a la anatoxina diftérica para aumentar su efecto inmunizante (aunque no produce inmunidad contra la difteria, por lo que la vacunación contra esta enfermedad se ha de seguir practicando con otra vacuna). Es efectiva en lactantes e inicialmente era activa contra siete serotipos que causaban el 85% de las meningitis y sepsis neumocócicas en menores de 5 años. Más adelante se han ido incluyendo hasta 20 serotipos. En Estados Unidos se considera que la nueva vacuna, administrada a los niños, ha evitado más infecciones en los adultos de riesgo que la vacuna antigua, que se administraba directamente a los adultos.

Durante un tiempo se usó en España la vacuna conjugada para niños y la de polisacáridos para ancianos. En la actualidad (2024), ya solo se usa la conjugada 20-valente para todas las edades.

COMITÉ ASESOR DE VACUNAS E INMUNIZACIONES (CAV-AEP). «Neumococo». En: *Manual de inmunizaciones en línea de la AEP*.

GIERKE R. et al. «Chapter 17: Pneumococcal disease». En: CENTERS FOR DISEASE CONTROL AND PREVENTION. *Epidemiology and Prevention of Vaccine-Preventable Diseases* (14.ª ed.). Public Health Foundation, Washington DC, 2021.

Varicela

La varicela es habitualmente una enfermedad leve. El virus se transmite por el aire, y tras un periodo de incubación de unos quince días aparecen las típicas vesículas, que pican como una mala cosa. En una semana o así las vesículas se secan (y a partir de ese momento ya no es contagiosa). Las costras tardan unos días en caer, y quedan unas manchitas blancas que con el tiempo se acaban borrando.

Entre las complicaciones está la infección bacteriana de las vesículas, la neumonía (por el mismo virus o por una bacteria), la encefalitis (menos de 1 caso entre 5.000), el síndrome de Reye (una enfermedad grave y muy rara que puede producirse cuando se toma aspirina durante la varicela y otras infecciones víricas). Raramente puede haber síndrome de Guillain-Barré, alteraciones de la coagulación, inflamación del corazón, del riñón, del hígado, de las articulaciones, del ojo o del testículo. Las complicaciones son más frecuentes en menores de 1 año o mayores de 15 años.

La infección durante el primer trimestre del embarazo puede producir malformaciones, por fortuna raras (2%). Cuando la madre comienza la enfermedad entre cinco días antes y dos después del parto, el recién nacido sufre una enfermedad muy grave, con un 30% de letalidad. Es importante que llame enseguida a su ginecólogo si sufre la varicela al final del embarazo o en el primer mes después del parto, o si no ha pasado usted la varicela y ha estado en contacto con un enfermo durante el embarazo (llame, no acuda en persona, no es cosa de contagiar de varicela a otras embarazadas).

En Estados Unidos, en los años noventa, la letalidad fue de 1 entre 100.000 enfermos de entre 1 y 15 años, 4 casos entre los menores de 1 año, 2,7 entre los 15 y los 20 años, y 25 por 100.000 entre los 30 y los 50 años.

En España, entre 1995 y 2000, hubo 1.370.000 casos de varicela, con 5.746 ingresos hospitalarios y 48 muertes.

La persona que pasa la varicela queda inmunizada, y es muy difícil volverla a pasar. Pero el virus suele quedar escondido en los ganglios nerviosos y muchos años después, con la edad o a causa de una enfermedad que disminuya las defensas, puede producir un herpes zóster.

La vacuna, de virus atenuados, se usa en Japón desde 1988, al principio de forma voluntaria. En Estados Unidos se usa desde 1995 de forma sistemática. El efecto es rápido y puede evitar la enfermedad si se aplica en los primeros tres días tras el posible contagio (algo que es importante para las embarazadas).

En 2005 aprobaron en Estados Unidos una vacuna

combinada sarampión-rubeola-paperas-varicela y las autoridades recomendaron su uso preferente. Antes de comercializar una vacuna combinada se comprueba experimentalmente que las vacunas juntas son igual de eficaces y seguras que por separado (ver pág. 83). Sin embargo, después de su comercialización, al administrarla a cientos de miles, millones de niños, se observó un problema. El sistema de farmacovigilancia norteamericano detectó un posible aumento de las convulsiones febriles. Para comprobar si el aumento era real, rápidamente montaron un estudio comparando más de 40.000 niños de 12 a 23 meses que recibían la vacuna combinada con más de 300.000 que recibían, en el mismo día, la triple vírica y la vacuna de la varicela por separado. Se observó que las vacunas separadas producían 4 convulsiones por cada 10.000 niños, frente a 9 por 10.000 con la vacuna combinada. Al mismo tiempo, el laboratorio fabricante encontró datos similares (los laboratorios farmacéuticos están obligados por ley a mantener sistemas y realizar estudios de farmacovigilancia, además de los sistemas oficiales que organizan las autoridades sanitarias). En marzo de 2008, el Comité Asesor de Vacunaciones de Estados Unidos (ACIP, por sus siglas en inglés) cambió sus recomendaciones, y ahora «no expresa una preferencia» de la vacuna combinada sobre las vacunas separadas.

¿Y no debería haber retirado la vacuna combinada, si tiene más efectos secundarios? En este caso no se consideró necesario, puesto que el problema no es ni grave ni frecuente. Médicos y padres norteamericanos deberán valorar los pros y los contras: por un lado, 1 de cada 2.000 niños puede sufrir una convulsión febril; por el otro lado, el 100% de los niños se llevarán dos pinchazos en vez de uno (lo que a su vez duplica el riesgo, también muy poco probable, de que la inyección se infecte o haya algún otro problema).

En España, la vacuna se empezó a aplicar en 2005 a los adolescentes que no hubieran pasado aún la enfermedad, y desde 2016 se administra sistemáticamente a los bebés.

En un estudio, la incidencia de herpes zóster en personas mayores (no vacunadas) ha aumentado en Estados Unidos desde que se usa la vacuna. Pero en otros dos estudios no ha aumentado, y sin embargo sí que aumenta en Canadá y el Reino Unido, donde no se vacuna de forma sistemática. La situación es todavía confusa; según una teoría no probada, el contacto ocasional con niños que tienen la varicela podría servir como «dosis de refuerzo» para la inmunidad de los adultos, y así la desaparición de la varicela salvaje podría aumentar el riesgo de zóster entre los adultos ya infectados. Desde 2006 existe en Estados Unidos una vacuna antizóster, para uso en mayores de 60 años.

COMITÉ ASESOR DE VACUNAS E INMUNIZACIONES (CAV-AEP). «Varicela». En: *Manual de inmunizaciones en línea de la AEP*.

LÓPEZ, A. et al. «Chapter 22: Varicella». En: CENTERS FOR DISEASE CONTROL AND PREVENTION. *Epidemiology and Prevention of Vaccine-Preventable Diseases* (14.ª ed.). Public Health Foundation, Washington DC, 2021.

REYNOLDS, M. A. et al. «The impact of the varicella vaccination program on herpes zoster epidemiology in the United States: a review». *The Journal of Infectious Diseases*, 2008; 197: S224-S227.

Rotavirus

El rotavirus, descubierto en 1973, es la principal causa de diarrea grave en niños menores de 5 años (sobre todo entre 6 y 24 meses) en todo el mundo. Es más frecuente en invierno. En Europa, el 40% de los ingresos hospitalarios por diarrea en menores de 5 años se deben al rotavirus. La infección natural en muchos casos solo deja inmunidad parcial, por lo que es frecuente sufrir infecciones repetidas, aunque cada vez más leves. Prácticamente todos los niños se infectan en algún momento, aunque en la mitad de los casos no hay síntomas. Pero el infectado asintomático también puede transmitir la enfermedad.

En agosto de 1998 se comercializó en Estados Unidos una vacuna contra el rotavirus. La vacuna, de virus vivos atenuados y administrada por vía oral, se llamaba RotaShield, y era producida por el laboratorio Wyeth. En los estudios clínicos previos a la comercialización se había comprobado que tenía una alta eficacia para prevenir la diarrea. También se habían observado 5 casos de invaginación intestinal entre los 10.000 niños vacunados con esa vacuna y otras similares (se hicieron estudios con varios candidatos para ver cuál era la mejor), frente a un solo caso de invaginación en los casi 5.000 niños que recibieron placebo. La diferencia no era estadísticamente significativa ni nada hacía pensar en una relación causal, pero por si acaso se incluyó la invaginación en la lista de efectos secundarios de la vacuna, para que los médicos estuvieran especialmente atentos a declarar cualquier posible caso.

Hay indicios de que la misma infección por rotavirus causa invaginación intestinal (y cabe suponer que el virus salvaje produce más invaginaciones que el atenuado). Lo que pasa es que es mucho más difícil hacer estudios concluyentes: sabemos exactamente si a un niño se le administró la vacuna o no, y el momento exacto de la administración, pero no sabemos qué niño se infectó con el virus y cuál no, ni cuánto tiempo hace de ello.

El sistema norteamericano de notificación de reacciones adversas a las vacunas (VAERS) recibió en los meses siguientes 76 notificaciones de invaginación en aproximadamente un millón de niños vacunados. Se calculó que la vacuna causaba entre 1 y 2 casos de invaginación por cada 10.000 vacunados. Dos niños murieron. En julio de 1999, los CDC recomendaron dejar de usar la vacuna hasta aclarar la situación. Wyeth suspendió la comercialización de la vacuna el 16 de julio, y la retiró definitivamente del mercado el 15 de octubre, una semana antes de que el Consejo Asesor de Vacunaciones norteamericano recomendase dejar de usarla.

Este es el tipo de estricto control que se ejerce sobre las vacunas. Dos muertos y una cincuentena de «heridos» entre un millón de vacunados, y antes de un año la vacuna estaba retirada del mercado, aunque eso produjese graves pérdidas económicas a un poderoso laboratorio farmacéutico. ¿Cuántos muertos y heridos hay entre cada millón de personas que salen a la carretera en Semana Santa?

No hubo el más mínimo intento de ocultar los hechos, ni siquiera de disimular diciendo que la vacuna se retiraba por otras cuestiones. Es el mismo Gobierno norteamericano el que tiene la información colgada en internet.

No obstante, los antivacunas pretenden hacernos creer que otras vacunas no causan dos, sino decenas, cientos de muertes, y que los gobiernos lo ocultan y siguen vacunando tranquilamente. Lo siento, pero mi credulidad no da para tanto.

Si vacunó a su hijo contra el rotavirus en 1998, no se asuste: la invaginación solo se producía en los quince días posteriores a la vacunación. Si no le pasó nada, pues no le pasó nada, y no hay que darle más vueltas.

Si acaba de vacunar a su hijo contra el rotavirus, no se asuste: en 2006 se comercializaron dos nuevas vacunas, de virus atenuados administrados por vía oral, que son eficaces y seguras. Naturalmente, se ha puesto especial cuidado en comprobar que estas nuevas vacunas no causan invaginación intestinal.

Y si oyó decir que en 2010 se retiró del mercado la vacuna del rotavirus porque estaba contaminada, no se asuste tampoco. A principios de año se detectaron en las dos marcas de vacuna presentes en el mercado restos de ADN de un virus del cerdo. Un virus que no sería perjudicial para el ser humano ni aunque estuviera vivito y coleando; pero es que no lo estaba. Solo eran restos de ADN. Si ve series policiacas, sabrá que hay restos de ADN por todas partes. Todos los seres vivos tienen ADN; cada vez que comemos, bebemos o respiramos estamos recibiendo ADN de decenas de especies distintas (y no solo del pollo o de los garbanzos que creemos estar comiendo, también de un montón de virus y bacterias). La Agencia Española de Medicamentos y Productos Sanitarios (AEMPS) decidió, el 10 de junio de 2010, prohibir la puesta a la venta de nuevos lotes de vacunas hasta que consigan fabricarlas libres de restos de ADN. No retiraron del mercado las que ya había, pero cuando se acaben, se acabaron. El 16 de junio, las asociaciones españolas de Pediatría, Vacunología, Infectología Pediátrica y Gastroenterología Pediátrica emitieron un comunicado conjunto en el que criticaban la decisión oficial como una precaución excesiva, y recordaban que tanto las autoridades europeas como las norteamericanas y la misma OMS consideraban que la vacuna es plenamente segura a pesar de los restos de ADN, y que no hay ningún motivo para dejar de usarla. El 4 de noviembre, la AEMPS volvió a permitir la comercialización de una de las vacunas (RotaTeq); la otra (Rotarix) se autorizó en 2016. En 2025 se incluirá la vacuna en el calendario oficial de todas las comunidades autónomas de España.

AGENCIA ESPAÑOLA DE MEDICAMENTOS (AEMPS). «Detección de ADN de circovirus porcino tipo 1 y 2 (PCV-1 y PCV-2) en la vacuna frente a rotavirus RotaTeq®». Ministerio de Sanidad, 10 de junio de 2010.

AGENCIA ESPAÑOLA DE MEDICAMENTOS (AEMPS). «Liberación de lotes de la vacuna RotaTeq». Ministerio de Sanidad, 4 de noviembre de 2010.
CENTERS FOR DISEASE CONTROL AND PREVENTION. *Rotavirus Vaccine (RotaShield®) and Intussusception.*
COMITÉ ASESOR DE VACUNAS E INMUNIZACIONES (CAV-AEP). «Rotavirus». En: *Manual de inmunizaciones en línea de la AEP.*
CORTESE, M. M. et al. «Chapter 19: Rotavirus». En: CENTERS FOR DISEASE CONTROL AND PREVENTION. *Epidemiology and Prevention of Vaccine-Preventable Diseases* (14.ª ed.). Public Health Foundation, Washington DC, 2021.
«Detección de ADN de circovirus porcino en las vacunas frente a rotavirus: Rotarix® y RotaTeq®. Documento de consenso de las sociedades científicas AEP, AEV, SEIP y SEGHNP».
«Sanidad autoriza la venta de la vacuna Rotarix contra el rotavirus». *El País*, 14 de julio de 2016.

Papiloma

El virus del papiloma humano tiene unos cien tipos o variedades distintos. Algunos de ellos producen verrugas vulgares en la piel. Otros son de transmisión sexual, y algunos de estos pueden causar cáncer de cuello de útero (cérvix).

La infección por el virus es asintomática. En algunos casos aparecen verrugas genitales. Y en un pequeño porcentaje de mujeres, tres o más décadas después, aparece el cáncer cervical. Parece ser que el 100% de los cánceres de cérvix están causados por el virus del papiloma. Más raramente puede causar cáncer de vagina, de vulva, del ano, de pene, de boca o de garganta.

En España, la prevalencia de infección por el virus del papiloma es de las más bajas de Europa, entre el 3 y el 17%; y la incidencia de cáncer de cuello uterino también es muy baja (8-13 al año por cada 100.000 mujeres).

La primera vacuna, Gardasil®, que cubría cuatro de los tipos del virus, se comercializó en 2006 (y en 2020 se sustituyó por Gardasil 9, que cubre nueve tipos del virus); y poco después la vacuna Cervarix®, que cubre dos de los tipos. Ambas son de virus muertos (más exactamente, de proteínas víricas). En la actualidad, los tipos cubiertos por las vacunas son los causantes del 70% de los cánceres de cuello de útero.

La vacuna contra el papiloma se incluyó en el calendario vacunal español en 2008, con tres dosis para las niñas de 11 a 14 años. Fue una decisión controvertida. Es decir, que no se quejaron solo los antivacunas, que se quejan por todo, sino que varios científicos serios criticaron esta medida como precipitada y propusieron una moratoria (esperar a ver qué pasa). Sus argumentos eran:

- La vacuna era cara, 464 euros por persona, lo que representaba 125 millones de euros al año, y los efectos no se empezarían a ver hasta más de treinta años después.
- No había pruebas todavía de que fuera realmente efectiva para prevenir el cáncer, puesto que habría que esperar más de treinta años. Solo sabíamos que previene la infección.
- No se sabe si serán necesarias dosis de refuerzo a lo largo de la vida.
- Es posible que los tipos de virus no cubiertos por la vacuna ocupen el lugar de los que la vacuna elimine, con lo que al final la incidencia de cáncer sea la misma.
- La incidencia del problema es muy baja en España.

Otros han señalado también que la falsa sensación de seguridad («estoy vacunada») podría conducir a una mayor promiscuidad o a un menor uso del preservativo y producir un aumento tanto del virus del papiloma como de otras enfermedades de transmisión sexual.

Por otra parte, nueve sociedades científicas españolas (de ginecología, patología cervical, citología, oncología médica, medicina preventiva, vacunología, pediatría, microbiología y salud, y médicos de atención primaria) y la Asociación Española Contra el Cáncer firmaron en 2007 un documento a favor de la vacunación. Incluso los que son favorables a la vacuna admitirán que no es precisamente la mayor prioridad de salud en estos momentos, y sin embargo nunca había visto, en relación con ningún otro problema de salud, un documento de consenso tan rápido, tan formal (lleva la firma personal de los presidentes de las asociaciones), tan amplio (aunque precisamente el que haya tantas sociedades científicas hace más visible la ausencia de otras, como la Sociedad Española de Medicina Familiar y Comunitaria, que de momento no ha firmado, distinta de la Sociedad Española de Médicos de Atención Primaria, que sí lo ha hecho). No parece que tal consenso hubiera sido posible sin la iniciativa y el apoyo del laboratorio que fabrica la vacuna. En la web vacunasaep.org está colgada una versión al parecer más antigua, en que faltan dos de las sociedades científicas y en que el Grupo Sanofi Pasteur MSD aparece en lugar destacado (encabezado de la pág. 3). (En la pág. 488 se comenta la promoción de las nuevas vacunas).

En la primera edición de este libro daba mi opinión personal en las siguientes palabras: «Yo también habría esperado antes de incluir esta vacuna en el calendario. No creo que la vacuna sea peligrosa, pero no tengo claro que a largo plazo sea efectiva, lo bastante efectiva para justificar el gasto. Pero, sobre todo, me preocupa que la polémica pueda ser aprovechada por los antivacunas para desprestigiar el programa de vacunaciones en general, y que por culpa de ese desprestigio algunos niños se vean privados de otras vacunas que sí que son probadamente eficaces y muy necesarias». Ahora, catorce años después, ya hay suficientes datos para probar que la vacuna ha sido efectiva. No solo han disminuido las infecciones por el virus (eso ya se sabía desde el principio), sino también las verrugas genitales, las lesiones precancerosas y los carcinomas *in situ*. Así que la vacunación me parece, desde hace años, plenamente justificada.

En la actualidad, la vacuna se administra en España a todos los chicos y chicas a los 12 años, y a todos los menores de 18 años que no se hayan vacunado antes.

ÁLVAREZ-DARDET, C. et al. «Razones para una moratoria en la aplicación de la vacuna del virus del papiloma humano en España».

COMITÉ ASESOR DE VACUNAS E INMUNIZACIONES (CAV-AEP). «Virus del papiloma humano». En: *Manual de inmunizaciones en línea de la AEP*.

Documento de consenso. Vacunas profilácticas frente al VPH. 2008.

DROLET, M. et al. «HPV Vaccination Impact Study Group. Population-level impact and herd effects following the introduction of human papillomavirus vaccination programmes: updated systematic review and meta-analysis». *Lancet*, 2019; 394: 497-509.

GERVÁS, J. «La vacuna contra el virus del papiloma humano desde el punto de vista de la atención primaria en España». *Revista Brasileira de Epidemiologia*, 2008; 11: 505-525.

MEITES, E. et al. «Chapter 11: Human Papilomavirus». En: CENTERS FOR DISEASE CONTROL AND PREVENTION. *Epidemiology and Prevention of Vaccine-Preventable Diseases* (14.ª ed.). Public Health Foundation, Washington DC, 2021.

Gripe

La gripe en inglés se llama *influenza* (*flu* para los amigos), una palabra italiana que alude a la influencia de las estrellas que presuntamente producía las epidemias. Hoy sabemos que en realidad es producida por un virus.

Bueno, casi todos lo sabemos; Marín lo niega repetidamente, y la considera «una crisis de desintoxicación en el tránsito del verano al invierno» (pág. 221). No conozco ningún estudio que pruebe que la gente esté especialmente intoxicada al acabar el verano, ni que esté menos intoxicada después de pasar la gripe.

Tras una incubación de uno a cuatro días comienzan los síntomas: fiebre, dolor de cabeza, tos, raramente mucosidad nasal, malestar, dolor de todo el cuerpo y postración («trancazo»). Se cura en tres a cinco días.

La gripe es distinta del resfriado común, que está producido por distintos virus y suele dar muchos mocos, tos, poca o ninguna fiebre y poca afectación del estado general. Una persona suele pasar la gripe solo una vez al año, pero puede pasar varios resfriados. La confusión hace que algunas personas se sientan decepcionadas: «Me vacuné contra la gripe, pero me he resfriado igual».

Suele ser una enfermedad leve, pero a veces se complica con una neumonía bacteriana, y puede empeorar el estado de enfermos crónicos, sobre todo bronquíticos y asmáticos. Produce 1 muerte por cada 1.000 o 2.000 pacientes, sobre todo en mayores de 65 años. En España causa entre 2.000 y 3.000 muertes al año.

Se calcula que la gripe mata cada año entre 250.000 y 500.000 personas; la mayoría de ellas son ancianos o tienen enfermedades previas debilitantes.

Hay varios tipos de virus de la gripe, y cada uno de ellos muta con gran facilidad. Cada cierto tiempo aparece un virus especialmente agresivo, o contra el que muy poca gente está inmunizada, y produce una grave pandemia. En 1918-1919, la de la llamada «gripe española», se calcula que mató a más de veinte millones de personas en todo el mundo, causando más muertos que la Primera Guerra Mundial. De hecho, se la llama «española» porque los países involucrados en la guerra ocultaban sistemáticamente sus cifras de muertos para no desmoralizar a la población, mientras que el Gobierno español informaba de las cifras reales.

En el siglo XX hubo otras dos pandemias, por fortuna no tan graves: la «gripe asiática» de 1957, que mató a más de un millón de personas, y la «gripe de Hong Kong» de 1968, con tres cuartos de millón de víctimas. En estas dos pandemias murió más gente simplemente porque hubo más enfermos, pero la tasa de letalidad era la de cada año. En cambio, el virus de 1918 era más agresivo de lo normal, y la letalidad, mucho más alta.

Las primeras vacunas contra la gripe las aplicó el ejército norteamericano a sus soldados durante la Segunda Guerra Mundial. Las vacunas usadas en la actualidad en España son inyectables, de virus fraccionados o de subunidades de virus; también se usa a veces la vacuna intranasal de virus atenuados.

El problema es que hay muchos tipos distintos de virus de la gripe, que además mutan frecuentemente. Eso obliga a hacer cada año vacunas nuevas con virus diferentes. La OMS, coordinando el trabajo de varios centros de investigación en todo el mundo, determina cada año cuáles se prevé que van a ser las cepas virales más frecuentes, y elige las que van a usarse para la vacuna (habitualmente tres o cuatro diferentes). En realidad son dos vacunas distintas, una para el invierno austral y otra para el del hemisferio norte, porque en esos seis meses el virus ya ha cambiado. Pero puede haber otras cepas en circulación, además de las cubiertas por la vacuna.

En España se recomienda cada año la vacunación para:

— Personas mayores de 60 años.
— Niños entre 6 meses y 6 años de edad.
— Enfermos crónicos de cualquier edad (asma, bronquitis crónica, cardiopatías, diabetes, síndrome de Down, inmunodeprimidos, infectados por VIH...).
— Embarazadas.
— Personal sanitario o que trabaja con enfermos crónicos.

Puede ver cada año la lista completa de indicaciones y contraindicaciones en la web del Ministerio de Sanidad.

COMITÉ ASESOR DE VACUNAS E INMUNIZACIONES (CAV-AEP). «Gripe». En: *Manual de inmunizaciones en línea de la AEP.*

HALL, E. «Chapter 12: Influenza». En: CENTERS FOR DISEASE CONTROL AND PREVENTION. *Epidemiology and Prevention of Vaccine-Preventable Diseases* (14.ª ed.). Public Health Foundation, Washington DC, 2021.

MINISTERIO DE SANIDAD. *Recomendaciones de vacunación frente a gripe y COVID-19 en la temporada 2024-2025 en España.*

LA GRIPE A

Se cree que tarde o temprano se volverá a producir una pandemia de gripe tan grave como la de 1918. Es cuestión de tiempo.

En la primavera de 2009 se creyó que esa mortífera pandemia había llegado. Luego resultó que no, que ha sido una pandemia bastante flojita, con relativamente pocos muertos (aun así, al que le haya tocado de cerca no le parecerá cosa sin importancia). La OMS calculaba unos 16.000 muertos confirmados por gripe A hasta febrero de 2010, frente a un cuarto de millón que suelen morir cada año por la gripe estacional. Vale, 16.000 son menos que 250.000..., pero, de todos modos, cuando oigo hablar de la gripe A como una tontería sin importancia, porque «solo» murieron 16.000, me da escalofríos. Si una vacuna produjese 16.000 muertos, ¿lo consideraríamos también un efecto secundario sin importancia? En todo caso, al final de este apartado volveremos sobre la cifra de víctimas.

Se ha dicho que se ha creado una alarma injustificada, y es cierto. Pero ¿quién la ha creado? Pasemos revista a la historia. La noticia de un brote en México saltó en España a finales de abril de 2009: «Alerta social en México por un brote de gripe porcina que causó 16 muertos» (*El Periódico de Aragón*, 24 de abril de 2009). En las primeras semanas, la epidemia parece muy grave y llena las pantallas de los televisores: «El virus continúa propagándose. La nueva mutación de la gripe porcina ha matado ya a 149 personas en México, mientras que el número de enfermos continúa aumentando en el resto del mundo» (*ABC*, 28 de abril de 2009). En consecuencia, el Gobierno mexicano toma una medida con graves repercusiones económicas, paralizando el país durante una semana:

> Una variedad hasta ahora desconocida del virus de la gripe habría causado la muerte de hasta 176 personas en México, la mayoría en la capital y el vecino estado de México, donde habitan más de 20 millones de personas.
>
> El Gobierno suspendió las actividades en la administración pública y pidió al sector privado detener las operaciones de empresas que no presten servicios esenciales, lo que se sumó al cierre de escuelas, restaurantes, bares, discotecas, teatros y cines en la capital.
>
> *Terra Noticias*, 1 de mayo de 2009

Según ciertas teorías, hubo una conspiración entre gobiernos e industria farmacéutica para crear una falsa alarma y ganar mucho dinero. ¿Creen que la industria mexicana, todos los sectores industriales, no se quejaron al Gobierno por una medida que les hacía perder millones? ¿De verdad creen que el Gobierno mexicano iba a hacer perder a su propia industria mucho más de lo que iban a ganar las farmacéuticas extranjeras? Y si las industrias pierden, el Gobierno cobra menos impuestos. Es evidente que, si se equivocaron, lo hicieron de buena fe. Solo un Gobierno honestamente convencido de que es imprescindible tomaría una medida tan desesperada.

Pocos días después se acusa a la OMS de no preocuparse lo suficiente:

> El jefe del departamento de epidemiología de México consideró en una entrevista con la Associated Press que la Organización Mundial de la Salud reaccionó tardíamente para lanzar una advertencia a la crisis de salud que se ha convertido en una epidemia de grandes dimensiones de influenza porcina y el funcionario ha exigido una investigación.
>
> *Terra noticias*, 1 de mayo de 2009

Al mismo tiempo, tanto la OMS como los CDC de Estados Unidos intentan transmitir calma:

> Alerta muy seria, sí. Alarma teñida de dramatismo, no. Así se resume la advertencia de la Organización Mundial de la Salud (OMS) a los Gobiernos, basada en la posibilidad bastante probable de que la actual gripe de origen porcino (rebautizada ayer por la UE como nueva gripe, para evitar que afecte a la industria cárnica) acabe en una grave pandemia.
>
> De hecho, el escenario de la pandemia no significa

> nada más (ni nada menos) que una enfermedad que se propaga a gran velocidad en distintos países. Los expertos del Centro de Prevención y Control de las Enfermedades de la UE adelantaron ayer que entre el 40% y el 50% de la población europea padecerá probablemente la enfermedad, aunque «de forma moderada». La situación no es comparable con la de México, según esos expertos.
> *El País*, 1 de mayo de 2009

En España hay indignación porque el Gobierno chino retiene en su hotel a unos turistas que habían estado en contacto con un infectado (pero ¿los chinos no son comunistas? ¿También ellos participan en el engaño para beneficiar a los laboratorios farmacéuticos americanos y europeos?):

> CINCO ESPAÑOLES, ATRAPADOS EN CHINA
> Carecen de síntomas del H1N1, pero estarán aislados hasta el día 8 de mayo – Hong Kong busca a los pasajeros que viajaron con el mexicano infectado.
> *El País*, 3 de mayo de 2009

Apenas han pasado dos semanas y parece que la situación en México mejora:

> En este mismo sentido, Córdova hablaba este domingo de que, al menos en México, el brote de gripe porcina estaría remitiendo: «La evolución de la epidemia se encuentra ahora en su fase de descenso; el pico a nivel nacional se ha dado en los últimos días, entre el 23 y el 28 de abril», consecuencia de las medidas tomadas por su área.
> *El Mundo*, 4 de mayo de 2009

En Argentina hay indignación porque el Gobierno, preocupado solo por no crear alarma ante las inminentes elecciones, ha ocultado la gravedad de la epidemia. La ministra de Salud dimite porque no le han hecho caso cuando pidió aplazar las elecciones, considerando que las colas para votar serían fuente de contagio. Su sucesor, del mismo partido, destapa la epidemia:

> «Desde la semana epidemiológica cuando empezó a circular el virus (H1N1) en nuestro país, hasta la actualidad, hay aproximadamente 100.000 registros», dijo hoy el ministro de Salud, Juan Luis Manzur, en presencia de la presidenta, Cristina Fernández.
>
> En medio de la polémica, un abogado denunció ante la justicia a Cristina Fernández y a su esposo y antecesor en la presidencia, Néstor Kirchner, por su supuesta responsabilidad en la propagación de la enfermedad y por no haber demorado las elecciones del domingo en vista a la situación sanitaria.
>
> *Xornal de Galicia*, 7 de julio de 2009

Con todo, si en realidad la gripe era leve, fue el Gobierno argentino el que obró correctamente no creando alarma y llevando a cabo las elecciones con normalidad. Por contra, fue el Gobierno mexicano el que reaccionó con histeria y produjo graves pérdidas económicas a sus ciudadanos y empresas al paralizar el país, ¿verdad? Pues ya ve: la prensa elogió el valor del Gobierno mexicano y tachó de irresponsable, casi criminal, al argentino.

En julio, la ministra de Sanidad española prevé pocos muertos, mientras la directora de Salud y Medio Ambiente de la OMS habla de una «baja agresividad»:

> La nueva gripe provocará en España 8.000 muertos este otoño. La misma cifra que «la gripe estacional, directa o indirectamente, causa cada año en España» [dijo Trinidad Jiménez].
>
> La agresividad del virus sigue «siendo baja», pese a que ya se están produciendo «como se esperaban» las primeras

muertes por su causa. María Neira, directora de Salud y Medio Ambiente de la Organización Mundial de la Salud (OMS), tampoco hace previsiones sobre el futuro desarrollo de la pandemia.

El Confidencial, 17 de julio de 2009

Un lector deja en la página web un comentario sobre la noticia:

> En nuestro país se está discutiendo a qué población se vacunará o no, mientras otros países como Gran Bretaña han adquirido dosis para toda su población. Lo nuestro es demencial, gastamos en chorradas que no sirven para nada y nos olvidamos de lo realmente importante o por lo que clama la población. [...] Seguro que Trinidad Jiménez [la ministra de Sanidad] ya tiene su dosis bien guardadita.

Seguro que no era el único. Miles de españoles criticaban al Gobierno por haber comprado menos vacunas que los franceses y los ingleses. Tal vez los mismos miles de españoles que unos meses después criticaban al Gobierno por haber comprado demasiadas vacunas.

Las primeras informaciones indicaban que la enfermedad era especialmente grave en niños, y antes del verano se preveía que, cuando la vacuna estuviera disponible, se vacunaría a los niños, las embarazadas, los enfermos crónicos y el personal sanitario. Muchos que estaban excluidos de los grupos a vacunar protestaron airadamente. Pero en septiembre ya se sabe que la nueva gripe no es tan grave en niños como parecía, y que no hace falta vacunarlos:

SANIDAD EXCLUYE A PROFESORES Y NIÑOS SANOS DE LA VACUNA DE LA GRIPE A

Trinidad Jiménez justificó la decisión amparada en las recomendaciones de la Unión Europea y en la progresión de la enfermedad. «En un primer momento parecía que era más alta en los menores, después se ha comprobado que los cuadros de mayor gravedad se observan en adultos, más que en la población infantil», explicó.

ABC, 1 de septiembre de 2009

Y en este contexto nos encontramos con un comentario en la web de una lectora indignada: «POR QUÉ NOS HAN ENGAÑADO ESTOS POLÍTICOS diciendo que vacunan a niños y maestros para luego retractarse... NO ME DAN CREDIBILIDAD ALGUNA... MENTIRAS Y MENTIRAS...». Es el triste destino del Gobierno: hagas lo que hagas te critican. Nuestra ministra de Sanidad no deja de hacer llamamientos a la calma:

JIMÉNEZ PIDE RESPONSABILIDAD PARA NO GENERAR UNA ALARMA SOCIAL INJUSTIFICADA

La ministra ha asegurado que todos los casos registrados hasta ahora cursan un cuadro leve, con una evolución favorable y responden bien a los tratamientos convencionales.

La Rioja, 10 de septiembre de 2009

A finales de año, ya es evidente que no serán necesarias todas las vacunas previstas y se renegocia el contrato con los laboratorios:

En vez de los 270 millones de euros previstos, el Ministerio de Sanidad desembolsará en vacunas contra la gripe A algo más de 90 millones de euros. España se ha ahorrado así alrededor de 170 millones en luchar contra el virus H1N1, según confirmó ayer Sanidad.

La Voz de Galicia, 12 de enero de 2010

Los gobiernos empiezan a echar la culpa a la OMS, que lógicamente traga con todo:

La Organización Mundial de la Salud (OMS) examinará la estrategia que empleó para manejar la pandemia de gripe A después de que algunos políticos acusaran a este organismo de exagerar el peligro por presiones de la industria farmacéutica.

ABC, 13 de enero de 2010.

Muchos se apresuran a hacer leña del árbol caído:

GRIPE A: «LA OMS Y LOS LABORATORIOS NOS HAN TOMADO EL PELO»

Al menos 150 millones de personas —cifras de la OMS— iban a morir desde junio a diciembre de 2009.

Hoy la OMS se enfrenta a una crisis de credibilidad sin precedentes. El Consejo de Europa comienza este jueves una investigación para determinar si la declaración de pandemia por parte de la OMS estaba justificada y si ha habido intereses económicos tras la campaña de vacunaciones masivas.

Eco Diario, 24 de enero de 2010

¿Que iban a morir 150 millones de personas? ¡La OMS jamás dijo eso! Hemos visto llamamientos a la calma y previsiones muy cautas desde las primeras semanas de la epidemia por parte de la OMS y por parte de las autoridades. Por más que busco, lo único que encuentro sobre «150 millones de muertos» data del año 2005:

UNA PANDEMIA DE GRIPE AVIAR PODRÍA MATAR A 150 MILLONES

«Si el virus se transmite entre humanos, la calidad de la respuesta mundial determinará si acaba matando a cinco millones o hasta 150 millones», dijo Nabarro [de la OMS] en una rueda de prensa.

IBLnews, 6 de octubre de 2005

Es muy distinto. Un representante de la OMS dijo hace años que si hubiera una pandemia por un virus muy peligroso, podría haber muchos muertos. No dijo «va a haber muchos muertos en el año 2009», sino simplemente que «si hubiera una pandemia muy grave, podría haber muchos muertos». Es algo evidente. Los pacifistas también solemos decir que «si hubiera una guerra nuclear, habría muchos muertos». Eso no es engañar ni sembrar el pánico, sino decir obviedades.

En agosto, los informes indican que los dos millones de vacunas administradas en España tuvieron muy pocos efectos secundarios.

> Y el informe sobre los efectos adversos declarados después de más de dos millones de vacunaciones a la Agencia Española del Medicamento (AEM, dependiente del Ministerio de Sanidad) demuestra que no existió ese peligro.
>
> En concreto, el sistema de farmacovigilancia recibió 3.306 sospechas de reacciones adversas correspondientes a 1.239 personas (algunos de los vacunados notificaron más de un posible problema). [...] «Todos estos síntomas fueron generalmente leves y se resolvieron al cabo de unas horas», indica Sanidad.
>
> Aparte de ello, se estableció un sistema de vigilancia especial para otras complicaciones más graves. La peor es el síndrome de Guillain-Barré, una enfermedad autoinmune en la que el sistema inmunitario del paciente ataca su sistema nervioso. Se han estudiado cinco casos (otros dos se descartaron) y no se ha podido concluir que se deban a la vacuna.
>
> *El País*, 17 de agosto de 2010

El mismo día, el diario *ABC* da la misma noticia en términos muy similares:

Los informes de otros países europeos y el último de la Agencia Española del Medicamento son tranquilizadores. De los siete casos de Guillain-Barré detectados, se ha descartado claramente su asociación en dos de ellos.

La posibilidad de que las nuevas vacunas de la gripe pudiesen incrementar el riesgo de crisis y ataques epilépticos ha sido un asunto de especial preocupación y atención en Europa. La conclusión de todas las agencias de medicamento europeas, hasta la fecha, es que no hay ninguna evidencia de que aumente el riesgo.

Las reacciones de parálisis facial también se consideran dentro de los valores normales. Los casos detectados se hubieran producido con o sin vacuna.

Los datos despejan dudas sobre los riesgos de la nueva vacuna para las mujeres embarazadas, uno de los grupos considerados de mayor riesgo durante la pandemia. El informe descarta la relación del fármaco en tres de las siete mujeres que perdieron al bebé. «Existía un diagnóstico claro de infección que permite descartar la vacuna», apunta Cristina Avendaño. En los otros casos, los antecedentes personales de las pacientes apuntan a un aborto espontáneo «que se hubiera producido de cualquier modo», se indica. El estudio recuerda que la tasa de aborto espontáneo en el primer trimestre es del 10-15%.

ABC, 17 de agosto de 2010

Sin embargo, los titulares que encabezan las dos noticias son muy distintos (y el titular es lo único que leen muchos de los lectores). El titular de *El País* es consecuente: «La alarma ante la vacuna de la gripe A estaba injustificada». Pero el titular de *ABC* dice: «Abortos y problemas neurológicos, tras la vacuna de la gripe A». Justo lo contrario de lo que luego dice en el texto de la noticia.

Sí, en algunos casos los medios de comunicación han lanzado mensajes deliberadamente alarmistas (que siempre venden más). En la mayoría de los casos, los mensajes eran objetivos y mesurados..., pero muy, muy frecuentes, lo que también crea alarma. Presencié un debate en que los médicos se quejaban de que los periodistas daban cada día el parte de enfermos de la gripe; los periodistas, por su parte, se defendían diciendo que cada día había una rueda de prensa del ministerio, y que no podían dejar de informar de lo que allí se decía. Probablemente, los representantes del ministerio dirían que siguieron una política de transparencia informativa para que nadie los acusase de ocultar datos.

La directora de la OMS durante la crisis fue la doctora Margaret Chan, que previamente había sido jefa de Salud en Hong Kong. Allí tuvo que enfrentarse con el brote de gripe aviar de 1997 y con el brote de SARS de 2003, y en ambas ocasiones fue duramente criticada por intentar, supuestamente, minimizar el problema y esconder la información. Parece que llegó a la OMS decidida a informar a diario sobre el siguiente virus, pero eso tampoco la salvó de las críticas.

Los gobiernos intentaron estar preparados para lo peor y al mismo tiempo tranquilizar a la población. Una doble estrategia que inevitablemente los expone a las críticas: «Si dicen que estemos tranquilos, ¿para qué compran tantas vacunas?». Pues si llega a ser más grave, ahora estaríamos hablando de que el Gobierno no compró vacunas suficientes. No, no creo que lo hicieran mal, pero cuando al final tuvieron que enfrentarse con las críticas de los electores, optaron por echarle la culpa a la OMS. ¿De verdad creemos que la OMS puede engañar a los gobiernos? La OMS está financiada y gobernada por los gobiernos. Los expertos de la OMS no vienen del espacio exterior, vienen de algún país. Las grandes potencias —Estados Unidos, Rusia, Francia, Inglaterra, Alemania— tienen sus propios expertos, docenas de científicos y catedráticos, muchos más de los que pueda reunir la OMS. Cualquiera de esos países podría haber dicho en abril de 2009: «La OMS se equivoca». Pero no lo dijeron, porque en aquel momento no lo pensaban. Y ahora se le echa la culpa a la OMS, que tiene que tragar y hacer autocrítica porque el que paga es el que manda.

En junio de 2010, un artículo de Cohen y Carter en la *British Medical Journal* denunciaba que la OMS había ocultado que varios de sus principales asesores habían trabajado para los laboratorios farmacéuticos (fabricantes de vacunas y, especialmente, de fármacos antivíricos), lo que constituye un potencial conflicto de intereses. Críticas similares han aparecido en otras revistas científicas.

¿Cuál es el balance final de la gripe A? Hay que tener en cuenta que se están comparando dos cifras muy distintas. Por un lado, la mortalidad por gripe A, muertos comprobados y certificados con el virus detectado en la sangre; por otro, la mortalidad de la gripe estacional, la normal de cada año, que se basa en comparaciones estadísticas de exceso de mortalidad (más o menos así: «La epidemia fue en febrero. Si en enero murieron 5.000 personas y en febrero murieron 12.000, significa que 7.000 murieron a causa de la gripe». Los cálculos reales son más complejos, claro). En el certificado de defunción de la mayor parte de las personas muertas por gripe no dice «gripe», sino «neumonía» o cosas todavía más dispares: si un paciente con cáncer muere por la gripe, su certificado de defunción dirá «cáncer». Desde luego que no fue la catástrofe que algunos preveían en 2009, pero tampoco la nadería sin importancia que algunos denunciaron en 2010. Y también habrá que tener en cuenta la edad de las víctimas. Yo ya cuento con morirme antes de los 90 años; lo que me daría mucha rabia es morirme a los 40 (sobre todo porque tendría que volver a mis lejanos 40 por el túnel del tiempo).

En marzo de 2010, Cecile Viboud et al. publicaron los

primeros datos que intentaban estimar la mortalidad real por la gripe A con una metodología comparable a la usada con la gripe estacional (la de todos los años). Como muy bien dicen los autores, se trata de comparar «manzanas con manzanas». Puesto que los datos definitivos no están disponibles, usaron los de 122 ciudades norteamericanas cuyos datos se recogen más rápidamente, en una especie de sistema de alerta rápida. Calculan que, entre mayo y diciembre de 2009, murieron entre 7.500 y 44.100 personas por la gripe A en Estados Unidos. La distribución por edades real todavía no se conoce, así que supusieron que sería la misma de un estudio previamente publicado sobre 468 muertos confirmados por gripe A, con una edad media de 37 años (en la gripe estacional, el 90% de los muertos tienen más de 65 años). Calcularon a continuación el número de años de vida perdidos, teniendo en cuenta la esperanza de vida a cada edad. La conclusión es que se perdieron entre 334.000 y 1.973.000 años potenciales de vida, lo que estaría en el rango inferior de las estimaciones para la gripe de cada año.

En 2012, Dawood et al., desde los CDC, calcularon que la epidemia de la gripe A habría producido durante 12 meses, en todo el mundo, unos 201.200 (entre 105.700 y 395.600) muertos por complicaciones respiratorias, y otros 83.300 (entre 46.000 y 179.900) por complicaciones cardiacas. Menos que la gripe de todos los años, pero el 80% de esos muertos tendrían menos de 65 años. La gripe A no ha sido mucho más grave que la gripe «normal», pero tampoco mucho más leve.

Con todo, si parece haber ahora mismo una víctima clara de la gripe A, esa es el prestigio de la OMS. Y puestos a pensar en conspiraciones, ¿a quién beneficia ese desprestigio? Durante décadas, la OMS ha mantenido posturas muy claras en muchos aspectos de la salud, lo que sin duda le ha granjeado enemigos. Se ha enfrentado a la industria farmacéutica, manteniendo una lista de medicamentos esenciales, útiles y baratos (frente a los muchos medicamentos caros y poco o nada útiles que nos intentan vender). Se ha enfrentado a la industria de alimentos infantiles, con el código de comercialización de los sucedáneos de la leche materna y con un apoyo claro a la lactancia materna. Ha luchado por la desmedicalización de la atención al parto, por los derechos de la parturienta, por la disminución del número de cesáreas. Ha denunciado los altos precios de los antivirales, que impiden a la población del tercer mundo el acceso al tratamiento contra el sida.

Ahora bien, la alarma creada en algunos medios de información en torno a la gripe palidece frente a la alarma creada por decenas de mensajes que circulaban por internet sobre la vacuna. ¿No recibió usted ninguno? Yo guardé un par, para el museo de los horrores. Que si la vacuna es en realidad un arma biológica, que si los soldados nos van a llevar a vacunar a punta de bayoneta, que si ya están construidos los campos de concentración donde nos encerrarán y las fosas comunes donde nos enterrarán... Ninguna de esas tonterías ocurrió, pero los conspiranoicos no se desanimaron, y en 2010 empecé a recibir mensajes diciendo que todo eso ocurriría el invierno siguiente...

Estas apocalípticas advertencias pueden tener el efecto contraproducente de impedir el verdadero debate, que en ningún momento ha versado sobre la seguridad de la vacuna, sino sobre su necesidad. La cuestión era si realmente hacía falta gastarse el dinero en todas esas vacunas. Y tal vez algunos que hubieran querido decir algo al respecto callaron por miedo a ser confundidos con los conspiranoicos.

Una de las acusaciones era que la OMS había modificado en 2009 la definición de «pandemia» para poder obligar a los países a vacunar. Vale la pena aclararlo:

La OMS habla de «pandemia de gripe» cuando un virus nuevo con gran capacidad infectiva pasa de los animales a los seres humanos. La definición no especifica la gravedad, porque esta puede cambiar a lo largo de una misma pandemia. La clasificación por fases no indica la gravedad de la enfermedad, sino tan solo su extensión, y así está claramente indicado en documentos a los que el público puede acceder sin dificultad. No es culpa de la OMS si algunos, sin molestarse en buscar cinco minutos en internet, dieron por sentado que la fase 6 era «muy grave». Si busca el artículo «Influenza Pandemic» en la Wikipedia en inglés, verá que, desde 2020, la OMS ya no usa la clasificación por fases. Y si busca en el historial alguna versión del artículo del año 2008, podrá compararlo con la de 2009. Por ejemplo, en 2008 se definía la fase 6 de pandemia como «transmisión aumentada y mantenida en la población general». Esta definición es muy poco clara y puede significar cualquier cosa, y por eso en 2009 se cambió por otra más estricta: «Además de los criterios definidos en la fase 5 [que eran transmisión de persona a persona en dos o más países de una misma región de la OMS], el mismo virus se transmite de persona a persona en al menos otro país de al menos otra región de la OMS». Si hay gripe en México y en Estados Unidos, ya son dos países de una misma región, y si también aparece en otro continente, ya son dos regiones y, por tanto, estamos en fase 6.

Por supuesto, la OMS no puede obligar a ningún país ni a vacunar ni a nada. ¿Con qué tanques y con qué aviones? Y cuando llegue la verdadera pandemia grave (que llegará, como en 1918), cuando de verdad mueran millones de personas, ¿se imagina e Europa o Estados Unidos obligando al tercer mundo a vacunarse? Yo más bien me imagino al tercer mundo suplicando de rodillas que les den vacunas, y a los países ricos contestando: «Lo siento, de momento solo tenemos 700 millones de vacunas y son para nosotros. El mes que viene fabricaremos más y ya os daremos».

COHEN, D. y CARTER, P. «Conflicts of interest. WHO and the pandemic flu "conspiracies"». *British Medical Journal*, 2010; 340: 1274-1279.

DAWOOD, F. S. et al. «Estimated global mortality associated with the first 12 months of 2009 pandemic influenza A H1N1 virus circulation: a modelling study». *Lancet Infectious Diseases*, 2012; 12: 687-695.

VIBOUD, C. et al. «Preliminary estimates of mortality and years of life lost associated with the 2009 A/H1N1 pandemic in the US and comparison with past influenza seasons». *PLoS Current*, 2010; RRN1153.

COVID

«El machismo mata más que el virus», rezaba una pancarta en aquella manifestación del 8M, justo antes del primer confinamiento. Por desgracia, el virus ha acabado matando mucho más, pero también el machismo ha contribuido a ello en un trágico y vergonzoso episodio: la denegación de la vacuna a mujeres embarazadas o lactantes.

Ya desde mayo de 2020, varias cartas al director en importantes revistas médicas reclamaban la inclusión de las mujeres embarazadas y los lactantes en los estudios de las vacunas contra el COVID. El 16 de octubre, la FIGO (Federación Internacional de Ginecología y Obstetricia) hizo público su apoyo a esa petición. Sin embargo, era ya un poco tarde para incluir a las embarazadas en los estudios en curso.

Excluir a las embarazadas y las madres lactantes de los estudios de aquellos medicamentos que probablemente van a necesitar no es «protegerlas» de los supuestos riesgos del experimento, sino todo lo contrario; significa ponerlas en peligro cuando tengan que tomar el medicamento en cuestión y no se disponga de datos fiables. Y la vacuna contra el COVID no era algo que tal vez, excepcionalmente, alguna embarazada tendría que tomar algún día, sino algo que millones de embarazadas necesitaban con urgencia. Estaba claro desde el principio que los profesionales sanitarios iban a ser, tras los ancianos, uno de los primeros grupos en vacunarse. Porque se estaban exponiendo a un grave riesgo (y miles ya habían muerto por ello en todo el mundo), y porque un sanitario enfermo podía a su vez contagiar a sus pacientes. La mayoría de los profesionales de la salud (alrededor de la mitad de los médicos y una abrumadora mayoría de las enfermeras, auxiliares o cuidadores de ancianos) son mujeres, y un buen número de ellas están, en un momento dado, embarazadas o dando el pecho. Además, el COVID, al igual que la gripe, puede causar graves complicaciones a las embarazadas, por lo que, lógicamente, en cada grupo de edad hubiera sido prioritario vacunar a las embarazadas antes que a otras personas.

No hubo embarazadas en los primeros estudios sobre las vacunas; pero, en realidad, tampoco era imprescindible, pues tenemos amplia experiencia en el uso de otras vacunas y no había ningún motivo razonable para sospechar que las vacunas contra el COVID pudieran causar problemas en el embarazo o la lactancia.

Las vacunas inactivadas (que no contienen virus vivos), como todas las del COVID, son seguras durante el embarazo. De hecho, se recomienda vacunar a todas las embarazadas contra la gripe y contra la tosferina. Como la vacuna de la tosferina no está comercializada separadamente, en la práctica todas las embarazadas se vacunan también contra la difteria y el tétanos.

Solo se consideran contraindicadas durante el embarazo las vacunas de virus atenuados (vivos), especialmente la de la rubeola. Pero es más una tradición que una verdadera contraindicación; durante décadas, miles de embarazadas han sido vacunadas por error y jamás se ha observado que la vacuna produzca malformaciones. Y solo una vacuna (también de virus vivo), la de la fiebre amarilla, se considera contraindicada durante los primeros nueve meses de lactancia, puesto que se han observado algunos casos excepcionales de infección en bebés (de menos de 2 meses de vida) a través de la leche materna.

De modo que, aunque no hubo estudios previos en mujeres embarazadas y lactantes, tampoco había ningún motivo *a priori* para no vacunarlas, particularmente en el transcurso de una terrible pandemia en que los muertos ya se contaban por millones. El 27 de octubre, el vicepresidente del ACOG (Colegio Americano de Obstetras y Ginecólogos) envió una carta abierta al director del ACIP (Comité Asesor de Prácticas de Inmunización de los CDC), que a la sazón estaba decidiendo sobre la futura campaña de vacunación. En ella urgía al ACIP «a incorporar a las mujeres embarazadas y lactantes, de forma clara y explícita, en su plan de distribución y priorización de la vacuna contra el COVID-19». Las embarazadas que fueran trabajadoras sanitarias, personal de emergencia o tuviesen enfermedades de base deberían tener «prioridad para vacunarse al mismo tiempo que sus compañeras no embarazadas».

El Reino Unido fue el primer país en aprobar la primera vacuna, la de Pfizer, el día 2 de diciembre, y en un primer momento excluyeron a las mujeres embarazadas o lactantes.

Estados Unidos evitó caer en el mismo error cuando aprobó la vacuna el 11 de diciembre. La web de la FDA

(Administración de Alimentos y Medicamentos), en su información para el público general, decía entonces:

> ¿Pueden las mujeres embarazadas o lactantes recibir la vacuna COVID-19 de Pfizer-BioNTech? Aunque no ha habido estudios específicos en esos grupos, no hay contraindicación para que las mujeres embarazadas o lactantes reciban la vacuna. Las mujeres embarazadas y lactantes deberían comentar con su proveedor de atención médica los beneficios y riesgos potenciales de la vacunación.

Los estudios clínicos se hicieron más tarde. En julio de 2022, año y medio después, la misma web decía:

> ¿Pueden las mujeres embarazadas o lactantes recibir la vacuna COVID-19 de Pfizer-BioNTech? No hay contraindicación para que las mujeres embarazadas o lactantes reciban la vacuna. Las mujeres embarazadas o lactantes deberían comentar con su proveedor de atención médica los beneficios y riesgos potenciales de la vacunación.

Cuando por fin la EMA (Agencia Europea del Medicamento) aprobó la vacuna, el 21 de diciembre, la ficha técnica decía:

> Embarazo: La experiencia con el uso de Comirnaty en mujeres embarazadas es limitada. Los estudios en animales no sugieren efectos perjudiciales directos ni indirectos con respecto al embarazo, el desarrollo embriofetal, el parto o el desarrollo posnatal (ver sección 5.3). Solo se debe considerar la administración de Comirnaty durante el embarazo si los posibles beneficios superan los posibles riesgos para la madre y el feto.
>
> Lactancia: Se desconoce si Comirnaty se excreta en la leche materna.

En la citada «sección 5.3» se explicaba que las ratas de laboratorio habían recibido cuatro dosis humanas completas de vacuna antes y durante la gestación, sin que se observasen efectos adversos. El documento fue actualizado y en julio de 2022 decía:

> Si está embarazada o cree que podría estarlo, informe a su médico, enfermero o farmacéutico antes de recibir esta vacuna. Comirnaty se puede utilizar durante el embarazo. Una amplia cantidad de información sobre mujeres embarazadas vacunadas con Comirnaty durante el segundo y el tercer trimestre no ha demostrado efectos negativos sobre el embarazo ni en el recién nacido. Aunque la información sobre los efectos en el embarazo o el recién nacido después de la vacunación durante el primer trimestre es limitada, no se ha observado ningún cambio en el riesgo de aborto espontáneo. Comirnaty puede ser utilizado durante la lactancia.

En el Reino Unido, la decisión de no vacunar a las embarazadas generó fuertes protestas de los profesionales y de las mujeres afectadas (que al principio eran la misma cosa: las profesionales de la salud eran las únicas mujeres en edad fértil que debían vacunarse en las primeras semanas). Ya el 30 de diciembre de 2020, las autoridades británicas autorizaron la vacunación de embarazadas y madres lactantes, y el 5 de enero, dos doctoras, Hare y Womersley, se quejaban en un artículo de que se hubiera tardado tanto:

> Esta falta de datos no es una anomalía. Es el resultado de un sistema de investigación y aprobación de medicamentos que discrimina sistemáticamente a las mujeres, las excluye de la base de evidencia y les niega el derecho a tomar decisiones informadas sobre su propia salud. Suplica-

> mos a los investigadores, a los dirigentes de la industria y a la MHRA [la agencia reguladora de los medicamentos en el Reino Unido] que recuerden que las mujeres embarazadas y lactantes son poblaciones esenciales de pacientes, y no simplemente mujeres que pueden esperar.

En España, el 15 de enero de 2021, la web del Ministerio de Sanidad no «prohibía» la vacunación, pero tampoco se mostraba muy entusiasta:

> Aunque no hay ninguna indicación de problemas de seguridad en la vacunación de embarazadas, no hay evidencia suficiente para recomendar su uso durante el embarazo. En términos generales, debe posponerse la vacunación de embarazadas hasta el final de la gestación. Si la embarazada tiene alto riesgo de exposición o alto riesgo de complicaciones, puede valorarse la vacunación de manera individualizada.
>
> Tampoco hay datos sobre los posibles efectos de la vacuna durante la lactancia (ni sobre la producción de leche ni sobre el lactante), aunque, teniendo en cuenta el tipo de vacunas actualmente autorizada (Comirnaty, de Pfizer/BioNTech, y la vacuna frente al COVID-19 de Moderna), no se considera que suponga un riesgo para el lactante, por lo que en el caso de mujeres que amamantan y que tienen alto riesgo de exposición o alto riesgo de complicaciones puede valorarse la vacunación de manera individualizada. No sería necesario suspender la lactancia durante los días posteriores a la vacunación.
>
> Si en el momento de recibir la vacuna la mujer piensa que puede estar embarazada, puede retrasarse la vacunación.
>
> En el caso de mujeres que planean quedarse embarazadas en el futuro, las vacunas frente al COVID-19 actualmente disponibles son vacunas de ARNm que no contiene

> virus vivos, por lo que es muy probable que no ocasione problemas en el feto ni en la embarazada. En cualquier caso, si se está planeando un embarazo, como medida de precaución, se pueden esperar 2 semanas tras la administración de la segunda dosis.

El panorama era desolador. Es cierto que no había estudios sobre el uso de la vacuna durante el embarazo y la lactancia, ni tampoco había estudios específicos sobre la vacunación de pacientes con lupus, con Alzheimer, con insuficiencia renal, con marcapasos, portadores de VIH, inmunodeprimidos, con leucemia, diabéticos... Pero a ninguno de ellos se le intentó negar la vacuna; al contrario, la mayoría se consideraron pacientes de riesgo y se les vacunó de forma prioritaria. Solo a las embarazadas y lactantes se les llegó a negar la vacuna, o, en el mejor de los casos, se les transmitió el nada tranquilizador mensaje de «no hay datos disponibles».

La condescendiente oferta de vacunar a las embarazadas «de alto riesgo» parece una broma de mal gusto. Al comienzo de la tercera ola, con cientos de muertos al día, no podíamos salir del municipio, ni cenar en un restaurante ni reunirnos con la familia, nos podían poner una multa por ir sin mascarilla por la calle..., pero algunas embarazadas, al parecer, no necesitaban vacunarse porque no tenían un alto riesgo.

Lo de esperar dos semanas antes de quedarse embarazada es ridículo. «Como medida de precaución» ¿contra qué? No había ningún peligro imaginable (y, si lo hubiera, no había ninguna prueba de que ese peligro desapareciera precisamente a las dos semanas).

Incluso en 2022, cuando ya se contaba con numerosos estudios que mostraban que la vacuna no solo es compatible con el embarazo y la lactancia, sino especialmente recomendable para proteger a la madre y al bebé, era frecuente encontrar esa absurda recomendación de «comentar con su proveedor de atención médica los beneficios y riesgos potenciales de la vacunación». No se hacía tal recomendación a los trasplantados de riñón o a los que acababan de sufrir un infarto. ¿Por qué solo las mujeres embarazadas o lactantes habían de comentar esos beneficios y riesgos? Cuando los hospitales estaban colapsados y los sanitarios agotados, cuando la mortalidad por cáncer, cardiopatía y otras enfermedades aumentaba porque se habían retrasado los diagnósticos y los tratamientos, ¿los médicos tenían que dedicarse a explicar individualmente, a cada madre, los beneficios y los riesgos? ¿Las embarazadas tenían que ponerse en peligro acudiendo al centro de salud y esperando junto a otros pacientes para recibir esa información? ¿Los comités de expertos de la FDA o de la OMS pensaron: «Nosotros no tenemos datos y no sabemos qué recomendar; mejor que le pregunten a su médico de cabecera, que seguro que tiene más información»? A ver, el balance de riesgo/beneficio, en enero de 2021, era bastante obvio: por un lado, COVID, más de dos millones de muertos (al final fueron siete millones de muertos confirmados; posiblemente veinte o treinta millones o más), más de cincuenta mil muertos en España (al final, más de ciento veinte mil). Por el otro lado, vacuna, entonces treinta millones de dosis administradas sin apenas efectos secundarios graves (y hoy, tras miles de millones de dosis, algunos se obcecan en decir que la vacuna mejor estudiada de la historia es «experimental»).

«Solo se debe considerar la administración durante el embarazo si los posibles beneficios superan los posibles riesgos» es una perogrullada que por desgracia puede leerse desde hace décadas en los prospectos de muchos medicamentos. Obviamente nadie, en ningún caso, bajo ninguna circunstancia, debe tomar un medicamento si el riesgo supera al beneficio. Pero solo a las embarazadas y madres lactantes las consideran tan estúpidas que hace falta recordárselo.

Si ya la información de nuestro Ministerio de Sanidad era más restrictiva que la de las autoridades europeas, otras autoridades fueron todavía más lejos. El 21 de enero, la web de información para el público de la Generalitat recomendaba esperar tres meses tras la vacunación antes de quedarse embarazada (¡y los insensatos del ministerio solo recomendaban dos semanas!) Eso sí, «no se recomienda la interrupción del embarazo después de la vacunación voluntaria». Imagine que hablamos de otra situación: «No se dispone de datos sobre la vacunación en personas diabéticas. Si un diabético se vacuna voluntariamente, no se recomienda la eutanasia». ¿Es tranquilizador o más bien terrorífico?

Más asombrosa aún es la comparación entre lo que decía dicha web sobre la lactancia y la donación de sangre:

> Tampoco se recomienda la vacunación a las mujeres que estén amamantando a sus hijos, porque no se sabe si la vacuna se excreta a través de la leche materna. En todo caso, la vacunación se ha de posponer hasta que haya terminado la lactancia materna. [...] Soy donante de sangre. ¿Podré continuar colaborando con este acto de solidaridad? Sí. En general se puede dar sangre después de haberse vacunado.

Es decir: si la madre se vacuna, el bebé puede recibir una transfusión de su sangre, pero no puede tomar su leche. Se ve que la leche de las mujeres tiene algo que convierte la mínima cantidad de cualquier sustancia, incluyendo la vacuna, en un peligrosísimo veneno.

En la práctica, durante las primeras semanas, cuando se vacunaban los profesionales sanitarios, la decisión dependió de diversos directores de hospitales, comités de riesgos laborales, médicos de empresa o simplemente de cualquiera que ese día estaba pinchando e interpretaba a su modo las recomendaciones, ya de por sí absurdas, de las autoridades. Me consta que, a muchas doctoras y enfermeras, incluso a algunas que trabajaban en cuidados intensivos, se les negó la vacuna porque estaban embarazadas o dando el pecho (pero no, no se les concedió la baja laboral: tuvieron que seguir jugándose la vida, embarazadas y sin vacuna). Muchas tuvieron que mentir, negar su embarazo o afirmar que ya habían destetado a sus hijos. Algunas fueron obligadas a destetar. Algunas tuvieron que firmar un papel conforme se hacían responsables de las terribles consecuencias de vacunarse o escucharon comentarios del tipo: «Bueno, si quieres, te vacunas, pero bajo tu propia responsabilidad» (como si no nos hubiéramos vacunado todos bajo nuestra propia responsabilidad, siendo mayores de edad en pleno uso de nuestras facultades, en un país en que la vacunación no es obligatoria). A las que por aquel entonces me preguntaban por el tema, les recomendaba que exigieran un documento firmado por la persona que se negaba a vacunarlas, «por si me pasa algo, para saber a quién tengo que denunciar».

La negativa a vacunar a las embarazadas y madres lactantes las puso en peligro a ellas y a sus bebés, a sus familiares, amigos y pacientes. Contribuyó a disminuir la confianza de la población general en la vacunación y a dar argumentos a los negacionistas («Si la vacuna es tan segura, ¿por qué a mi prima, embarazada, le han dicho que no se vacune?»). Cuando las recomendaciones oficiales empezaron a cambiar, muchas embarazadas e incluso algunos profesionales siguieron desconfiando («Antes decían que no, ahora dicen que sí; no se aclaran ni ellos...»).

El principio de precaución del que hablaban algunos no nos da derecho a inventarnos supuestos peligros absurdos (¿pueden las embarazadas subir en ascensor?, ¿pueden volar en avión las mujeres que dan el pecho?, ¿se puede ver la tele durante el embarazo?...). Fue como si, en un naufragio, en lugar del clásico «¡Las mujeres y los niños primero!», alguien hubiera gritado: «¡Esas mujeres, que no suban a los botes; se podrían marear!».

Al final, como era de temer, a mediados de 2021 se notó un aumento de las embarazadas no vacunadas que ingresaban en cuidados intensivos. Algunas murieron y las autoridades de pronto despertaron y empezaron a recomendar clara y rotundamente la vacunación. Demasiado tarde, sin que nadie asumiera su culpa ni pidiera perdón.

> Muere una mujer de 40 años embarazada que estaba ingresada por Covid en la UCI de la Arrixaca.
>
> *El Mundo*, 28 de julio de 2021

> Los ginecólogos llaman a acelerar la vacunación de las embarazadas tras la muerte de tres gestantes.
>
> *El País*, 28 de julio de 2021

> Las embarazadas ingresadas por Covid superan ya el centenar.
>
> *ABC*, 1 de agosto de 2021

Han muerto madres. Han muerto porque alguien les negó, sin ningún motivo racional, la vacuna. Solo a ellas, solo a las madres, solo por ser mujeres.

Vendrán otros virus y es de esperar que esta vergonzosa discriminación no se vuelva a producir, que ninguna embarazada o madre lactante haya de morir porque le nieguen la vacuna o el medicamento que necesita.

DASHRAATH, P. et al. «COVID-19 vaccines and neglected pregnancy». *Lancet*, 2020; 396: e22.

HARE, H. y WOMERSLEY, K. «Why were breastfeeding women in the UK denied the covid-19 vaccine?». British Medical Journal, 2021; 372: n4.
HEATH, P. T.; LE DOARE, K. y KHALIL, A. «Inclusion of pregnant women in COVID-19 vaccine development». *Lancet Infectious Diseases*, 2020; 20: 1007-1008.
«Vacunas COVID-19 y embarazo desatendido: Carta de apoyo del Comité SMNH de FIGO». 16 de octubre de 2020.
WHITEHEAD, C. L. y WALKER, S. P. «Consider pregnancy in COVID-19 therapeutic drug and vaccine trials». *Lancet*, 2020; 395: e92.
ZAHN, C. M. y ACOG. «Letter to ACIP regarding COVID-19 Vaccines and Pregnant and Lactating Women». 27 de octubre de 2020.

Las mentiras de los antivacunas

La manipulación de los datos

En la página 107, Uriarte da una lista de accidentes posvacunales (que, por cierto, quedaría corta ante cualquier lista de accidentes ferroviarios, pero yo pienso seguir cogiendo el tren). Como de costumbre, no cita fuentes, así que he perdido una hora buscando confirmación de un par de casos:

> 1988. Vacunación de la tosferina en Gran Bretaña. Incremento de la encefalitis posvacunal. Retirada de la vacuna.

De entrada, la fecha parece estar equivocada. El descenso de las vacunaciones (que no retirada de la vacuna) en Gran Bretaña por sospechas de encefalitis se produjo bastante antes, a mediados de los setenta. En 1988 ya se conocían las trágicas consecuencias de no vacunar, y la cobertura vacunal ya se había recuperado. Así lo explica en 2006 el Departamento de Salud británico:

> Para 1972, cuando la cobertura vacunal estaba en torno al 80%, solo hubo 2.069 notificaciones de tosferina. A causa

de la preocupación de los profesionales y del público sobre la seguridad y eficacia de la vacuna, la cobertura cayó a alrededor del 30% en 1975 y se produjeron grandes epidemias en 1977-1979 y en 1981-1983. En 1978, hubo más de 68.000 notificaciones y 14 muertes. El número real de muertes por tosferina es mayor, puesto que no todos los casos son reconocidos. Estas dos grandes epidemias ilustran el impacto de la caída en la cobertura de una vacuna efectiva.

La recuperación de la confianza de los profesionales y del público resultó en un aumento de las vacunaciones. Desde mediados de los noventa, la cobertura se ha mantenido por encima del 90% antes de cumplir dos años, con menos de 6.000 notificaciones al año. En 2002, solo se notificaron 1.051 casos. La estimación más reciente de muertes en Inglaterra es de nueve al año.

Ojo con los intríngulis del lenguaje médico: esos últimos nueve casos de muerte son estimados, es decir, no son los notificados (22 en cinco años, entre 1994 y 1999), sino los que se cree que de verdad han ocurrido (46 en cinco años). En cambio, los catorce que hubo durante la epidemia son casos notificados; si mantenemos la proporción, debió de haber más de treinta.

El otro accidente nos atañe más de cerca:

1990. Vacunación de la triple vírica en Gran Bretaña y en España. Incremento de la meningitis posvacunal. Retirada del mercado.

Pues bien, según una noticia publicada por *El País*, los casos de paperas se triplicaron en España entre 1998 y 2000:

¿Qué ha sucedido para que esta enfermedad haya regresado a los colegios españoles? La respuesta está en una desafortunada, aunque bienintencionada, decisión del Ministerio de Sanidad, que en 1992 decidió cambiar la composición de la vacuna triple vírica.

[...] fue retirada porque en países como el Reino Unido o Suiza varios cientos de niños enfermaron de meningitis tras ser vacunados. «Eran casos benignos de meningitis causados por la Urabe Am 9 de la vacuna, pero se decidió la retirada de la cepa en España, al igual que en otros países europeos», explican desde Sanidad.

Claro, Uriarte no consideró oportuno informar a sus lectores de que eran casos de meningitis vírica benigna, que se cura sola. Prefiere decir «meningitis» a secas; asusta más.

La vacuna Urabe da lugar a meningitis porque produce unas paperas más leves que las naturales. Las paperas generan meningitis vírica en 15 de cada 100 enfermos. La vacuna Urabe, según estimaciones bastante precisas realizadas en Brasil por Dourado et al., producen meningitis en 1 de cada 14.000 vacunados.

Tras probar la cepa Urabe, que a veces origina meningitis vírica, y la Rubini, que es menos efectiva y produjo un rebrote de la enfermedad, ahora en España solo se usa la cepa Jeryl Lynn.

CROWCROFT, N. S. et al. «Deaths from pertussis are underestimated in England». *Archive of Diseases of Childhood*, 2002; 86: 336-338.

DOURADO, I. et al. «Outbreak of aseptic meningitis associated with mass vaccination with a urabe-containing measles-mumps-rubella vaccine: implications for immunization programs». *American Journal of Epidemiology*, 2000; 151: 524-530.

GÜELL, O. «Un cambio en la composición de la vacuna ha originado un repunte de las paperas». *El País*, 4 de marzo de 2003.

MILLER, C. L. y FLETCHER, W. B. «Severity of notified whooping cough». *British Medical Journal*, 1976; 1: 117-119.

También se intenta manipular mediante el uso creativo de gráficas.

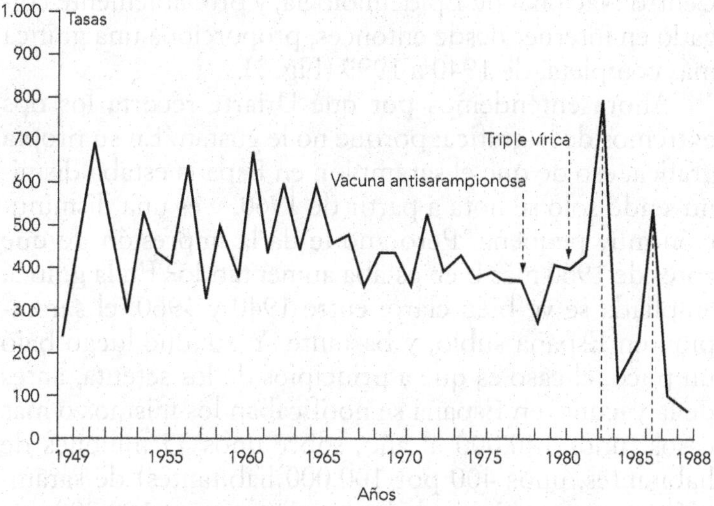

Fig. 2. *Sarampión en España, 1949-1988, casos notificados por 100.000 habitantes (según Uriarte)*

Esta es la gráfica que aparece en la página 195 del libro de Uriarte. La explicación que da en el texto es:

> En España, la incidencia de la enfermedad ha seguido una trayectoria descendente hasta el momento de la introducción de la vacuna, a partir del cual se observó un aumento importante de los casos.

Y ya está, esa es toda la explicación. El sarampión estaba desapareciendo, al Gobierno le dio por vacunar sin ningún motivo, y el sarampión aumentó. ¿Y...? ¿Siguió aumentando el sarampión o volvió a bajar? ¿Ha visto usted últimamente muchos casos de sarampión? ¿Por qué la gráfica termina en 1988, si el libro se publicó en 2002?

No es que no hubiera datos. Una obra anterior, el estudio seroepidemiológico publicado el año 2000 por el Centro Nacional de Epidemiología, y probablemente colgado en internet desde entonces, proporciona una gráfica más completa, de 1940 a 1999 (Fig. 3).

Ahora entendemos por qué Uriarte recorta los dos extremos de la gráfica: porque no le gustan. En su propia gráfica, eso de que el sarampión en España estaba disminuyendo solo se nota a partir de 1960, y es una disminución muy pequeña. Pero ¿no le da la impresión de que antes de 1960 más bien estaba aumentando? En la gráfica ampliada se ve bien claro: entre 1940 y 1960, el sarampión en España subió, y bastante. Y aunque luego bajó un poco, el caso es que a principios de los setenta, antes de la vacuna, en España se notificaban los mismos o más casos (unos 140.000 al año, sobre unos 35 millones de habitantes, unos 400 por 100.000 habitantes) de sarampión que a principios de los cuarenta (unos 100.000, sobre unos 27 millones de habitantes, aproximadamente 370 por 100.000). (Ojo, la gráfica de Uriarte muestra tasas por 100.000 habitantes, la otra gráfica muestra el número absoluto de enfermos; son similares, pero la pendiente es distinta, porque la población total iba aumentando.) Y, por otra parte, después de 1988, el sarampión baja rápidamente y desaparece.

En realidad, tanto en los años cuarenta como en los setenta, pasaban el sarampión casi todos los niños. Pero 140.000 no eran todos, en los setenta nacían cada año en España más de medio millón de niños... No importa, yo estuve allí y le puedo asegurar que pasábamos el sarampión casi todos. Se salvaba alguno..., pero desde luego no se salvaban tres de cada cuatro. Lo que ocurre es que las cifras estadísticas provienen de la declaración obligatoria de enfermedades.

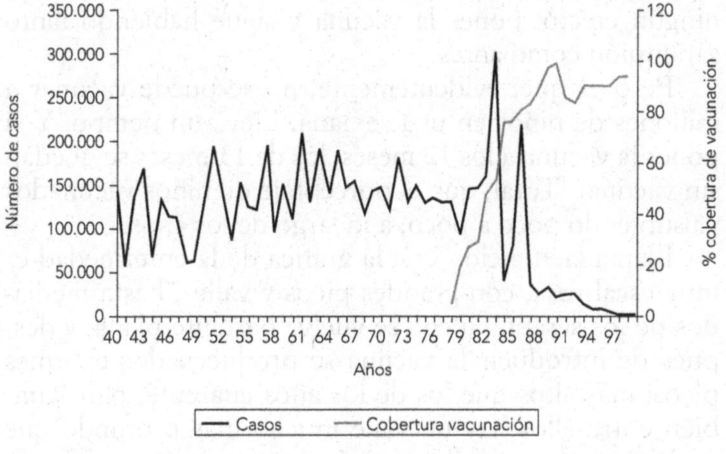

Fuente: Centro Nacional de Epidemiología. Ministerio de Sanidad y Consumo

Fig. 3. *Sarampión en España, 1940-1999, casos notificados y cobertura de vacunación. Centro Nacional de Epidemiología*

Hay una serie de enfermedades de declaración obligatoria. Cuando se diagnostican, los médicos tienen que comunicarlo a las autoridades. En teoría.

Las enfermedades raras y graves se declaran bastante bien. Si se declaran tres casos de fiebre amarilla, es que hubo tres; ni dos ni cuatro. Pero los casos leves de gripe, o hace años los casos leves de sarampión, en que el paciente no ingresa en el hospital, no siempre se declaran. Las cifras oficiales están muy infravaloradas y solo sirven para ver la tendencia: si aumentó o disminuyó de un año a otro.

Otra diferencia entre la gráfica de Uriarte y la del Centro Nacional de Epidemiología es que esta última muestra la cobertura vacunal. Uriarte lo presenta como si hubiera un antes y un después: aquí, la vacuna antisarampionosa; aquí, la triple vírica. Parece como si no hubiera hecho ningún efecto: pones la vacuna y sigue habiendo tanto sarampión como antes.

Pero es que, evidentemente, no se puede vacunar a millones de niños en una semana. Lleva un tiempo. Y si pones la vacuna a los 12 meses, los de 13 meses se quedan sin vacunar. Total, que el porcentaje de niños vacunados va subiendo poco a poco, a lo largo de los años.

Llama la atención que la gráfica de la enfermedad es muy escabrosa, con grandes picos y valles, hasta mediados de los sesenta; luego se vuelve bastante plana, y después de introducir la vacuna se producen dos enormes picos, más altos que los de los años cuarenta, pero también entre ellos hay un valle mucho más profundo que cualquiera de los valles anteriores. Claramente, después de introducir la vacuna, el sarampión no aumentó; lo que aumentaron fueron las oscilaciones, pero la media está bastante por debajo de la de los años anteriores, y eso se ve también en la gráfica de Uriarte, solo que él se niega a verlo, y con su comentario falaz pretende que los lectores tampoco lo vean.

¿Por qué esas oscilaciones? Primero, entre los años cuarenta y sesenta hay una situación de endemia (es decir, siempre hay enfermos en la población, la enfermedad nunca se va del todo), con epidemias sobrepuestas periódicamente. Eso se produce porque cada epidemia es tan extensa que casi todos los niños pasan el sarampión. La epidemia decrece no por la acción de los médicos (que no tenían ningún arma contra la enfermedad), sino porque ya la ha pasado todo el mundo, casi no queda nadie que la pueda pasar. Siguen naciendo niños que no están inmunizados, y algunos de ellos cogen el sarampión, pero como sus hermanos mayores y vecinos ya lo han pasado, los casos quedan casi aislados y el contagio es escaso. Al cabo de unos años se han acumulado muchos niños susceptibles y de pronto uno de los brotes se extiende como un incendio en un monte seco. Entre 1940 y 1961 se pueden contar siete de esas epidemias, una cada tres años. Luego vienen tres epidemias más pequeñas pero más juntas, cada dos años. En los años setenta, las epidemias son mucho menores y casi desaparecen, pero la media de casos es superior a la de los años cuarenta.

Se ha pasado poco a poco a una situación de endemia más alta, pero casi sin epidemias. Siguen pasando el sarampión casi todos los niños, pero no se acumulan como antes para pasarlo todos juntos cada dos o tres años, sino que se reparten más o menos por igual en todos los años. Tal vez tiene que ver con el aumento de las posibilidades de contagio: cada vez la gente vive más en ciudades grandes y menos en pueblos pequeños; cada vez más gente se mueve en coche, tren o avión; hasta los niños van de excursión con la escuela. Los niños se van contagiando de forma continua, y nunca hay suficientes para montar una gran epidemia.

Las cifras declaradas del sarampión, en la época en que era muy frecuente, estaban siempre infravaloradas: cuando un médico ve docenas de casos, es fácil que se olvide de declarar una buena parte. Cuando se introdujo la vacunación, debió de hablarse del tema. Seguro que los médicos recibieron información sobre el sarampión y su importancia, y se habló en la prensa y hasta en la tele. Probablemente, los médicos pusieron más cuidado en declarar los casos de sarampión que veían. Por lo tanto, las cifras de incidencia tras el inicio de la vacunación probablemente siguen estando infravaloradas, pero son más próximas a la realidad que las anteriores. Es decir, el pico que vemos en la gráfica se debe en buena parte a que sí, hubo una epidemia de sarampión, pero también a que se puso más cuidado en intentar declarar todos los casos.

¿Por qué esas epidemias tras iniciar la vacunación? Lo que ha ocurrido es que la vacuna ha empezado a romper el ciclo de transmisión del virus. Lo que en los años cuarenta conseguía la dispersión y el aislamiento de la población, ahora lo consigue la vacuna: los brotes son pequeños, muchos niños no se contagian, y con los años se acumulan varios cientos de miles de niños que no están vacunados y tampoco han pasado el sarampión. ¡Zas, una epidemia! Algo más de tres años después se han vuelto a acumular otros cuantos niños sin vacunar, una epidemia más pequeñita. Y, a partir de ahí, el fin. Con tasas de cobertura vacunal superiores al 95%, el sarampión prácticamente desaparece del mapa, porque incluso esos niños que no están vacunados son protegidos por sus compañeros. Solo suponen posibles pequeños brotes aislados.

Desde 1999 ha habido en España menos de 400 casos al año. Y ahora que el sarampión es tan raro, seguro que los médicos sí que ponen interés en declarar todos los que ven. Se llegó a los 29 casos en 2004 y a los 20 en 2005; pero en 2008 se sobrepasaron de nuevo los 300. Y es que cada vez hay más niños sin vacunar.

INSTITUTO DE SALUD CARLOS III, CENTRO NACIONAL DE EPIDEMIOLOGÍA. *Estudio seroepidemiológico: situación de las enfermedades vacunables en España*. Madrid, 2000.

POLIOMIELITIS

Ahora observe la gráfica sobre la evolución de la polio que Uriarte ofrece en la página 177 de su libro. Son datos oficiales, hay una gráfica muy similar en el estudio seroepidemiológico antes citado. Verá que hay dos líneas verticales en la gráfica, una en 1958 y otra en 1963. La primera corresponde al inicio de la vacunación con vacuna inyectable (Salk); la segunda, al inicio de la vacunación con vacuna oral (Sabin).

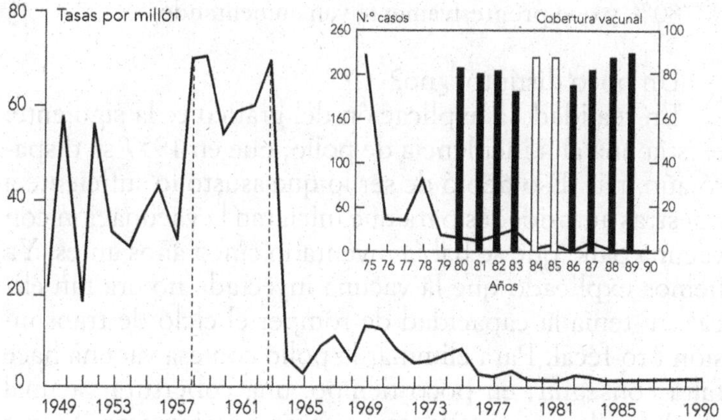

Fig. 4. *Poliomielitis en España, 1949-1990, casos notificados por millón de habitantes, y cobertura vacunal (según Uriarte)*

El comentario de Uriarte (pág. 179) no tiene desperdicio:

> Antes de que la vacuna de Sabin fuera introducida en España, la curva evolutiva de la polio ya había comenzado a disminuir progresivamente. Además es en el año 1982 cuando se comienzan a alcanzar unos niveles de cobertura satisfactorios, por encima del 50%.

¿Usted ve qué parte de la curva «había empezado a disminuir» antes de 1963? Yo más bien veo que había aumentado, y mucho. Y en cuanto a las coberturas vacunales, dice el Instituto de Salud Carlos III:

La incidencia de poliomielitis en España desciende bruscamente a partir de 1963, tras el inicio de las campañas de vacunación con vacuna oral de la poliomielitis (VPO), que ya desde el comienzo alcanzan coberturas próximas al 80% y que progresivamente van aumentando.

Un poco distinto, ¿no?

En realidad, la explicación del gráfico es la siguiente: existía una alta incidencia de polio, que en 1957 se disparó aún más. Eso debió de ser lo que asustó lo suficiente a nuestras autoridades para que iniciaran la vacunación con vacuna Salk, que se había inventado cinco años antes. Ya hemos explicado que la vacuna inyectada no era tan eficaz, ni tenía la capacidad de romper el ciclo de transmisión oro-fecal. Para eliminar la polio con esa vacuna hace falta conseguir, en poco tiempo, una cobertura vacunal altísima, algo que evidentemente no consiguieron. Sí que se logró disminuir un poco la incidencia, y a los pocos años se produjo un nuevo pico por el mecanismo ya explicado: se acumula un número suficientemente alto de niños no vacunados para permitir un nuevo brote. Esta vez ya estaba disponible la vacuna oral (el informe Horstmann, de 1959, mostraba el éxito de la vacuna en los países comunistas, ver pág. 262), que resultó rápidamente efectiva para cortar en seco la epidemia. Durante un par de décadas se producen tres pequeños ascensos, a medida que se vuelven a crear bolsas de niños sin vacunar, y por fin, a finales de los setenta, la polio casi desaparece (último caso no importado en 1988).

INSTITUTO DE SALUD CARLOS III, CENTRO NACIONAL DE EPIDEMIOLOGÍA. *Estudio seroepidemiológico: situación de las enfermedades vacunables en España.* Madrid, 2000.

En las páginas 86 a 88, Marín da una serie de datos que pretenden demostrar que la difteria desapareció ella solita, y que ni el suero antidiftérico ni la vacuna sirvieron para nada. Primero da unos datos sobre España de los que no cita fuente:

> En 1931 se repartieron [...] 2.787 ampollas de 10 cc de suero. El uso de sueros desapareció a partir de 1945, al menos no hay constancia en los registros consultados.

Pero ¿qué registros son esos sobre los que no se digna informar al lector? Evidentemente, unos bastante incompletos. Es imposible que a partir de 1945 se dejase de consumir suero antidiftérico en España, cuando el mismo Marín dice que hasta mediados de los sesenta hubo más de mil casos de difteria al año. Todavía hoy el tratamiento es el suero, y es fundamental administrarlo lo antes posible en el curso de la enfermedad (por lo tanto, se administra a todos los enfermos, no solo a los más graves).

Siguen dos páginas de tremendos argumentos sobre las tasas de difteria en los años veinte y treinta, en Francia y en Alemania... ¿Cómo comprobarlos? La única fuente que cita, una y otra vez, es el libro de Georget, el antivacunas. ¿Por qué no nos dice de dónde sacó Georget estos datos, si es que los sacó de algún sitio? Lo más llamativo es lo que dice sobre Noruega:

> En Noruega, la incidencia de la enfermedad pasó de 17.000 a 54 en el periodo 1919-1939 y la mortalidad de 555 a 2 desde 1908 a 1939 sin apenas vacunación; sin embargo, tras el decreto de obligatoriedad de 1941, era zona ocupada por los alemanes, hubo 22.787 casos y más de 700 muertos en 1943.

¿No había casi ningún caso, empezaron a vacunar, y dos años después hubo más de 22.000 casos? Desde luego, si fuera cierto, daría que pensar.

Vamos a ver qué dice al respecto la web del Nasjonalt Folkehelseinsituttet (Instituto Nacional de Salud Pública noruego). No, no sé noruego, pero con la ayuda del traductor automático de Google se entiende bastante.

El artículo sobre la difteria dice varias cosas interesantes:

> La difteria fue la primera enfermedad que pudo ser controlada mediante vacunación en los países desarrollados.
>
> Durante el siglo XIX y la primera mitad del XX se producían epidemias aproximadamente cada veinte años.
>
> La letalidad en Noruega era del 20 al 30%, pero tras la introducción en 1895 del tratamiento con suero antitoxina la letalidad cayó al 5-10%. La última epidemia europea afectó a Noruega durante la guerra. El brote alcanzó su punto máximo en 1943, cuando se registraron 22.700 casos de difteria, con una letalidad de aproximadamente el 3%.
>
> La OMS estima que en todo el mundo se producen aproximadamente 100.000 casos y 4.000 muertes al año, pero probablemente hay una infradeclaración significativa.
>
> Entre 1990 y 1998 hubo una importante epidemia de difteria en la mayoría de los países de la antigua Unión Soviética. Se cree que esta epidemia produjo más de 150.000 infecciones con más de 5.000 muertes. Las causas de este brote se encuentran en los cambios en la situación social y económica que han provocado una dramática caída en la cobertura de vacunación en los niños. La situación en Rusia, los países bálticos, Ucrania y Bielorrusia ha mejorado en los últimos años, pero todavía hay un riesgo de exposición a la bacteria de la difteria en esos países.
>
> La vacuna contra la difteria se introdujo en Noruega en 1942, y fue ampliamente utilizada incluso antes de que se incluyera en el programa de vacunación infantil en 1952.

Hay una gráfica sobre la incidencia de la difteria desde 1882 (Fig. 5).

Como puede ver, hay, en efecto, cuatro epidemias, una cada veinte años o así; las últimas producen un pico alto y estrecho (los casos se acumulan en pocos años), y las más antiguas tienen un pico más bajo y ancho (es decir, los casos se reparten en más años). Entre epidemia y epidemia, la incidencia era de unos 100 casos por 100.000 habitantes a finales del siglo XIX, y de unos 50 casos en los años treinta. No parece que la difteria estuviera disminuyendo espontáneamente; lo que ocurre es que la enfermedad se propaga por epidemias cíclicas: hay épocas de aumento y hay épocas de disminución. Las epidemias terminan cuando la mayor parte de los niños han pasado la enfermedad y no quedan nuevas víctimas potenciales. En los siguientes veinte años se forma una nueva generación de niños y adultos jóvenes no inmunizados, en cualquier momento salta la chispa y se produce una nueva epidemia. La diferente forma de los picos epidémicos depende de la velocidad de propagación: en el siglo XIX había mucha población rural, muchos niños sin escolarizar, ninguna guardería y pocos medios de transporte. La epidemia afectaba a un pueblo, pero podía tardar muchos meses en llegar al pueblo de al lado. En cambio, en las epidemias más modernas, con muchos niños escolarizados, muchos adolescentes en el instituto, coches y trenes y más gente viviendo en las ciudades, la epidemia se extiende más rápidamente y afecta a una proporción tan alta de la población que luego, entre pico y pico, el número de casos es un poco menor.

La epidemia de los años cuarenta no se produjo después de la vacunación. La epidemia empieza antes de 1942 y la vacuna se introduce precisamente para intentar atajarla. Desde entonces, se acabó. Las epidemias que hubieran sido esperables en los años sesenta, en los años ochenta y a comienzos del siglo XIX no se llegaron a producir. Ni un caso.

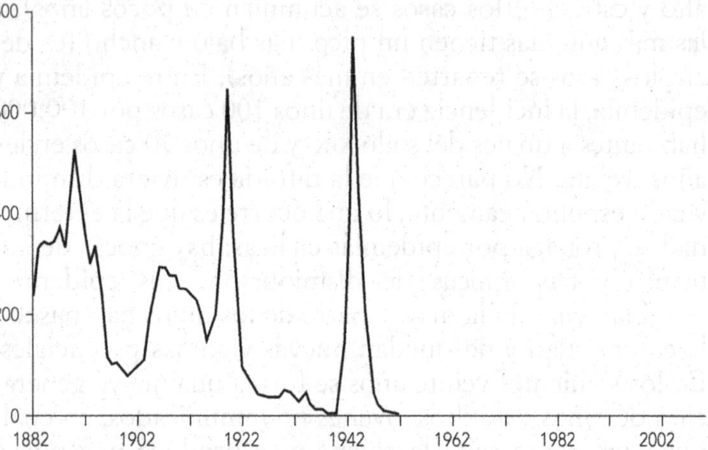

Fig. 5. *Difteria en Noruega, 1882-2002, casos por 100.000 habitantes. Nasjonalt Folkehelseinsituttet*

Otro documento del Nasjonalt Folkehelseinsituttet, sobre la vacuna y el suero antidiftérico, contiene una pequeña diferencia: dice que «la vacuna ha estado disponible en este país desde 1943». Desde luego, no en 1941, como dicen Georget y Marín. Imagino que una cosa fue promulgar un decreto y otra conseguir suficientes dosis de vacuna, sobre todo durante la guerra y en un país ocupado (¿a quién cree que vacunarían antes los alemanes?, ¿a sus propios niños o a los de los países ocupados?).

¿Se ha fijado en lo de los más de cuatro mil muertos al año en el mundo (evidentemente, no en el primer mundo), y en el descenso de vacunación como causa de la epidemia en la antigua Unión Soviética? Veamos qué dicen los antivacunas al respecto:

> La extensión de la vacunación contra la difteria a la población infantil del Tercer Mundo resulta incomprensible. [Marín, pág. 84.]

(Por supuesto, ¿quién puede comprender que se gasten tanto dinero en vacunas si, total, solo iban a morir cuatro mil niños que ni siquiera son europeos? Esos cuatro mil, por cierto, son los que se calculaba que morían a comienzos del siglo XXI, cuando ya se está vacunando. Antes eran muchísimos más.)

> Sin embargo, la regresión de la morbilidad en los países de Centroeuropa no ha sido tan espectacular: desde los inicios de esta última década del siglo XX, y coincidiendo con una fuerte inestabilidad social, se viene observando un incremento paulatino de esta enfermedad. [Uriarte, pág. 184.]

(Claro, como la causa de las enfermedades no son los microbios, sino la angustia y la soledad, la causa de la epidemia no es la falta de vacunación, sino la inestabilidad social.)

Y ahora, ¿a quién creerá usted?, ¿a los antivacunas o a los epidemiólogos del Instituto Nacional de Salud Pública de Noruega?

NASJONALT FOLKEHELSEINSITUTTET. «Difteri». Consultado en 2010.
NASJONALT FOLKEHELSEINSITUTTET. «Difterivaksine og difteriantitoksin». Consultado en 2010.

Normalmente, en un libro que pretende ser serio, las cosas no se dicen porque sí, sino que se sustentan en citas bibliográficas.

Las citas sirven para demostrar que no te estás inventando las cosas. Y, sobre todo, para que el lector, si está suficientemente interesado, pueda comprobar por sí mismo la información. En el libro de Marín, cada afirmación va ligada, con un numerito, a una cita concreta. Pero en el de Uriarte no; trae todas las referencias al final, por orden alfabético, sin que sea posible saber quién dijo cada cosa. Por ejemplo, en la página 195 afirma: «En 1988-1989, en la provincia de Gerona se observó una epidemia de sarampión posvacunal». Si supiéramos de dónde sale el dato, podríamos comprobar si es una fuente seria, como un artículo científico o un boletín epidemiológico, o una fuente más dudosa, como una noticia del diario u otro libro antivacunas que a su vez puede dar o no dar fuentes. Podríamos ir a una biblioteca y buscar el documento original, y comprobar si de verdad ahí dice que hubo una epidemia, y si el que lo dice a su vez aporta datos que justifiquen su afirmación o parece que se lo está inventando. Podríamos averiguar más datos sobre esa epidemia: si se trata de cinco casos, de cincuenta o de quinientos, si fueron graves o leves, si se llegó a conocer con más o menos certeza la causa (un lote en mal estado, por ejemplo). Pero Uriarte no da una referencia concreta para esa ni para casi ninguna otra afirmación de su libro, con lo que nos vemos obligados a perder horas en un trabajo detectivesco, o nos limitamos a encogernos de hombros y a decir: «Pues puede que sí o puede que no...».

La función de las referencias bibliográficas es permitir que el lector ejerza un control crítico sobre lo que afirma el autor. Pero cuando la cita bibliográfica se desvincula de su afirmación concreta, cuando al final del libro simplemente hay unos cientos de referencias, sin que podamos saber quién ha dicho cada cosa, la bibliografía pierde su noble función y se convierte en un medio por el que el autor apabulla al lector («Fíjate qué listo soy, me he leído todos estos libros y toda esta gente respalda lo que yo digo») y le impide una lectura crítica.

Por ejemplo, hace un tiempo vi que alguien, en un foro de internet, argumentaba diciendo algo así como: «El libro de Marín es serio y bien documentado, tiene más de quinientas citas bibliográficas». Y es cierto, tiene 580. Pero si uno se para a mirarlas, verá que muchas están repetidas, otras son de fuentes no precisamente científicas (noticias de la prensa general, boletines de asociaciones antivacunas...) y otras son de artículos favorables a las vacunas, que por tanto dicen todo lo contrario que el libro.

En cuanto a las repeticiones, de las 580 citas en la bibliografía de Marín, 27 corresponden a *Los peligros de las vacunas*, de su mentor Uriarte; 82 corresponden a *Vaccinations, les vérités indésirables*, del antivacunas Georget, y nada menos que 163 se refieren a *Vacunaciones preventivas*, de Salleras, un libro y un autor (en realidad, decenas de autores, expertos serios coordinados por Salleras) que están decidida y claramente a favor de las vacunaciones. Un libro de más de mil páginas que al parecer Marín se ha leído enterito, pero del que no ha aprendido nada.

Hay dos formas principales de manipular mediante el uso de la bibliografía: la selección partidista y la cita torticera.

En la selección partidista, uno solo menciona los estudios y libros que le convienen, y se olvida de todos los demás. Con frecuencia, los estudios que nos interesa citar se ensalzan desmesuradamente («Según el prestigioso inmunólogo X...», «Un estudio publicado por la prestigiosa revista científica Y...», etc.), sin comentar que otros cientos de inmunólogos igualmente prestigiosos, o que otros cientos de artículos de la misma revista, dicen todo lo contrario.

En los escritos científicos más serios, como las revisiones sistemáticas de la Biblioteca Cochrane (se pueden leer gratuitamente en www.cochranelibrary.com, la mayoría traducidos al español), se toman muchas precauciones para evitar esa selección. Los autores tienen que buscar por todos los medios a su alcance todos los estudios científicos publicados en las últimas décadas sobre el tema en cuestión, y tienen que explicar exactamente qué medios usaron para esa búsqueda. Luego tienen que tener unos criterios explícitos y objetivos sobre cuáles de esos estudios sirven o no sirven. Tienen que dar la lista completa de los estudios que han encontrado, incluso los que han descartado porque están mal hechos o porque no vienen al caso (explicando los motivos concretos), y dar los resultados de todos los estudios bien hechos.

Es una tarea enorme, por supuesto, que requiere meses de trabajo de varios expertos para responder a una sola cuestión concreta. Muchas veces no se puede llegar a ese grado de detalle. Pero al menos un autor honrado tiene que hacer un esfuerzo por encontrar los principales estudios publicados sobre el tema, y comentar sus resultados, aunque esos resultados no le gusten.

EL «INFORME HORSTMANN»

Por cita «torticera» me refiero al arte de manipular las conclusiones de los autores citados, haciendo creer al lector que Fulanito está de acuerdo contigo, cuando en realidad Fulanito dijo otra cosa. Uriarte (pág. 196) habla del «informe Horstmann» a propósito de la rubeola:

> La viróloga americana D. Horstmann, prestigiosa especialista en el tema, encontró que, tras la infección natural, se producía una cuota de reinfección del 2-5%, mientras que tras la inmunización artificial esta cuota podía elevarse hasta el 50%.

La única cita de Horstmann en la bibliografía de Uriarte es un libro de 1981, *Problemas en el sarampión y la rubeola*, al que no he tenido acceso. Sí, supongo que dirá lo que dice que dice o algo parecido.

También Marín habla (pág. 160) de un «informe Horstmann», y cita un artículo publicado por Horstmann en 1970 que

> constataba que el 80% de los vacunados se infectaban en situaciones epidémicas, mientras que solo lo hacían el 5% de las personas que habían pasado la enfermedad natural.

Y es cierto, eso dice el estudio (un estudio no muy grande, sobre 190 reclutas en un cuartel). Sin embargo, Marín olvida explicar que «reinfección» significa en este estudio un aumento de los anticuerpos en sangre en aquellos que ya habían pasado la rubeola o que estaban vacunados (los que no habían pasado la enfermedad ni estaban vacunados no se «reinfectaban», sino que simplemente se «infectaban»), que ninguno de los sujetos reinfectados enfermó clínicamente (es decir, no se habrían ni enterado si no les hubieran hecho análisis para el estudio), y que todos los sujetos no inmunizados se infectaron según el análisis, y un tercio de ellos sí que estuvieron clínicamente enfermos. Es decir, la vacuna protegió contra la enfermedad, que es de lo que se trata, y el virus actuó como una vacuna de refuerzo, aumentando el nivel de anticuerpos.

Es curioso que ambos usen la expresión «informe Horstmann». No es una manera habitual de referirse a un libro o a un artículo que no se titula así. Tal vez, inconscientemente (¿o conscientemente?), pensaban (o querían que el lector pensase) en la película de 1994 *El informe Pelícano*. Desde esa película, la expresión «Informe Tal y Cual» resuena en la imaginación de la gente como «algo que las autoridades y los poderosos quieren ocultar a toda costa, pero que unos valientes van a desvelar al mundo». El que la vacuna de la rubeola produce una inmunidad menor y de menor duración que la infección natural no es ningún secreto, y los artículos de Horstmann no son ninguna bomba informativa. Es un simple hecho, bien reconocido por todos los científicos. Es el motivo por el que se pone una dosis de refuerzo de la triple vírica.

Porque, claro, lo que no dice la doctora Dorothy Horstmann por ningún lado es que sus hallazgos constituyan un motivo para no vacunar. Se intenta hacer creer a los lectores que una viróloga y «prestigiosa especialista» está en contra de las vacunas, cuando en realidad está, por supuesto, totalmente a favor. Y ya que es tan prestigiosa, ¿por qué no citar su artículo sobre la poliomielitis, de 1985, que concluye con la frase: «El desafío es tratar de garantizar que cada niño en cada país reciba una u otra vacuna» (la oral o la inyectable)?

Por cierto, sí que existió un «informe Horstmann», pero no fue sobre la rubeola, y tampoco sobre ningún secreto censurado. En 1959, la OMS envió a Horstmann a la Unión Soviética para comprobar si era cierto que aquel país estaba avanzando, gracias a la vacuna oral (aún en fase de investigación), hacia la eliminación de la polio. Era preciso un informe de un observador externo porque los países occidentales podían pensar que los supuestos éxitos soviéticos eran pura propaganda. El informe fue favorable: la polio estaba disminuyendo, gracias a la vacuna.

HORSTMANN, D. M. «Report on a visit to the U. S. S. R., Poland and Czechoslovakia to review work on live poliovirus vaccine, August-October 1959». WHO, 1960 [citado por OSHINSKY, D. M. *Polio: An American story*. Oxford University Press, Nueva York, 2005].
HORSTMANN, D. M. et al. «Persistence of vaccine-induced immune responses to rubella: comparison with natural infection». *Review of Infectious Diseases*, 1985; 7: S80-S85.
HORSTMANN, D. M. «The poliomyelitis story: a scientific hegira». *Yale Journal of Biology and Medicine*, 1985; 58: 79-90.

«LOS EFECTOS INDIRECTOS»

Un compañero mío de clase, en nuestros ya lejanos 15 años, solía zanjar las discusiones con un contundente argumento:

—*Delenda Carthago est*, decía Catón el Viejo. *Delenda Carthago est*, digo yo. De modo que Catón habla por mi boca. ¿Vas a poner en duda a Catón cuando te digo que el Barça es mejor que el Español?

Lo decía en broma, y hacía gracia. Pero otros intentan usar en serio el mismo truco, nombrar a una figura de autoridad que no tiene nada que ver con el tema tratado.

Entre las páginas 252 y 258 de su libro, Marín nos ofrece un apartado sobre «los efectos indirectos». Empieza explicando la teoría general de los sistemas de Von Bertalanffy, un reputado filósofo de la ciencia que no dijo nada sobre vacunas. Y de su teoría deduce que

> por esta razón resulta muy ingenuo y atrevido pretender actuar sobre una parte de un ser vivo (sistema inmune) sin que esto repercuta en todo él, en especial cuando las acciones son reiterativas.

Esos efectos serán, por supuesto, alergias, nuevas infecciones y otras desgracias.

¿Y si actúas sobre otra parte de un ser vivo que no sea el sistema inmune? Por ejemplo, sobre el sistema digestivo o locomotor o cutáneo. Y de forma reiterada, además. ¿Usted le da a su hijo de comer varias veces al día? ¿Lo lleva al parque a jugar y correr? ¿Lo baña de vez en cuando? ¿Y es tan ingenuo como para pensar que eso no va a repercutir en todo el niño?

¿Por qué a los antivacunas ni se les pasa por la cabeza pensar que pueda haber repercusiones positivas? Igual los niños vacunados sacan mejores notas o tienen menos cáncer de pulmón. No hay ninguna prueba de ello, por supuesto; pero si ellos tienen derecho a inventar consecuencias negativas, ¿por qué no puedo yo inventar consecuencias positivas?

Aparte de citar a Von Bertalanffy, Marín cita en su apartado sobre «efectos indirectos» a otros cuatro autores: uno, que tampoco habla de las vacunas; otro, el mismo Marín (un «estudio» que dice ha hecho, que reconoce no está acabado, sobre el que no da ningún detalle y del que ya se permite extraer conclusiones); otro, una noticia aparecida en *El País* en 2002 diciendo que el Ministerio de Salud portugués no incluyó la vacuna del meningococo en el calendario por temor a que eso pudiera «abrir otras estirpes de bacterias», y, por último, el antivacunas Georget. Ni una sola prueba de que las alergias e infecciones que producen las vacunas existan en realidad. Von Bertalanffy solo estaba para dorar la píldora, para dar la falsa impresión de que lo que Marín va a decir a continuación tiene alguna base. Como Catón el Viejo.

Marín no podía saberlo, pero después de escribir su libro, en 2006, el Gobierno portugués incluyó en su calendario la vacuna del meningococo.

Lo que Marín muestra aquí es un completo desconocimiento de cómo funciona la ciencia. Cree que las teorías son lo primero, y que de esas teorías se pueden deducir los hechos, y, por tanto, la teoría general de sistemas demuestra que las vacunas producen alergias e infecciones. Pero la cosa va al revés. Los hechos, en ciencia, se obtienen de la observación y la experimentación. Una vez que has probado los hechos, puedes intentar comprenderlos, ver si alguna de las teorías existentes puede explicarlos racionalmente o si tienes que idear una teoría nueva. Cuando los hechos chocan con las teorías, son las teorías las que salen perdiendo.

DIREÇÃO-GERAL DA SAÚDE E INSTITUTO NACIONAL DE SAÚDE DR. RICARDO JORGE. *Doença meningocócica em Portugal 2002 a 2006*. Octubre de 2007.

LAS FUENTES NO FIABLES

Serravalle, en la página 184 (más exactamente, la madre que le escribe, enumerando los quince estudios que considera la prueba más clara de que las vacunas producen autismo [ver pág. 344]), añade un decimosexto estudio que no habla de autismo, sino de los presuntos peligros de la vacuna antigripal durante el embarazo, debido a su contenido en mercurio.

Puesto que me parece muy buena idea evitar el mercurio durante el embarazo, y puesto que hace muchos años que la vacuna de la gripe no lleva mercurio, podría dejarlo pasar sin más comentario. Pero me llamó la atención que, en los otros quince artículos, Serravalle (o la madre que le escribe) solo mencione el número PMID (que permite encontrar el artículo en PubMed), mientras que en este caso da la página web de la revista en que está publicado. Una revista de la que no había oído hablar nunca, a pesar de su nombre aparentemente «serio». Busco el artículo en PubMed y no aparece. Esa revista no está entre las más de cinco mil catalogadas en PubMed. ¿Qué pasa aquí? Busco en internet el título de la revista y encuentro en la Wikipedia en inglés un artículo sobre la Association of American Physicians and Surgeons. Comienza así:

> La Asociación de Médicos y Cirujanos Americanos (AAPS) es una asociación sin ánimo de lucro y políticamente conservadora que promueve teorías conspiratorias y desinformación médica, como el negacionismo del VIH/sida, la hipótesis aborto-cáncer de mama y la conexión entre vacunas y autismo, a través de su publicación oficial, Journal of American Physicians and Surgeons.

Y a continuación dan más detalles sobre esa revista:

> [...] no está incluida en bases de datos de literatura científica como MEDLINE, PubMed o Web of Science. La calidad y la validez científica de artículos publicados en la revista han sido criticadas por expertos médicos, y algunos de los puntos de vista defendidos por la AAPS han sido rechazados por otros científicos y organizaciones médicas.

Un artículo no incluido en PubMed va a llegar a muy poca gente. ¿Por qué un autor iba a escribir en una revista así, condenando su trabajo a la irrelevancia? Habitualmente, porque supone (o sabe, porque ya lo ha intentado) que su artículo no sería admitido por ninguna revista seria.

Pues ya ven, una asociación de extrema derecha que lucha contra la seguridad social y las vacunas y que defiende el tabaco y las armas; una revista sin ningún prestigio ni credibilidad. Compare con una revisión seria sobre la gripe en el embarazo:

La vacunación debe recomendarse a las embarazadas, porque es segura y reduce la morbilidad de la madre y del recién nacido por el virus de la gripe (Meijer, 2015).

Compare con las recomendaciones oficiales norteamericanas, españolas, italianas, canadienses, francesas, suizas, suecas, australianas, argentinas, internacionales en los siguientes enlaces:

https://espanol.cdc.gov/flu/highrisk/qa_vacpregnant.htm
www.sanidad.gob.es/areas/promocionPrevencion/vacunaciones/programasDeVacunacion/gripe/home.htm
www.salute.gov.it/portale/influenza/homeInfluenza.jsp
www.canada.ca/en/public-health/services/vaccination-pregnancy.html
www.service-public.fr/particuliers/vosdroits/F714
www.infovac.ch/fr/vaccination/selon-risques-complication/femmes-enceintes
www.folkhalsomyndigheten.se/contentassets/e86acc29fe854480b7dfa26fe9155808/influenza-vaccination-pregnant-women.pdf
www.health.gov.au/influenza-vaccination-in-pregnancy
www.argentina.gob.ar/salud/vacunas/embarazadas
www.who.int/es/news-room/fact-sheets/detail/influenza-(seasonal)

Y ahora, ¿de quién se fía usted? ¿En serio, Serravalle, la única información que das a tus lectoras sobre la vacuna de la gripe en el embarazo sale de una revista de ínfima calidad de una organización ultraconservadora?

AYOUB, D. M. y YAZBAK, F. E. «Influenza vaccination during pregnancy: a critical assessment of the recommendations of the Advisory Committee on Immunization Practices (ACIP)». *Journal of American Physicians and Surgeons*, 2006; 11: 41-47.

MEIJER, W. J. et al. «Influenza virus infection in pregnancy: a review». *Acta Obstetricia et Gynecologica Scandinavica*, 2015; 94: 797-819.

LA ANAFILAXIA

Tiene Uriarte la costumbre de dar presuntos datos sin decir de dónde los ha sacado. Buscar la fuente en su lista de referencias bibliográficas es como buscar una aguja en un pajar.

Por ejemplo, dice en la página 215: «Se han observado también muertes después de la vacunación de tos ferina debido a un efecto anafiláctico».

¿Es cierto? Buscando «pertussis vaccine AND» («anaphylaxis OR anaphylactic») en PubMed aparecen 195 artículos. Solo uno, el de Pollock y Morris, aparece en la bibliografía de Uriarte.

En ese estudio se encontraron dieciséis casos de anafilaxia, pero ninguno fue mortal (la anafilaxia no es más que una reacción alérgica generalizada de tipo inmediato; cualquier persona a la que le sale una urticaria o sufre una crisis de asma a los pocos minutos de comer una fresa o un huevo está teniendo anafilaxia). Un estudio cuya conclusión fue: «No se encontraron pruebas convincentes de que la DTP cause daños neurológicos importantes».

(Un inciso sobre la ética de las citas bibliográficas. Por supuesto, uno no está obligado a estar de acuerdo con los resultados o la interpretación de un estudio. Pero en ese caso hay que explicarlo y argumentarlo: «El estudio XXX está mal hecho por tal y tal...», o «Las conclusiones de YYY no son seguras, porque sus resultados también se podrían deber a...». Ahora bien, llenar varias páginas con citas bibliográficas, así, sin comentario, en plan «fijaos cuantísima gente dice lo mismo que yo», cuando en realidad bastantes de esos autores dicen justo lo contrario..., ¿a usted qué le parece?)

Uriarte no cita un informe de 1996 del Advisory Committee on Immunization Practices de Estados Unidos, que explica que «no se ha informado de muertes por anafilaxia tras la administración de la vacuna DTP desde el comienzo del programa de declaración de efectos secundarios de las vacunas en 1978, periodo durante el cual se administraron más de ochenta millones de dosis de DTP adquiridas con dinero público».

Uriarte podría haberlo citado, porque es anterior a su libro. Si busca información, vaya directamente a la versión más actualizada (Gidengil, 2021): en un estudio, Bohlke et al. encontraron cinco casos de anafilaxia (ninguno mortal) tras la administración de más de siete millones de dosis de vacuna (de todo tipo).

Sí, es posible la anafilaxia mortal por la vacuna; Leung describió un caso en 1984 (una niña de 2 meses con una cardiopatía congénita). La anafilaxia es una forma de alergia, y puede existir alergia a casi todo. Hay gente que ha muerto por comer un cacahuete o un huevo (¿por qué hay asociaciones antivacunas, pero no asociaciones anticacahuetes?). El riesgo, en todo caso, es extremadamente remoto.

En 2003, un comité del Institute of Medicine de Estados Unidos, tras analizar todos los estudios sobre el tema, concluyó: «Las pruebas favorecen la relación entre las vacunas de la difteria y de la tosferina de células enteras y la muerte por anafilaxia».

La conclusión sobre la anafilaxia se sustenta en solo dos casos descritos en 1946 y otro, posible, en los años noventa. También se conocen dos casos de anafilaxia mortal por vacunación antitetánica en adultos.

BOHLKE, K. et al. «Vaccine Safety Datalink Team. Risk of anaphylaxis after vaccination of children and adolescents». *Pediatrics*, 2003; 112: 815-820.

GIDENGIL, C. et al. «Safety of Vaccines Used for Routine Immunization in the United States: An Update». *Vaccine*, 2021; 39: 3696-3716.

INSTITUTE OF MEDICINE IMMUNIZATION SAFETY REVIEW. *Vaccinations and sudden unexpected death in infancy.* National Academies Press, Washington DC, 2003.

LEUNG, A. «Congenital heart disease and DPT vaccination». *Canadian Medical Association Journal*, 1984; 131: 541.

POLLOCK, T. M. y MORRIS, J. «A 7-year survey of disorders attributed to vaccination in North West Thames region». *Lancet*, 1983; 1: 753-757.

«Update: Vaccine Side Effects, Adverse Reactions, Contraindications, and Precautions. Recommendations of the Advisory Committee on Immunization Practices (ACIP)». *MMWR Recomm Rep.*, 6 de septiembre de 1996; 45: 1-35.

PORQUE LO DIGO YO

La manipulación de la bibliografía requiere, en último término, un poco de esfuerzo. Es mucho más fácil inventarse las cosas porque sí y no molestarse en citar ni una sola fuente. Total, seguro que alguien se lo cree.

El sitio web de la Liga para la Libertad de Vacunación (vacunacionlibre.org) es un ejemplo puntero. No cita prácticamente fuentes. Hay una sección de «fichas informativas» sobre las distintas vacunas que, en general, no citan otra fuente que el fabricante.

Por ejemplo, la ficha de la triple vírica (sarampión, paperas, rubeola) dice estar sacada del «Prospecto Informativo Sanofi Pasteur MSD». Fácilmente encontrará en internet tanto el prospecto como la ficha técnica de esa vacuna, M-M-RvaxPro. Llama la atención que la ficha de los antivacunas es mucho más corta, por lo que omiten mucha información que sí da el fabricante. Y a cambio añaden otra que no sabemos de dónde sacan. Las reacciones adversas según los antivacunas:

— Infecciones como tosferina, Haemophilus *influenzae*, polio, difteria, hepatitis e infecciones repetitivas.
— **Linfadenopatías**.
— Bronquiolitis, incremento de la mucosidad y asma.
— Encefalitis: irritabilidad, somnolencia, autismo, TDAH (trastorno por déficit de atención e hiperactividad), regresión en la maduración, **cambio en el apetito**, cambios en la personalidad y en el contacto visual, **convulsiones** y epilepsia, modificaciones del tono muscular, **hipotonía**, narcolepsia, **apneas** y cambio del ritmo sueño-vigilia.
— Eccema, **dermatitis** atópica, empeoramiento de la psoriasis y **urticaria**.
— Muerte súbita.
— Cambios en la coagulación de la sangre.
— Trastornos del metabolismo del hueso.
— Alteraciones digestivas: **diarrea**, enteritis y colitis.
— Lesión renal e insuficiencia renal.

He resaltado en negrita los únicos efectos secundarios que aparecen en el prospecto o la ficha técnica de la vacuna. Todos los demás son falsos. Algunos son simplemente imposibles: una vacuna de virus atenuados, como la del sarampión, puede producir una infección atenuada, pero decir que la vacuna hexavalente puede producir tosferina, infección por *Haemophilus*, polio, difteria o hepatitis es tan ridículo como decir que los elefantes vuelan. Para atreverse a decir una cosa así hay que ser estúpido, o hay que creer que los que lo lean son estúpidos y no se darán cuenta. Otros, como la muerte súbita o el autismo, se desmienten en otras páginas de este libro. Y, en todo caso, lo que es absolutamente falso es que hayan sacado esa información del prospecto del fabricante. Si de verdad alguien ha dicho que esa vacuna altera el metabolismo del hueso o produce insuficiencia renal, tendrían que citar la fuente.

En la misma web encontramos un «Decálogo sobre las vacunas» que, como de costumbre, no contiene ni una referencia bibliográfica. Parecería que en un decálogo solo se pueden decir diez mentiras, pero hay muchas más. Veamos algunos ejemplos:

> La composición de esos fármacos lo es de organismos vivos, y de química altamente tóxica.

Falso; la mayoría de las vacunas ya no contienen organismos vivos. Y todo es tóxico: es posible matar a alguien con agua, con oxígeno, con sal de cocina o con vitamina A, pero lo importante es que las vacunas no son tóxicas.

> La eficacia de las vacunas no ha sido demostrada nunca.

¡Por favor, esto ya es como decir que los aviones no vuelan! Hay cientos de estudios sobre la eficacia de las vacunas. Cualquier medicamento de verdad tiene que demostrar eficacia y seguridad antes de salir al mercado (la homeopatía o los cosméticos no necesitan probar eficacia, basta con la seguridad, con que no sean demasiado tóxicos).

> El asma se encuentra en solo el 0,2% de los niños no vacunados en comparación con el 15% de los niños vacunados.

Mentira, las vacunas no producen un aumento del asma y las alergias.

> Actualmente, se calcula que el riesgo de muerte posvacunal es 1 muerte cada 250.000 dosis de vacuna.

¿«Se calcula»? Se lo están inventando. Ni siquiera explican claramente cómo definen una «dosis de vacuna». ¿Una inyección de triple vírica es «una dosis de vacuna» o son tres? Con el actual calendario español, un niño hasta los 18 años se vacuna contra 14 enfermedades y recibe en total 50 dosis inyectadas en 27 pinchazos. Ellos concluyen que en España mueren cada año 40 personas por las vacunas, «dato que se silencia». Pero sus cifras son incompatibles. A 400.000 recién nacidos al año, en España debe de haber unos 7.200.000 menores de 18 años: si las muertes que ellos dicen son «por pinchazo», supuestamente habrían muerto 777 al año; si son «por dosis de vacuna», 1.440 muertos. Casi la mitad antes de los 4 años.

> No le dé más de una vacuna a la vez.

Eso es tan absurdo como imposible. No existen vacunas separadas para difteria, tosferina, sarampión, rubeola... Si cada vacuna se da por separado, los niños recibirían 23 pinchazos más.

Lo dejo aquí; el «decálogo» suelta una estupidez tras otra y la mayoría ya las tratamos en otra parte de este libro.

NAVARATNA, S. et al. «Childhood vaccination and allergy: A systematic review and meta-analysis». *Allergy*, 2021; 76: 2135-2152.

Hay muchas cosas que yo no sé. Incluso en aquellos campos en los que creo saber bastante, como la lactancia materna, hay muchísimas cosas que yo no sé. Y muchísimas de esas cosas que yo no sé sí que las saben otras personas. Muchas cosas no las sé porque no he leído lo suficiente, no he estudiado lo suficiente, no he reflexionado lo suficiente... Los conocimientos de la humanidad son enormes, y mi personal ignorancia es monumental.

Sin embargo, los antivacunas tienen cierta tendencia a compartir generosamente su ignorancia. Si ellos no lo saben, no lo sabe nadie, y, por tanto, en vez de escribir «no sé...» (o, mejor aún, no escribirlo, sino esforzarse y averiguar la respuesta, y ya que escribes algo, escríbelo bien), prefieren poner «no se sabe», «nadie sabe», «no sabemos»...

LA INMUNIDAD DE GRUPO

Las vacunas (excepto la del tétanos) tienen la capacidad de proteger no solo a los individuos vacunados, sino también a la población en su conjunto. Si en un país disminuyen a la mitad los casos de sarampión, tendrás la mitad de posibilidades de contagiarte; si no hay ningún caso de sarampión, tu riesgo es cero, aunque no estés vacunado. Por eso es muy importante mantener unos niveles muy altos de cobertura vacunal (es decir, un porcentaje muy alto de población vacunada); solo así podemos proteger a aquellas personas que no se pueden vacunar porque tienen una enfermedad que lo contraindica, o a aquellas en las que la vacuna no resulta eficaz por algún motivo (pocas cosas en el mundo son eficaces en el cien por cien de los casos). Cuando el porcentaje de niños no vacunados aumenta, llega un momento en que los brotes epidémicos son de nuevo posibles, y entonces no están en peligro solo los que no se quisieron (bueno, que sus padres no quisieron) vacunar, sino también los que no pudieron vacunarse.

Marín, en un capítulo lleno de despropósitos, intenta hacer creer al lector que esa inmunidad de grupo es una tontería incomprensible, «literatura para justificar los programas masivos de vacunación». Confunde la eliminación de una enfermedad (conseguir que en un determinado país no se presente ningún caso durante un tiempo prolongado) con su erradicación (la extinción definitiva del germen causal). El sarampión y la polio han sido eliminados de muchos países, pero tienen que seguir vacunando si no quieren que esas enfermedades vuelvan; mientras que la viruela ha sido erradicada, ya no hace falta vacunar. Y confunde muchas otras cosas, cuando en la página 51 de su libro nos ofrece esta perla:

> [...] Tasa Básica de Reproducción. Literalmente se la define como «la cifra media de infecciones producidas directamente por un caso infeccioso, durante su periodo de infecciosidad, cuando entra en una población totalmente susceptible». De entrada no sabemos bien qué se quiere decir con «periodo de infecciosidad», ¿a qué se refieren?, ¿a una mayor susceptibilidad de las personas?, ¿a una mayor actividad microbiana? Si la infecciosidad tiene un periodo y todos sabemos por la experiencia directa que algunas afecciones, como la gripe, existen en épocas del año de mayor incidencia [...]

No doy crédito a mis ojos. ¿No sabe lo que es el periodo de infecciosidad, y en vez de consultarlo en cualquier libro de medicina o buscarlo en internet, prefiere confesar su ignorancia y llenar un párrafo de desvaríos? El periodo de infecciosidad, también llamado periodo infeccioso, de contagio o de contagiosidad, es el tiempo durante el cual una persona infectada puede contagiar a otras personas. Por ejemplo, el sarampión es contagioso desde dos a cuatro días antes de empezar el exantema (las manchas) hasta dos a cinco días después; de cuatro a nueve días en total. No tiene nada que ver con la susceptibilidad de las personas, ni con la mayor actividad microbiana, ni con el hecho de que la gripe y otros virus respiratorios sean más comunes en invierno (eso se debe, básicamente, a que en invierno hay más posibilidades de contagio: los niños en las escuelas y los adultos en el trabajo, con menos vida al aire libre porque llueve y hace frío).

¿A cuántas personas puede contagiar de sarampión un enfermo durante esos cuatro a nueve días en que es contagioso? Dependerá de muchos factores: de la edad, de si va a la escuela, de si tiene hermanos... Por supuesto, no todos los enfermos contagian al mismo número de personas. Un niño de 4 años con hermanos y que va al cole igual contagia a otros veinte; un bebé primogénito que no va a la guardería igual no contagia a nadie. Pero se puede estimar una media, y esa media por supuesto será distinta para distintos países, distintas zonas y distintas épocas. Las estimaciones se basan en datos de observación durante brotes epidémicos cuidadosamente estudiados, y por supuesto no serán exactamente las mismas en distintos brotes. Marín intenta convencernos de que la disparidad de cifras indica falta de seriedad, profunda ignorancia y falta de rigor científico de los vacunalistas, y que por tanto todo es mentira. Su razonamiento es un poco como: «¿Cuántos parados hay en España? Unos dicen que hay 3,9 millones, otros que hay 4,2 millones; la conclusión es que no es nada serio, y que en España no hay ningún parado».

Los expertos en salud pública saben perfectamente que sus estimaciones son aproximadas. Pero necesitan tener alguna estimación para responder a preguntas tan sencillas como: si hay un 5% de niños sin vacunar, ¿podemos estar tranquilos o la catástrofe es inminente? ¿Y si hay un 15, un 25% de niños sin vacunar? ¿En qué momento tenemos que asustarnos, lanzar una campaña de vacunación intensiva o prepararnos para una epidemia? Evidentemente, la cobertura vacunal puede ser demasiado baja durante años sin que llegue a producirse la temida epidemia, por pura suerte.

El número de contagiados por cada enfermo depende también de la proporción de personas inmunizadas (sea de forma natural o por vacunación) entre los que le rodean. Los cálculos de los epidemiólogos parten de la base de que la población inmunizada o susceptible está repartida al azar; en la práctica, la gente puede agruparse por sus afinidades. En la página 167 hablamos de varios brotes de sarampión en pequeñas comunidades con bajas coberturas vacunales.

El número de contagiados cuando la inmunidad de la población es nula se llama **número básico** o tasa básica de reproducción. El **número real**, efectivo o neto de reproducción es menor, porque parte de la población es inmune. El número real (R_n) es el resultado de multiplicar el número básico (R_0) por la proporción de susceptibles (S). Por ejemplo, si la tasa básica de reproducción es 15, pero solo un tercio de la población es susceptible, la tasa real de reproducción es un tercio de 15, solo 5.

$$R_n = R_0 \times S$$

Supongamos que cada enfermo contagia a otros dos. El número de enfermos aumenta de forma imparable: 2, 4, 8, 16... Tenemos una epidemia. Si cada enfermo contagia a otros diez, la epidemia es mucho más espectacular: 10, 100, 1.000, 10.000 enfermos en poco tiempo.

Si cada enfermo solo contagia a otra persona, la epidemia es la más aburrida de la historia: 1, 1, 1, 1... Si tenemos

100 enfermos, y la tasa de reproducción es 1, ¿cuántos enfermos tendremos el año que viene? Pues 100 también. Esta situación, en que el número de enfermos es más o menos constante en el tiempo, se llama «endemia».

Si la tasa de reproducción es de 0,9, la enfermedad está en vías de desaparición: 100, 90, 81, 74... En cada «generación» hay un 10% menos que en la anterior.

En una misma epidemia, la tasa de reproducción va disminuyendo con el tiempo, porque cada vez queda menos gente susceptible. Al final, la epidemia se extingue por falta de combustible. Incluso las pestes de la Edad Media, cuando no había ningún tratamiento eficaz, se extinguían con el tiempo. Las enfermedades muy contagiosas queman muy rápido el combustible y producen intensas epidemias de breve duración; las enfermedades menos contagiosas pueden producir epidemias más prolongadas.

Por tanto, para evitar la aparición de brotes epidémicos, debemos conseguir que tasa real de reproducción sea inferior a 1.

$$1 = R_0 \times S$$

$$S = \frac{1 - 1}{R_0}$$

El que no es susceptible (S) es inmune (H). Por tanto, y expresándolo en «tanto por uno», donde 1 es por definición el total:

$$S + H = 1$$

$$H = 1 - S$$

Y si queremos que no aparezcan epidemias, hay que conseguir que la proporción de individuos inmunes sea superior a:

$$H = \frac{1 - 1}{R_0}$$

Veamos un ejemplo práctico. La tasa básica de reproducción del sarampión, en los países industrializados, está entre 12 y 18. Aplicando la fórmula, H estaría entre 0,92 y 0,94. Es decir, hace falta que más del 92 o el 94% de la población sea inmune para que no se produzcan epidemias.

La rubeola es menos contagiosa, con una tasa básica de infección entre 6 y 7; por tanto, basta con superar el 83 o el 86% de inmunidad.

Como las vacunas no son cien por cien efectivas, la cobertura vacunal tiene que ser algo más alta para conseguir esa cifra de individuos inmunes.

Cuando la cobertura vacunal no es suficiente para impedir la propagación de la enfermedad, puede producirse un desplazamiento de la edad de infección. En vez de infectarse en la infancia, muchos se infectarán en la adolescencia y la juventud. Lo que hace un siglo sucedió con la poliomielitis, debido a las mejoras en la higiene y el nivel de vida (ver pág. 156) puede pasar ahora, debido a la vacunación. Es un problema cuando la gravedad de la infección aumenta con la edad, especialmente en el caso de la rubeola. En Grecia, la vacunación con triple vírica comenzó en 1975, pero no como parte del calendario oficial, sino como una vacuna opcional que promovían muchos pediatras, sobre todo en el sector privado. La cobertura no superó el 50% hasta que en 1989 la vacuna se incluyó en el calendario. El resultado fue un gran número de mujeres susceptibles en edad fértil. En 1993 hubo una epidemia de rubeola, con al menos 25 casos de rubeola congénita, más de los que solía haber antes de la vacunación.

ARRAZOLA MARTÍNEZ, M. P. y JUANES PARDO, J. R. «Inmunidad colectiva o de grupo». En: COMITÉ ASESOR DE VACUNAS. ASOCIACIÓN ESPAÑOLA DE PEDIATRÍA. *Manual de vacunas en pediatría* (4.ª ed.). 2008.

GIANNAKOS, G.; PIROUNAKI, M. y HADJICHRISTODOULOU, C. «Incidence of congenital rubella in Greece has decreased». *British Medical Journal*, 2000; 320: 1408.

EL SISTEMA INMUNITARIO, ESE DESCONOCIDO...

Uriarte recoge, en la página 49 de su libro, un «manifiesto médico contra las vacunas» de 1997. Dice, entre otras, varias perlas:

> Pese a las investigaciones realizadas hasta el presente, el sistema inmunitario sigue siendo todavía un gran desconocido para la medicina.

Será desconocido para él. Los que han hecho esas investigaciones y han estudiado el tema saben bastante sobre el sistema inmunitario.

> Resulta fácilmente constatable que la vacunoprofilaxis por sí sola es incapaz de hacer retroceder las enfermedades infecciosas en poblaciones desnutridas o que carecen de las mínimas condiciones higiénicas.

¡Mentira! Resulta fácilmente constatable que la viruela se ha erradicado en todo el planeta, y que el sarampión y la polio han sido eliminados en toda América (incluyendo zonas de Centroamérica y Sudamérica en las que todavía hay, por desgracia, desnutrición y malas condiciones higiénicas), y que todas las enfermedades vacunables han retrocedido allí donde se han llevado a cabo buenos programas de vacunación, aunque sean los países más pobres de África o Asia.

Por supuesto, todos los niños del planeta tienen derecho a una buena nutrición, a una buena higiene, a una buena asistencia médica, a una buena vivienda, a una buena educación y a un buen programa de vacunación. Pero lo uno no quita lo otro. No vamos a privarles de las vacunas porque todavía existe la desnutrición, ni vamos a negarles la comida porque todavía no están vacunados. Se hace lo posible por ir solucionando todos los problemas a la vez, por ir avanzando en todos los campos. Y lo cierto es que las vacunas funcionan y salvan vidas, incluso en aquellos lugares donde todavía hay desnutrición y malas condiciones higiénicas.

Es cierto que la falta de higiene y la malnutrición aumentan la incidencia y la gravedad de muchas infecciones. Y vemos que Uriarte lo sabe. Por eso me sorprende aún más que en otras páginas de su libro recomiende el ayuno como tratamiento de las enfermedades infecciosas.

LA COLONIZACIÓN DEL RECIÉN NACIDO

Dice Marín en la página 299:

> ¿Cómo se explica que los recién nacidos, que proceden en principio de un medio estéril, desarrollen durante los primeros días de vida una complejísima flora bacteriana intestinal compuesta por ¡billones! de microorganismos sin que el neonato sufra ningún trastorno?, ¿de dónde proceden estas bacterias?, ¿y las que pueblan otras cavidades como la rinofaríngea y la vaginal?

Me recuerda a aquellos libros sobre «los extraterrestres nos visitan» que se pusieron tan de moda hace cuarenta o cincuenta años. «¿Quién construyó las pirámides?», preguntaba el autor, con la esperanza de que los lectores exclamasen: «¡Anda, pues es verdad, tuvieron que ser los extraterrestres!». Pues no, las pirámides las construyeron los egipcios.

Con sus retóricas preguntas, Marín intenta convencernos de la «teoría endógena» (ver pág. 461); pretende que exclamemos: «¡Anda, pues es verdad, todos esos microorganismos no pueden venir de ningún sitio, tienen que formarse espontáneamente dentro del mismo niño!». Pues no, no se forman espontáneamente. Vienen de algún sitio (ver pág. 71), y sabemos de dónde vienen: de la vagina de su madre (con la que el niño se frota bien frotado), del tubo digestivo de la madre (a ver si piensa que los tres centímetros de distancia entre la vagina y el ano son suficientes para mantener a los microbios alejados), de la piel de la madre que le abraza y le da el pecho, de las manos de la madre, de otros familiares y de los profesionales sanitarios que le tocan y le acarician, de la boca de los que le besan y le hablan y respiran a su lado, del aire (que está llenito de microbios), de todo lo que toca con su manita (y luego se chupa el dedo)... Cualquier microbio, dadas las condiciones adecuadas (como un bebé tiernito y disponible) puede producir millones de descendientes en pocas horas. Y el neonato no sufre ningún trastorno porque son microbios no patógenos, o microbios a los que su sistema inmunitario puede mantener a raya. Cuando llega un microbio que supera sus defensas, el recién nacido sufre una infección, a veces grave.

Y aquí empalmamos con otra de las ignorancias compartidas de los antivacunas. O, más exactamente, ignorancia atribuida: pretenden hacernos creer que ellos saben ciertas cosas que los demás médicos, los de la medicina «oficial», ignoran. Por ejemplo, dice Uriarte en la página 46:

> El cambio más evidente consistió en la intensificación de las medidas de higiene y en un exceso de medidas antibióticas. Poco a poco, se fue extendiendo la idea de que el huésped no tenía posibilidades de protección ante los microbios, de que estos eran negativos y que habían de ser destruidos.

Está hablando de finales del siglo XIX, décadas antes de que se descubriesen los primeros antibióticos, así que no sé a qué «medidas antibióticas» se refiere. Jamás la medicina ha dicho que el huésped no tiene posibilidades de protección ante los microbios, al contrario; lleva más de un siglo estudiando en profundidad el sistema inmunitario (aunque ya vemos que, para los antivacunas, ese sistema todavía es un «gran desconocido»). Jamás la medicina ha dicho que todos los microbios son negativos, al contrario; desde que empezaron a conocerse los microbios se vio que la mayoría son positivos, que tenemos una flora intestinal y cutánea normal que nos beneficia y conviene conservar. El mismo Pasteur, antes de dedicarse a las enfermedades humanas, había estudiado las levaduras para perfeccionar los procesos de producción del vino y de la cerveza (claro que el considerar si un microorganismo que fabrica alcohol es beneficioso o nocivo abriría otro debate...). Jamás la medicina ha dicho que todos los microorganismos deban ser destruidos; solo los que nos hacen enfermar, y solo cuando nos hacen enfermar. Por ejemplo, muchos niños sanos tienen meningococos en su flora orofaríngea (ver pág. 192); a ningún médico se le ocurre tratarlos con antibióticos para eliminar esos gérmenes. (Bueno supongo que a alguien, hace muchos años, se le debió de ocurrir, lo debió de intentar, comprobó que era inútil y desde entonces no se hace.)

En la página 207, Marín analiza las probables causas del aumento de la tuberculosis en los últimos años. Dice básicamente lo mismo que cualquier experto médico, pero se molesta en intentar presentarlo como si los demás médicos nos ocultasen algo y solo él, Marín, nos desvelase la verdad. Para ello nombra primero seis causas, que atribuye a «sectores académicos» (el sida, las restricciones económicas de la sanidad, la pobreza, las migraciones, la inexperiencia de los profesionales jóvenes, la falta de interés de la industria en la investigación). Aquí viene la pausa dramática:

> Aun siendo ciertas, estas consideraciones, en cierta forma, no dejan de ocultar o minimizar las causas fundamentales del incremento de esta patología.

Y, por fin, la bomba informativa: que la mayor parte de los casos y de las muertes por tuberculosis se producen en el tercer mundo y en poblaciones marginadas del primero, y que si enfermas de tuberculosis, tienes más probabilidades de morir en el tercer mundo que en los países desarrollados. Estas revelaciones, según él mismo indica, están tomadas del libro *Vacunaciones preventivas*, de Salleras, y se basan en datos de la OMS. Son los mismos «sectores académicos» que dicen las otras causas. ¿Por qué, entonces, no se limita a nombrarlas todas juntas y se ahorra esas ridículas e insultantes acusaciones de «ocultar o minimizar las causas fundamentales»?

Sin embargo, vuelve a las andadas en la página 217: después de insistir por enésima vez en que «los efectos secundarios de las vacunas se minimizan, se niegan o no se investigan», da una lista de efectos adversos de la BCG:

Ulceraciones, abscesos y adenitis regionales supuradas; infecciones diseminadas por BCG entre las que destacan casos no mortales como otitis, abscesos retrofaríngeos, osteomielitis, infecciones renales, pulmonares, meníngeas, adenitis mesentéricas, adenitis múltiples.

¡Anda, cuántas cosas nos ocultaban los vacunalistas! ¿Y quién será el valiente investigador que, desafiando el muro de silencio, nos ha revelado todo esto? Pues, según el mismo Marín, su fuente es nada menos que el libro de Salleras, que cita estudios realizados en los años setenta por la Unión Internacional contra la Tuberculosis y las Enfermedades Respiratorias.

Es decir, que los efectos secundarios sí que se investigan. Son los antivacunas los que niegan y minimizan esas investigaciones. Y se olvidan de decir que la mayoría de esos efectos secundarios son extremadamente raros.

LA HEPATITIS B Y EL MISTERIO DE LA CESÁREA

En la página 194, Marín, citando a Salleras, explica que la principal vía de contagio de la hepatitis en el tercer mundo es la transmisión madre-hijo durante el parto «a causa del estrecho contacto con las secreciones del canal del parto y, quizá, por deglución y aspiración de estas secreciones».

En efecto, la transmisión madre-hijo no se produce casi nunca durante el embarazo, porque el virus de la hepatitis no puede cruzar, en circunstancias normales, la placenta. La sangre de la madre y la del hijo no se mezclan, sino que están separadas en todo momento por una membrana. Pero en el momento del parto puede haber pequeñas roturas en la membrana, y madre e hijo pueden intercambiarse unas gotas de sangre, aparte de que el recién nacido se restriega con todo su cuerpo (incluyendo ojos, nariz y boca) con la vagina de la madre.

Pero Marín no es capaz de contar una cosa tan sencilla sin intentar contagiarnos su ignorancia. Comienza poniéndolo todo en duda con un «se dice», dos líneas más abajo aumenta la tensión con un «los argumentos que se aportan presentan muchos puntos oscuros», y finalmente:

> [...] pero incomprensiblemente, y en contraposición a lo anterior, se añade que «el riesgo es el mismo para los niños nacidos mediante cesárea» que no han de realizar tan angosta travesía.

Pero ¿dónde está la contraposición incomprensible? Primero, antes de muchas cesáreas se ha producido un intento de parto, ha habido fuertes contracciones y pueden haberse producido pequeñas roturas en la placenta. Segundo y más importante, para hacer una cesárea hay que cortar la barriga de la madre, y luego cortar el útero, y al hacerlo sale sangre. Los cortes se hacen lo más pequeños posible para que la cicatrización sea más fácil, y a través de ese estrecho corte en la carne sangrante de la madre se extrae al bebé, y la sangre le entra en la nariz, en la boca, en la conjutiva ocular, y el bebé tiene el mismo riesgo de infectarse que si hubiese pasado por la vagina. No parece tan difícil de entender.

Por eso, porque la transmisión se ha producido justo en el momento del parto, se puede prevenir la infección del recién nacido administrándole la vacuna dc la hepatitis y la gammaglobulina antihepatitis antes de doce horas. Es posible neutralizar el virus antes de que llegue a infectar las células del hígado. Si el bebé se hubiera infectado unos meses antes, durante el embarazo, ya sería demasiado tarde para prevenir nada.

Además, como el intercambio de sangre se ha producido en el parto, es posible prevenir también los problemas de la incompatibilidad Rh. Una persona con Rh negativo, si recibe sangre con Rh positivo, desarrolla anticuerpos anti-Rh. Cuando la madre es negativa y el feto positivo, en el primer embarazo no pasa nada, porque no hay anticuerpos. Pero en el momento del parto, con la rotura de los capilares de la placenta, pueden pasar suficientes glóbulos rojos del bebé a la sangre de la madre para provocar la formación de anticuerpos. Si más tarde, en otro embarazo, el feto vuelve a ser positivo, los anticuerpos de la madre atraviesan la placenta y destruyen sus glóbulos rojos, lo que puede llegar a causar su muerte. Si los glóbulos rojos cruzasen la placenta durante el embarazo, la madre ya estaría sensibilizada en el momento del parto y la cosa no tendría remedio. Pero como el paso de los glóbulos rojos se ha producido justo en el parto, todavía estamos a tiempo de administrar a la madre gammaglobulina anti-Rh (normalmente llamada «anti-D») y destruir los glóbulos rojos del feto antes de que el sistema inmunitario de la madre los encuentre y se inmunice. Así se pueden evitar problemas en un embarazo posterior.

LA MORTALIDAD DEL SARAMPIÓN

En la página 148, Marín pasa de la ignorancia médica y biológica a la matemática, y de ahí al insulto, al calificar de «baile de cifras» las que da la OMS sobre la mortalidad por sarampión en el mundo, para luego llamar a esta organización «el rostro humanitario de las grandes corporaciones químico-farmacéuticas» (insulto que comparte Uriarte en la página 222 de su libro).

Pues bien, estas son las cifras que da Marín, atribuyéndolas a la OMS (no he intentado comprobar sus fuentes):

— 1979: 3 millones de muertos por sarampión.
— 198?: 2,5 millones a principios de los ochenta.
— 1989: 1,5 millones.
— 1994: 1 millón.

¿Dónde está el baile? Yo solo veo una progresiva disminución del número de víctimas, a medida que se extendieron los programas de vacunación. Según Marín:

> Esas cifras no son creíbles [...] a finales de los setenta, la mortalidad por sarampión en la mayoría de los países desarrollados, incluyendo la URSS y países centroeuropeos, era prácticamente inexistente [...]. ¿De dónde salen entonces los más de tres millones de muertes al año?, ¿del África subsahariana y otras zonas asiáticas? [...] Creemos que estos datos pueden estar inflados con la doble finalidad de justificar los programas masivos de vacunación por un lado y, por otro, de garantizar el éxito estadístico de los mismos al efectuarse una aproximación epidemiológica más ajustada a la realidad.

Nunca pensé que escribir este libro se iba a convertir en una de las experiencias más dolorosas de mi vida. Para terminar de copiar el párrafo anterior he tenido que levantarme varias veces de la silla, pasear arriba y abajo como una fiera enjaulada, enjugarme las lágrimas. Está negando el sarampión en el tercer mundo, está negando el sufrimiento y la muerte de millones de niños. Y luego dicen de los efectos adversos de las vacunas... Tu libro, Marín, me produce taquicardia y dificultad respiratoria; tus mentiras se me clavan en el alma como agujas envenenadas.

En los años setenta, según datos de las Naciones Unidas, nacían en el mundo unos 120 millones de niños al año: 20 millones en África, 74 millones en Asia, solo 6 millones en Europa. De ellos, unos 10 millones morían antes de cumplir el año, más de 2 millones en África, 6,5 millones en Asia y solo 125.000 en Europa. No he podido encontrar la cifra de muertos durante toda la infancia; más o menos habría que doblar la cifra del primer año. No, no es nada exagerado atribuir al sarampión 3 de esos 20 millones de muertos. Con una incidencia cercana al 100%, y una letalidad que en el tercer mundo puede ser superior al 30%, los 94 millones de niños de África y Asia podían aportar 2.800.000 muertos.

Para comparar, hacia el año 2000 nacían en el mundo unos 133 millones de niños: 32 millones en África, 77 millones en Asia, 7 millones en Europa. La mortalidad infantil (muertos durante el primer año, por 1.000 nacidos vivos) ha disminuido como sigue:

	1975-1980	2000-2005
Mundo	83,1	51,7
África	119,7	88,6
Asia	87,2	47,0
Europa	21,7	8,6

Y desde luego que ha habido mejoras económicas y sociales, pero también las vacunas han contribuido a ese descenso, por mucho que algunos se empeñen en negarlo.

Es muy fácil, sentados en nuestro sofá delante de nuestra televisión, cuando la muerte de un hijo se ha convertido en algo tan raro que nos da escalofríos, olvidar cuál es la situación en el resto del mundo, olvidar cuál era la situación en tiempo de nuestros bisabuelos. En su *Tratado de enfermedades de los niños* (1922), Feer da las siguientes cifras:

Mortalidad de los lactantes en Berlín (1900-1902):
- Hijos de oficiales, empleados e individuos pertenecientes a las clases liberales: 11 %.
- Hijos de individuos dedicados al comercio: 15 %.
- Hijos de obreros industriales instruidos: 16 %.
- Hijos de obreros faltos de instrucción: 18 %.

Los antivacunas, como hemos visto y veremos a lo largo del libro, se obstinan en mantener el mito de que las enfermedades infecciosas disminuyeron solo por la mejora del nivel de vida, y que los antibióticos y las vacunas no tienen nada que ver. Pero lo cierto es que había poca diferencia entre las clases altas y las bajas, y que en una de las capitales más prósperas de Europa, en una época de paz, uno de cada diez niños hijos de abogados, médicos o arquitectos no llegaba a cumplir un año. La mortalidad infantil en el Berlín de 1900 era más alta que en el África de 1980.

La ignorancia real o fingida de Marín alcanza niveles sublimes en la página 153, en una ráfaga de preguntas retóricas:

> ¿Cuál fue la razón del inicio de amplias campañas contra el sarampión, si hemos visto que se consideraba como una afección benigna?, ¿cuál fue la razón real de la introducción de la segunda dosis a finales de los ochenta?, ¿cuál es la razón real de la posterior adopción de la estrategia norteamericana?

Pero ¿quién ha considerado el sarampión como una afección benigna? ¿No te acabas de quejar de que le atribuían tres millones de muertos?

La segunda dosis se introdujo porque con la primera no era suficiente, porque los niveles de anticuerpos disminuían con el tiempo y ningún país del mundo consiguió eliminar el sarampión con una sola dosis, pero varios lo han logrado con dos dosis. Lo explican perfectamente Tulchinsky et al. en su artículo de 1993, que Marín podría haber leído si se hubiera molestado en buscarlo en vez de hacer preguntas retóricas. En Finlandia, Paunio et al. encontraron que el riesgo de enfermar de sarampión (en 1988-1989) era cuatro veces mayor entre los vacunados con una sola dosis que entre los vacunados con dos dosis. Más tarde, Finlandia consiguió eliminar por completo el sarampión.

Y lo que llama «la estrategia norteamericana», el adelanto de la segunda dosis de la vacuna triple vírica de los 10-12 años a los 4-6 años, se hizo entre otras cosas para disminuir los efectos secundarios.

Davis et al. compararon 8.500 niños que recibieron la segunda dosis de sarampión, rubeola y paperas a los 4-6 años de edad con otros 18.000 que la recibieron a los 10-12 años. Los niños mayores tuvieron el doble de efectos secundarios que los pequeños. Comparando los 30 días anteriores a la vacunación con los 30 días posteriores, los niños de 10-12 años acudieron más (145%) al médico por cualquier motivo después de la vacunación, mientras que los pequeños acudieron menos (64%). La primera dosis de vacuna produce más efectos secundarios porque también produce más efectos primarios, porque el sujeto parte de un 0% de inmunidad. En los niños de 4 años, el nivel de anticuerpos (producidos por la primera dosis) es todavía muy alto, y por tanto la reacción es muy pequeña; en los de 10 años el nivel ya está muy bajo, por tanto la reacción es más intensa, casi como si volviera a ser una primera dosis.

DAVIS, R. L. et al. «The Vaccine Safety Datalink Team. MMR2 immunization at 4 to 5 years and 10 to 12 years of age: a comparison of adverse clinical events after immunization in the

Vaccine Safety Datalink project». *Pediatrics*, 1997; 100: 767-771.
FEER, E. *Tratado de enfermedades de los niños* (6.ª ed). Barcelona, Manuel Marín, 1922.
PAUNIO, M. et al. «Twice vaccinated recipients are better protected against epidemic measles than are single dose recipients of measles containing vaccine». Journal of Epidemiology & Community *Health*, 1999; 53: 173-178.
TULCHINSKY, T. H. et al. «Measles control in developing and developed countries: the case for a two-dose policy». *Bulletin of the World Health Organization*, 1993; 71: 93-103.

El científico incomprendido

La ciencia no es democrática. Es decir, la verdad científica no se establece por votación, sino por datos y experimentos.

Algunos pretenden convencernos de lo contrario. Por ejemplo, esos anuncios de «ocho de cada diez dentistas recomiendan un chicle sin azúcar». El punto no es si lo recomiendan ocho dentistas o lo recomiendan ocho mil, sino si existen estudios científicos que demuestren a) que masticar chicle sin azúcar es mejor que masticar chicle con azúcar, y b) que masticar chicle sin azúcar es mejor que no masticar ningún chicle.

Cuando los estudios demuestran algo, la mayor parte de los científicos, que son gente razonable, se lo creen. Pero esa «mayoría de los científicos» no es la causa, sino la consecuencia. No es «los broncodilatadores sirven para tratar el asma porque la mayoría de los médicos los recomiendan», sino «la mayoría de los médicos recomiendan broncodilatadores porque hay estudios que demuestran que son útiles para tratar el asma».

En ausencia de estudios científicos, lo que opinen la

mayoría de los expertos tiene muy poco valor (aunque de momento, y hasta que existan estudios, daremos más valor a la opinión de los expertos que trabajan en el tema que a la opinión del primero que pase por la calle). Y si se hacen estudios científicos bien hechos que contradicen la opinión de los expertos, pues es que estos estaban equivocados y punto. Por mucho que griten, no tienen razón.

En medicina, cada vez se es más cuidadoso en explicar y argumentar cuál es el fundamento científico de cada tratamiento, método diagnóstico o actividad preventiva. Es lo que se llama «medicina basada en la evidencia». «Evidencia» es aquí una mala traducción del inglés *evidence*, cuya traducción correcta sería «prueba». En español, «evidencia» es todo lo contrario del inglés *evidence*; una cosa es evidente cuando no necesitamos ninguna prueba para demostrarla. No creo que haya ningún estudio científico que demuestre que las personas tienen casi siempre cinco dedos en cada mano, pero me lo creo sin pedir más pruebas porque es evidente. Pero qué le vamos a hacer, esta «evidencia» mal traducida, que no es evidente, sino que necesita pruebas, se ha extendido tanto que la Real Academia se vio obligada a admitir una nueva acepción: «prueba determinante en un proceso». El caso es que los documentos médicos serios, hoy en día, no solo hacen recomendaciones, sino que especifican cuál es el nivel de evidencia y el grado de recomendación. Los estudios clínicos se clasifican según su calidad, los estudios prospectivos aleatorizados son más fiables que los de cohortes o de casos y controles, y las experiencias clínicas y los consensos de comités de expertos (no basados en estudios, sino solo en sus opiniones) son lo menos fiable.

Los antivacunas razonan justo al revés. No solo prefieren las opiniones a los estudios científicos, sino que prefieren las opiniones aisladas a las opiniones mayoritarias. Para ellos, el que ocho de cada diez dentistas digan algo no tiene ninguna importancia (¡seguro que es una conspiración!), lo que realmente les llama la atención es lo que dicen los otros dos. Y si la diferencia es más grande, si ya no son dos de cada diez, sino dos de cada diez mil, entonces la cosa está probada. Supongo que ese curioso modo de pensar se debe a que tanto Uriarte como Marín son homeópatas: llevan muchos años pensando que, cuanto más diluido está un fármaco, más potente es, y aplican el mismo principio a las opiniones. Cuanta menos gente cree una cosa, más cierta es.

Para los científicos (y para la gente en general), el paso del tiempo tiene de por sí un cierto valor confirmatorio. Entiéndame, el paso del tiempo no constituye una prueba científica, pero uno tiende a pensar: «Si desde hace tres años algunos científicos dicen A, vamos a esperar un poco, a ver si se confirma... Pero si desde hace un siglo todos los científicos dicen A, y en todo este tiempo nadie ha encontrado prueba de lo contrario, es muy probable que tengan razón y A sea cierto». Los antivacunas, en cambio, razonan así: «Si hace un siglo un solo científico dijo B, y desde entonces ningún otro científico le ha creído ni ha aportado pruebas de sus afirmaciones, es evidente que B es una verdad como un templo».

En otras partes de este libro veremos ejemplos de esta forma de razonar, como la «teoría endógena» (ver pág. 461) o el autismo (ver pág. 369). Veamos ahora algunos más.

EL CLORURO DE MAGNESIO

Pierre Delbet (1861-1957) fue un cirujano francés, miembro de la Academia de Medicina (encontrará una biografía suya en la Wikipedia en francés). Durante la Primera Guerra Mundial, utilizó el cloruro de magnesio como desinfectante para las heridas, según él con gran éxito (aunque parece que nadie más lo ha usado con posterioridad). En 1918 inventó una «vacuna mixta compuesta de estafilococos, estreptococos y bacilos piociánicos (pseudomonas)» que estuvo a la venta hasta 1930, en que se abandonó por su ineficacia (todavía nadie ha conseguido una vacuna contra esos gérmenes, y es una lástima, porque producen muchísimas infecciones; pero ya ve, no es tan fácil hacer vacunas). En los años veinte puso a la venta la Delbiase, un medicamento a base de cloruro de magnesio, que todavía se vende en las farmacias francesas.

Pues bien, según explica Marín en la página 91, el doctor Neveu, discípulo de Delbet, descubrió en 1932 que la difteria se podía curar con cloruro de magnesio. En 1943, durante la epidemia de difteria, leyó una comunicación sobre el tema en la Academia de Medicina, que «se negó a publicar el contenido del informe» (¿tal vez porque no tenía ni pies ni cabeza? ¡Las revistas médicas rechazan la mayor parte de los manuscritos que reciben para publicar!). «¿Cuál fue —se pregunta Marín— la razón que impidió que miles de seres humanos recibieran un tratamiento sencillo que les podría haber salvado la vida?» Por lo visto, Delbet escribió a Neveu en una carta que su comunicación había sido rechazada porque, «dando a conocer un nuevo tratamiento de la difteria, se impedirían las vacunaciones y el interés general es generalizar estas vacunas». Y Georget, el antivacunas, apuntilla: «Sin duda, no era deseable que en el país de Pasteur, Roux, Ramon, el descubrimiento de un humilde médico rural arruinase el prestigio de dos descubrimientos franceses: la sueroterapia y la vacunación antidiftérica».

Pues eso, como Delbet usó el cloruro de magnesio como desinfectante en la Primera Guerra Mundial, y desde entonces nadie más lo ha usado para tal fin ni ha demostrado que desinfecte nada, seguro que debe de ser un excelente desinfectante. Y como Neveu, en 1935, dijo haber curado la difteria con cloruro de magnesio, y nadie le creyó, y desde entonces nadie ha vuelto a repetir tales experimentos, y en PubMed no aparece ni un solo estudio científico sobre el uso del cloruro de magnesio para tratar la difteria, ni como antiséptico, es evidente que Neveu tenía razón y todos los demás se equivocan.

El amor de los antivacunas por los científicos incomprendidos es tan grande que todo se lo perdonan. No importa que Delbet fabricase vacunas; puesto que sus vacunas fueron ineficaces y además dijo lo del magnesio, no es uno de esos peligrosos vacunalistas, sino «uno de los nuestros». No importa que Uriarte haya recomendado, en caso de difteria, «dejar transcurrir el proceso natural de la enfermedad» (pág. 137); ahora Marín nos dice que el magnesio habría salvado miles de vidas. No importa que Delbet y Neveu sean «alópatas» y recomienden dosis «alopáticas» de magnesio. No importa que usen el magnesio como antiséptico, para desinfectar heridas, aunque en otros pasajes de su libro Marín critica la medicina por buscar «proyectiles mágicos» y por su obsesión por destruir los gérmenes, que según la «teoría endógena» no son la causa, sino la consecuencia de la infección (aparentemente, los antibióticos son «proyectiles mágicos» aunque haya miles de estudios que muestran su eficacia y que explican su mecanismo de actuación; en cambio, el cloruro de magnesio o los tratamientos homeopáticos, aunque su funcionamiento no esté probado y su mecanismo de acción sea incomprensible, no tienen nada de mágicos).

Si se hubiera demostrado que el cloruro de magnesio curaba la difteria, ahora sería un antibiótico como cualquier otro, lo venderían en la farmacia, los médicos lo recetarían y los antivacunas estarían en contra. En realidad, el único motivo por el que lo defienden es «para llevar la contraria».

Pero vamos a ver, ¿de verdad creen que los médicos franceses iban a ocultar la eficacia del cloruro de magnesio por orgullo nacional, para proteger el prestigio de la vacuna y el suero antidiftérico, grandes inventos franceses? ¡Pero si el cloruro de magnesio era también un invento francés! Con ese ridículo argumento, hubieran ocultado la vacuna, para proteger el suero, que era anterior. En Europa occidental hace décadas que no se consume suero antidiftérico, porque «por culpa» de la vacuna ya no hay enfermos que tratar (pero se usaría si hubiera algún caso, porque el suero sigue siendo el tratamiento de la difteria). Si el magnesio hubiera funcionado, no habría sido una vergüenza para Francia, sino un nuevo y mayor motivo de orgullo: «Primero inventamos el suero, luego la vacuna, y ahora por fin el cloruro de magnesio, que es lo mejor de todo».

Y si de verdad el cloruro de magnesio hubiera sido motivo de vergüenza para Francia, ¿qué les hubiera importado eso, en 1943, a los ocupantes alemanes, que, como hemos visto (pág. 253), hicieron la vacuna obligatoria ante la terrible epidemia que asolaba Europa? ¿De verdad cree que los alemanes, españoles, ingleses, americanos, rusos o chinos hubieran tenido algún reparo en exclamar: «¡El suero y la vacuna de los franceses son una tontería! ¡Nosotros tenemos el cloruro de magnesio, que es mucho mejor!»? Y los argelinos y los vietnamitas, que se han enfrentado a Francia en sangrientas guerras de liberación, ¿qué motivo tendrían para no usar el magnesio y proclamarlo al mundo con orgullo? ¿Cree que nadie se ha enterado, y por eso no lo usan? Por favor, que los antivacunas y otros «naturópatas» llevan mucho tiempo difundiendo la noticia. Si busca «Delbet, Neveu, magnesium» en Google salen tres mil páginas, la mayoría de las cuales le explicarán que el magnesio puede cambiar su vida, curar la difteria, el cáncer, la impotencia y mil cosas más. Hay un Premio Nobel esperando al joven investigador que sea capaz de demostrar todo eso.

En 2010, la web de un fabricante (clorumagusa.com) explicaba que el mismo doctor Delbet encontró que el magnesio es beneficioso en la

> colitis, problemas de la vesícula biliar, enfermedad de Parkinson, calambres, acné, eczema, psoriasis, verrugas, impotencia, problemas cerebrales y circulatorios, asma y urticaria. Encontró que el pelo y las uñas se fortalecieron y los pacientes estuvieron con más energía.

Según el vendedor de magnesio, Neveu, además de curar la difteria y la polio,

> encontró el efectivo uso del cloruro de magnesio en tratamientos de asma, bronquitis, neumonía, faringitis, enfisema, amigdalitis, resfriado, gripe, tos, rubeola, sarampión, forúnculos, heridas infectadas y osteomielitis.

Pero no acaba ahí la cosa:

> En años más recientes el doctor Vergini y otros han confirmado esos resultados y han añadido más enfermedades a la lista: ataques agudos de asma, tétanos, herpes, conjuntivitis, neuritis óptica, enfermedades reumáticas y alergias.

La web de clorumagusa ya no existe en 2024, pero si busca por internet encontrará otros muchos vendedores de magnesio explicando maravillas. Y en varias webs encontrará un artículo (no publicado en ninguna revista médica) de Vergini.

Este Vergini debe de ser un grandísimo investigador. Si ha visto a suficientes pacientes con tétanos para hacer un estudio, debe de trabajar en un gran hospital. Para afirmar lo que afirma, debe de haber realizado un montón de estudios científicos con cientos de pacientes tratados. Y seguro que es un investigador ético, seguro que todos los pacientes que participaron en sus experimentos firmaron un consentimiento informado y que los protocolos de la investigación fueron aceptados por el comité ético de su hospital... Pues bien, en PubMed no hay ni un solo estudio, ni uno, firmado por el tal «Vergini, R.». ¿Cómo hizo los estudios?, ¿con su bola de cristal?

Como les decía, el Delbiase del doctor Delbet sigue a la venta en Francia. En el siguiente enlace pueden ver un número de agosto de 1931 de *The Canadian Medical Association Journal*; vaya a la segunda página y verá un anuncio de Delbiase que dice ser efectivo en «dermatosis de carácter precanceroso», como «verruga plana y condilomatosa, eccema, queratosis senil, psoriasis, etc., y en la mastitis»: www.ncbi.nlm.nih.gov/pmc/articles/PMC536061/pdf/canmedaj00108 1131.pdf. Y aquí puede ver la página del laboratorio CLS Pharma, fabricante del Delbiase, en la actualidad: www.clspharma.fr/nos-produits/delbiase-comprime.

¿Es un medicamento indicado para el asma, las verrugas, el eccema o la difteria? No: «Delbiase es un complemento alimentario que no puede sustituir a un régimen alimentario variado», y solo está indicado «en los déficits de magnesio».

¡Qué dura ha sido la caída del Delbiase! Hace noventa años, cuando apenas había normativa ni control sobre los medicamentos, se les permitía anunciar cualquier cosa. Ahora existe una estricta regulación, y para llamarlo «medicamento» hay que presentar estudios que demuestren la seguridad y la eficacia del producto. Aparentemente, o el doctor Delbet no había hecho tales estudios, o los había hecho tan mal que no convencieron a las autoridades sanitarias francesas, y el laboratorio no ha conseguido llevar a cabo nuevos estudios que demuestren las maravillosas propiedades del magnesio, así que se ha visto obligado a comercializarlo como suplemento nutricional, lo que no requiere probar (pero tampoco permite anunciar) que cure ninguna enfermedad.

Sin embargo, el que la legislación impida hacer publicidad falsa a la industria farmacéutica no va a detener a los curanderos y charlatanes. Uriarte (págs. 124-125) sigue recomendando el cloruro de magnesio (¿qué hace un homeópata recomendando un tratamiento alopático? Lo dicho, son ganas de llevar la contraria: si los «alópatas» dicen que no funciona, seguro que sí funciona). Lo recomienda para «complicaciones posvacunales que cursen con afectación de la médula espinal», y también en «amigdalitis, faringitis, proceso gripal [...], reumatismo, esclerosis en placas, tumores, etc.». Un vaso bebido cada cuatro horas durante dos o tres días, y luego un vaso al día durante siete a diez días (y eso que las complicaciones leves, que son las únicas frecuentes, desaparecen solas en uno a tres días). Mejor todavía, «también se puede realizar esta cura sin padecer ninguna enfermedad». Pero si no tienes ninguna enfermedad, ¿cómo sabrás que te has curado? Da también dosis para recién nacidos («una a cuatro cucharaditas de café») y niños pequeños. Y «si por boca no se tolerase, se puede introducir por vía anal en forma de enema o lavativa»... ¡Ay del bebé que no se quiera tomar su «cura»!

Por favor, no le haga eso a su hijo. Las personas sanas no deben consumir medicamentos. Los bebés sanos no deben tomar nada además del pecho, ni agua (ni agua con magnesio); y es probable que rechacen cualquier cosa que se les quiera dar, con lo cual, ya sabe: «Si por boca no se tolerase...». Una complicación posvacunal «con afectación de la médula espinal» es una cosa seria, hay que ir al hospital y hacer lo que diga el neurólogo, no quedarse en casa tomando agua con magnesio. Si tiene esclerosis en placas o tumores, también es recomendable ir a un hospital.

Si quiere información seria sobre el magnesio, aquí tiene la de la Oficina de Suplementos Dietéticos de los Institutos Nacionales de Salud de Estados Unidos: https://ods.od.nih.gov/factsheets/magnesium-HealthProfessional/#h7. Por supuesto, empieza explicando cómo conseguir todo el magnesio que necesita con una dieta sana y no a base de pastillitas de la farmacia.

VERGINI, R. «Magnesium Chloride in Acute and Chronic Diseases». [Documento accesible en internet.]

LOS MARCADORES HLA

Tanto Uriarte (pág. 69) como Marín (pág. 38) hablan de los HLA (antígenos leucocitarios humanos). Uriarte ofrece una tabla sobre la relación de algunos marcadores HLA y algunas enfermedades, que dice fue publicada en 1976 y que no contiene ninguna información de utilidad a la hora de vacunar a nadie. Y luego escribe, en negrita, como si fuera importantísimo:

> Sin embargo, veinte años después de haberse presentado a la comunidad científica y a la población en general, ni los servicios de vacunación ni el calendario vacunal español contemplan actualmente esta aportación de la inmunología.

Marín, por su parte, tras citar al antivacunas Georget y un artículo de Craven sobre la respuesta a la vacuna contra la hepatitis B, concluye:

> En definitiva, el sistema HLA determina que ante un antígeno dado, habrá siempre personas que respondan bien, otras que respondan medianamente y otras que no

> respondan y que un individuo vacunado no es obligatoriamente un individuo protegido por mucho que se le vacune. Entonces, con el nivel de los conocimientos que poseemos, ¿qué sentido tiene vacunar y revacunar sistemáticamente sin tener en cuenta las características inmunitarias de los sujetos?, ¿por qué no se abre una ficha vacunal donde consten las características inmunitarias de las personas?

Y así caen los antivacunas en un escalón aún más bajo de la manipulación: la defensa de un científico incomprendido inexistente. Se plantea la situación como si alguien hubiera afirmado o simplemente sugerido que hay que hacer un análisis de sangre a todos los niños para determinar sus marcadores HLA, abrir una «ficha vacunal» y, en función de eso, aplicar un calendario de vacunaciones para cada individuo. Como si los servicios de vacunación españoles, entre todos los del mundo, se negasen obtusamente a hacerlo.

Pero no es así, nadie (serio) ha propuesto jamás tal cosa, ni en el estado actual (o en el previsible futuro) de nuestros conocimientos tendría ninguna utilidad, y ni siquiera ellos, los antivacunas, creen de verdad que eso sea conveniente o necesario, y solo lo dicen, una vez más, para fastidiar. Es otro caso de ocultación de motivos (pág. 31). No es el HLA el motivo por el que están en contra de las vacunas, ni les importa nada. Si ahora el Gobierno dijera que hay que sacar sangre a todos los recién nacidos para mirar sus marcadores HLA y abrir la «ficha vacunal», los antivacunas no contestarían: «Por fin nos han dado la razón, ahora sí que podemos recomendar la vacunación», sino que seguirían protestando por las vacunas en general y por esa ficha vacunal en particular, que si vaya abuso, que si es un atentado contra la privacidad, que si sacar sangre a los niños es un peligro porque produce taquicardia, anemia y pies planos...

Por supuesto, en ningún país del mundo se miran los HLA antes de vacunar a la gente. Sería carísimo, molesto y completamente inútil.

Y eso de decir que siempre habrá personas que no respondan a las vacunas y que no es lo mismo «vacunado» que «inmunizado» es otro ejemplo de manipulación: pretende hacer creer al lector que ellos, los antivacunas, han descubierto tan interesante detalle, y que las autoridades y los científicos lo ignoran o lo niegan. Pero no es así. Desde Jenner ya se sabe que unas personas responden a la vacunación y otras no; y desde que se descubrió la forma de medir los anticuerpos en la sangre se conoce el mecanismo: los que no responden no producen suficientes anticuerpos contra la vacuna. Y ahora se ha encontrado que, en algunos casos, el tener tal o cual marcador HLA se relaciona con la producción de más o menos anticuerpos. La ciencia sabe desde hace décadas qué porcentaje de la población responde a cada vacuna y también que ese porcentaje aumenta cuando se repiten varias dosis de vacuna, y ese es precisamente el sentido de «vacunar y revacunar sistemáticamente». Si supiéramos que todos los niños quedan inmunizados con la vacuna DTP de los 2 meses, no la volveríamos a poner a los 4 meses. Pero sabemos que con una sola dosis muchos niños quedan poco o nada inmunizados y que el porcentaje aumenta con la segunda y vuelve a aumentar con la tercera, y por eso hay que poner tres. Y sabemos que en muchos niños el grado de inmunidad disminuye un tiempo después de la vacuna, y por eso hay que poner una dosis de recuerdo a los 4-6 años (cuando escribí este libro, en 2010, esa vacuna se ponía a los 2, 4 y 6 meses, al año y medio y a los 4-6 años. Posteriormente se vio que no hacían falta tantas, y como los gobiernos no gastan dinero en vacunas si se lo pueden ahorrar, ahora se ponen cuatro dosis, a los 2, 4 y 11 meses y a los 6 años). En cambio, con la triple vírica, basta con una dosis inicial a los 12-15 meses y otra de recuerdo a los 3-4 años. De unas hace falta revacunar, de otras no, porque hace décadas que se han hecho los estudios necesarios para ver el porcentaje de gente que responde a cada vacuna.

En realidad, si después de la vacuna de los 2 meses hiciéramos un análisis de sangre a todos los niños para ver si han producido anticuerpos, a algunos no haría falta ponerles la de los 4 meses. El problema es que eso significa pincharles y sacarles sangre, y a muchos no les habría servido para nada porque de todas maneras habría que volverlos a pinchar, y habría muy pocos que a cambio del análisis de sangre se librasen de los pinchazos, porque para eso tendrían que estar bien inmunizados contra todos los componentes de la vacuna; al que tuviera anticuerpos contra la difteria, el tétanos y la hepatitis B, pero no contra la tosferina, igualmente habría que volverlo a pinchar. Y además todo eso sería carísimo y conllevaría una enorme burocracia y abundantes posibilidades de error. Y la industria farmacéutica ganaría mucho, muchísimo más dinero vendiendo reactivos para pruebas de laboratorio, para medir los niveles de anticuerpos o los marcadores HLA, de lo que gana vendiendo vacunas. Pero como los programas de vacunación no se han creado para dar de comer a las farmacéuticas, sino para proteger la salud de los niños, no se hacen tales pruebas, que enriquecerían la industria pero a los niños no les servirían de nada. Y los antivacunas, ¿por qué las proponen? ¿A quién quieren beneficiar con esa lluvia de millones que representarían las pruebas universales de HLA? (decididamente, me estoy volviendo conspiranoico con tanto leer tonterías).

Marín no cita más que un estudio serio sobre la relación entre HLA y efecto de la vacuna, el de Craven (1987). En efecto, ese estudio dice que, de 20 trabajadores de la salud que no respondieron a la vacuna de la hepatitis B, el 45% tenían HLA DR7 y el 40% tenían HLA DR3, cuando en la población general solo el 23% de los individuos tienen esos marcadores. Es decir, que si medimos los marcadores HLA, nos encontraremos con un montón de gente que los tiene pero que responde perfectamente a la vacuna y con unos cuantos que no los tienen pero que tampoco responden a la vacuna. Entonces, ¿para qué diablos sirve medir esos marcadores? Para nada; es un trabajo de investigación, están intentando descubrir cómo funcionan las cosas, pero en ningún momento sugieren mirar de forma rutinaria esos marcadores antes de vacunar.

Y puestos a mirar algo, lo que habría que mirar es el nivel de anticuerpos. Mirar los marcadores HLA es como mirar el color del pelo a los niños porque «los rubios suelen ser más altos». Mide su altura en centímetros y déjate de tonterías, y sabrás exactamente cuál es su altura, sin necesidad de analizar el color del pelo.

Lo que también observan Craven et al. es que, al volverlos a vacunar contra la hepatitis B, ocho de los veinte sí que respondieron adecuadamente, incluyendo a dos que sí que tenían los marcadores HLA en cuestión. Concluyen que «los que responden de forma insuficiente pueden beneficiarse de la revacunación, y los factores genéticos pueden modular la respuesta inmunitaria a la vacunación».

Bien claro está, «pueden beneficiarse de la revacunación». Y Marín cita ese estudio, lo que hace suponer que al menos se lo ha mirado un poco, y todavía se permite preguntar retóricamente, en la misma página de su libro, «¿qué sentido tiene vacunar y revacunar...?».

Blackwell et al. han publicado una revisión bastante completa de lo que se conoce en la actualidad (2009) sobre relación entre HLA, infecciones e inmunidad. Ni la más mínima sugerencia de que sea conveniente analizar los marcadores de los niños antes de su vacunación. Eso sí, hablan de investigaciones en curso que tal vez permitan, en el futuro, hacer vacunas aún mejores, que produzcan inmunidad en un mayor porcentaje de individuos.

BLACKWELL, J. M.; JAMIESON, S. E. y BURGNER, D. «HLA and infectious diseases». *Clinical Microbiology Review*, 2009; 22: 370-385.

CRAVEN, D. E., et al. «Nonresponsiveness to hepatitis B vaccine in health care workers. Results of revaccination and genetic typings». *Annals of Internal Medicine*, 1986; 105: 356-360.

DESNUTRICIÓN Y VACUNAS

Según Uriarte (pág. 71), los niños desnutridos no deberían ser vacunados, porque la vacunación empeora su desnutrición. Es poco probable que mis lectores tengan un hijo desnutrido, pero creo que de todos modos es importante aclarar este punto. Porque es una mentira, y una mentira peligrosa. Veamos cómo lo dice Uriarte:

> Algunas voces competentes de Centroamérica se han referido al tema; es el caso del doctor Sergio Arturo, catedrático de Medicina Preventiva de la Facultad de Medicina de El Salvador, quien afirma: «Efectivamente, poner una vacuna, aplicar ese biológico, es imponer al cuerpo, con apremio, una tarea más a las que ya tenga que enfrentarse el sistema inmunológico del receptor de la vacuna. Es una demanda más en la que la economía entera tiene que asumir recursos proteicos, precisamente no abundantes en desnutridos, para construir anticuerpos». En fin, este investigador aboga por la **limitación de las campañas masivas** de vacunación en poblaciones deficientemente nutridas,

porque esto agravaría la situación de desnutrición. Estas observaciones han sido ampliamente descritas y documentadas en las campañas de la polio y de la tuberculosis en países como El Salvador y la India [las negritas son suyas].

En la bibliografía de su libro aparece la siguiente cita:

> Arturo S. Informe controversia sobre Inmunizaciones como técnica de medicina preventiva: el fin de la certidumbre, Cátedra de M. Preventiva de la Facultad de medicina. Universidad de El Salvador. 1991.

Lo primero es verificar las fuentes. Suena raro ese apellido «Arturo», más bien parece un segundo nombre. Pero entonces, ¿cuáles son los apellidos? En la web de la Universidad de El Salvador (www.ues.edu.sv) no logro encontrar a ningún «doctor Arturo». Más preocupante, en la biblioteca de dicha universidad (https://biblioteca.ues.edu.sv/) no consigo encontrar el documento citado por Uriarte, ni por autor, ni por título ni usando solo palabras clave del título como «controversia» o «inmunizaciones». ¿Imprimieron un libro y no se quedaron uno en la biblioteca? Porque tal como está citado, se trata de un libro o folleto, un documento aislado, no un artículo de una revista (en ese caso, debería decirnos el nombre, año, número y página de la revista). Tampoco logro encontrar a ningún «Sergio Arturo, catedrático de Medicina Preventiva» mediante Google, ni ninguna página que cite el título del informe o partes significativas de dicho título, por ejemplo, «inmunizaciones como técnica de medicina preventiva». No estoy intentando encontrar el texto completo de ese informe, simplemente a alguien que lo mencione o lo cite. No encontrar en internet a una persona de una cierta relevancia, cuando podría aparecer en cualquier página de su universidad, de los periódicos locales, como participante en cualquier congreso, es sumamente raro; por ejemplo, buscando «Xavier Uriarte» en Google aparecen más de ocho mil páginas, y aunque no las puedo comprobar todas, desde luego las veinte primeras hablan del antivacunas en persona. Pero «Sergio Arturo, catedrático» no sale por ninguna parte.

Que no salga el título de un libro publicado también es rarísimo. En alguna biblioteca lo tienen que tener; alguien, además de Uriarte, lo debe de haber citado. Si busco, por ejemplo, el título de otro trabajo citado por Uriarte, *La població de Girona. Segles* XIV-XX, un libro de 1985, publicado por el Institut d'Estudis Gironins (y no por una gran editorial), que en principio debería de ser bastante difícil de encontrar, aparece nombrado en trescientas páginas.

Comienzo a preguntarme si no se tratará de un trabajo, no impreso, presentado por algún alumno ante la cátedra de Medicina Preventiva. Pero bueno, vamos a suponer que sí, que es un libro impreso, escrito por un catedrático de Medicina Preventiva llamado «Arturo, S.» y publicado por la Universidad de El Salvador. Pues estaríamos ante un nuevo ejemplo de «científico incomprendido» al que los antivacunas han puesto en un pedestal. Le llaman «voz competente», pese a que en PubMed no aparece ni un solo artículo científico publicado por él, pese a que nadie cita su informe, pese a que ninguna biblioteca se tomó la molestia de catalogarlo y, sobre todo, pese a que todas las voces realmente competentes dicen todo lo contrario.

La desnutrición aumenta la incidencia y la gravedad de las infecciones. Y las infecciones aumentan la incidencia y la gravedad de la desnutrición. Los niños del tercer mundo no están desnutridos solo porque coman poco, sino también porque sufren continuas infecciones, lo que les hace perder nutrientes y disminuir la ingesta. ¿No ha visto alguna vez a su hijo perder unos cientos de gramos porque tuvo un virus, una diarrea, la varicela...? Pues imagínese si pasase seis o diez episodios de diarrea grave al año, y el sarampión, y además estuviera tuberculoso (el sarampión disminuye las defensas, y tradicionalmente, en tiempos de nuestros abuelos, facilitaba la aparición de la tuberculosis). ¿Cuánto cree que pesaría su hijo en esas circunstancias? Por eso los niños desnutridos no solo se pueden vacunar, sino que es prioritario vacunarlos porque están más expuestos a las infecciones que otros niños. Vea, por ejemplo, este curso de vacunaciones de la Universidad de Buenos Aires, donde se especifica que la desnutrición no es una contraindicación para vacunar: www.fmv-uba.org.ar/posgrado/pediatria/aiepi/vacunacion.htm.

Por supuesto, no sería muy ético decirle a un niño desnutrido: «Te vacuno, y nada más. Adiós». Además, hay que darle de comer. Pero decirle «No te vacuno porque estás desnutrido, y nada más. Adiós» no me parece mejor. Supongo que estamos todos de acuerdo en que hay que darle de comer.

No he logrado encontrar en PubMed ni un solo estudio científico que afirme o sugiera que las vacunas empeoran el estado nutricional. ¿Y esas «observaciones ampliamente descritas y documentadas» en la India y El Salvador? ¿A qué llama Uriarte «ampliamente»?, ¿a cinco artículos científicos, a doce, a veinte? ¿Por qué no es capaz de citar ni uno? Yo he buscado en PubMed «(poliomyelitis OR tuberculosis OR BCG) AND malnutrition AND (El Salvador OR India)», con lo que debería haber encontrado cualquier artículo que mencione una de las tres primeras palabras, la malnutrición y uno de los dos países. En 2010 salieron 94 estudios, pero en ninguno se afirmaba que la vacunación agrava la desnutrición. Y al volver a buscar en 2024, encuentro un estudio de la India titulado «Vacuna y desnutrición», donde se puede leer:

> Casi el 45 % de la mortalidad en menores de 5 años está directa o indirectamente relacionada con la malnutrición. La infección contribuye a aumentar la mortalidad y morbilidad en esos grupos. La vacunación es muy importante en esos niños malnutridos, protegiéndoles contra infecciones potencialmente mortales.

Lo que preocupa a estos autores es la posibilidad de que los niños malnutridos respondan mal a las vacunas. Por suerte, en su revisión de la investigación sobre el tema concluyen que, para la mayoría de las vacunas, la respuesta inmunitaria es normal pese a la desnutrición, aunque la eficacia de las vacunas contra el sarampión y el rotavirus parece ser menor en niños desnutridos. Es necesario seguir estudiando el tema:

> Hasta entonces, los médicos de atención primaria y de familia deben seguir promoviendo la vacunación de rutina a la edad recomendada con la misma dosis, independientemente del estado nutricional del niño.

TRIPATHY, S. K. et al. «Vaccine and malnutrition: A narrative review». *Journal of Family Medicine and Primary Care*, 2023; 12: 1808-1813.

EL ESTRÉS VACUNAL

Al estrés vacunal dedica Uriarte todo un capítulo (por suerte, de solo página y media de extensión, 79 y 80; pero ¡qué página y media!).

Empieza así:

> El denominado estrés posvacunal es un fenómeno que los investigadores estudian ya desde los años ochen-

ta. En aquella época, diversos autores lo bautizaron como «bloqueo vacunal»; más recientemente, en ciertos círculos de la pediatría lo describen como vagotonía posvacunal.

Las típicas generalidades vacías: ¿quiénes son «los investigadores»? Si hay «diversos autores», ¿por qué no nos da el nombre de un par de ellos? Y esos «ciertos círculos» deben de ser círculos muy restringidos, tal vez se reúnen todos en un café. Por supuesto, no he encontrado nada al respecto en PubMed. Pero es que ni siquiera en Google (donde aparecen muchas páginas y foros antivacunas) encuentro nada. «Estrés vacunal» solo sale en cuatro páginas, y «estrés posvacunal», en otras dos, y todas ellas hablan de vacas o de gallinas (que no reciben las mismas vacunas que las personas..., y comprenderá usted que se pone más cuidado en hacer vacunas con pocos efectos secundarios cuando es para una persona que cuando es para una gallina). «Vagotonía vacunal» o «vagotonía posvacunal» no salen en ni una sola página, así que esos pediatras que utilizan el nombrecito y se reúnen en un café no se deben de reunir en un cibercafé. «Bloqueo posvacunal» solo sale en una página donde critican el libro de Uriarte. Y, por último, «bloqueo vacunal» sí que sale en 360 páginas. Pero no significa ni mucho menos lo que Uriarte cree. El bloqueo vacunal es la técnica que se utiliza para cortar un brote de enfermedad, vacunando urgentemente a todos los individuos susceptibles en la zona. Así lo explicaban en 2010 en una página de la Secretaría de Salud del Gobierno mexicano:

> Las actividades de bloqueo vacunal se inician ante la presencia de un caso probable de Enfermedad Febril Exantemática (EFE).
>
> Las acciones se realizan en recorridos casa por casa con el fin de: buscar otros casos probables, vacunar a todos los

susceptibles y levantar una encuesta rápida de cobertura. Se visitará al 100% de las viviendas en las localidades menores de 2.500 habitantes; en las localidades urbanas de más de 2.500 habitantes se visitarán las viviendas en un área de 49 manzanas alrededor del domicilio del caso probable.

La página ya no está en internet en 2024, pero si busca «bloqueo vacunal» en Google, encontrará varias páginas de distintos países que lo explican de forma similar.

El único motivo por el que incluyo lo del estrés vacunal en la sección de científicos incomprendidos y no en la de mentiras simples y puras es que Uriarte atribuye la teoría a un tal «doctor Senn, eminente médico homeópata suizo». Muy eminente será, pero ni ha publicado ningún artículo que pueda encontrarse en PubMed, ni el mismo Uriarte incluye ninguna obra suya en su bibliografía. Y lo que dice, o lo que Uriarte dice que dice, o sugiere que dice (porque no está muy claro quién lo dice, y a lo mejor no todo lo ha dicho el pobre doctor Senn) es una sarta de tonterías y disparates a cuál más grande: «freno en la distribución de la energía vital», «cambios bioeléctricos y biomagnéticos», y entre los bloqueos «más frecuentemente detectados»:

— «Insuficiencia cardiaca» con la vacuna de la hepatitis B.
— «Apnea respiratoria o muerte súbita del lactante» con DTP o polio.
— «Insuficiencia renal» con BCG o DTP.
— «Estado de coma» con triple vírica, DTP o polio.

¿Y eso es «frecuente»? ¿Cómo de frecuente?, ¿1 de cada 5 niños vacunados, 1 de cada 20 niños, 1 de cada 100.000? ¿Qué estudios sustentan semejantes afirmaciones?

El biomagnetismo es algo serio que investigan unos pocos científicos, de momento sin aplicaciones prácticas, y también es una tontería que intentan vender algunos curanderos sin escrúpulos para sacar los cuartos a enfermos desesperados. Los artículos serios sobre biomagnetismo se encuentran en PubMed; buscando «biomagnetic OR biomagnetism» salen 1.448 artículos. Pero buscando «biomagnetic OR biomagnetism AND immunization OR vaccine» salen, en octubre de 2024, nueve artículos que en realidad no tienen nada que ver con vacunas o sus efectos adversos.

La vacuna DTP no se asocia con la muerte súbita (ver pág. 388), pero sí que causa episodios de apnea, bradicardia (disminución de la frecuencia cardiaca) o desaturaciones de oxígeno (bajada del nivel de oxígeno en la sangre) en prematuros. Son alteraciones leves y autolimitadas, que se producen en niños tan prematuros que cumplen los 2 meses de vida en el hospital, y son alteraciones que se detectan porque los niños todavía están tan poco estables que siguen monitorizados. ¿Y por qué se les vacuna si todavía están en el hospital y monitorizados? Pues porque hubo algún disgusto cuando los hospitales olvidaban vacunarles. Tradicionalmente, nadie pensaba en vacunar a los niños mientras estuvieran ingresados; eso era algo que se hacía en los centros de salud. Cuando un niño pasa tres o cuatro días en el hospital, no tiene importancia que la vacuna se retrase un poco. Pero algunos recién nacidos pasan meses en el hospital, y no lo hacen por gusto, sino porque su estado de salud es delicado. Y en el hospital hay mayor riesgo de infección, porque precisamente es allí a donde irá a parar cualquier niño con tosferina, difteria o meningitis. Por eso se vacuna a los prematuros a los 2 meses, como a los demás niños: porque tienen el mismo derecho que los demás.

También se han visto algunos casos de insuficiencia

renal en pacientes con cáncer de vejiga, a los que se inyectó directamente la BCG en la vejiga urinaria (un tratamiento habitual y eficaz en ese tipo de cáncer, en una dosis equivalente a unas cien vacunas juntas, una vez por semana durante seis semanas).

Y de lo demás, nada de nada.

El capítulo de Uriarte progresa de la exageración a la mentira, y de la mentira al disparate. Habla de infecciones posvacunales por las vacunas de la hepatitis B, la gripe, las meningitis A y C, las paperas y la polio. A ver, en sentido estricto, «posvacunal» quiere decir «después de la vacunación». Si me vacuno y al día siguiente voy a la peluquería, me estoy haciendo un «corte de pelo posvacunal». Y si voy a la peluquería treinta años después de vacunarme, también es «posvacunal», porque evidentemente no es «prevacunal». Todo lo que haga en su vida una persona que se vacunó alguna vez es «posvacunal». Pero, claro, usar la palabreja en ese sentido no sirve absolutamente para nada. Normalmente, deberíamos reservar «posvacunal» para aquellas cosas que no solo ocurren después de, sino también a consecuencia de la vacunación. Puede haber (aunque es rarísima) infección posvacunal por la vacuna de la polio oral o de las paperas, que contienen virus vivos atenuados, pero no, de ningún modo, por las vacunas de la hepatitis B, gripe y meningococo, que son de gérmenes muertos (ver «La meningitis en Galicia», pág. 56). Pero eso no detiene a Uriarte, porque la vacuna puede producir infección ¡por un germen distinto!:

> Tras la inmunización con meningitis A+C se ha observado la presencia de meningitis neumocócica posvacunal, y tras la aplicación de la polio se han detectado casos de mielitis echo/coxakie posvacunal.

Pero a ver, Uriarte, ¿tan difícil es entender que no todo lo que sucede después de la vacunación es por culpa de la vacuna? Si un niño toma unas bolitas homeopáticas y a los pocos días sufre una meningitis, ¿te gustaría que la llamasen «meningitis posthomeopática»?

LEE, J.; ROBINSON, J. L. y SPADY, D. W. «Frequency of apnea, bradycardia, and desaturations following first diphtheria-tetanus-pertussis-inactivated polio-Haemophilus influenzae type B immunization in hospitalized preterm infants». *BMC Pediatrics*, 2006; 6: 20.

MANZANERA ESCRIBANO, M. J. et al. «Acute renal failure due to interstitial nephritis after intravesical instillation of BCG». *Clinical and Experimental Nephrology*, 2007; 11: 238-240.

MODESTO, A. et al. «Renal complications of intravesical bacillus Calmette-Guérin therapy». *American Journal of Nephrology*, 1991; 11: 501-504.

El doble rasero

Los antivacunas valoran de modo muy distinto los posibles efectos adversos de las vacunas o de las enfermedades.

SARAMPIÓN

En la página 144, Marín atribuye al sarampión una letalidad, en los países desarrollados, de «uno-dos casos por cada cien mil enfermos». La cifra llamó mi atención, y decidí comprobar la fuente que cita Marín, un informe de la Xunta de Galicia que está colgado en internet y que, en efecto, da esa cifra. No sé de cuál de sus varias decenas de referencias bibliográficas sacan esa cifra los autores del informe, muy inferior a cualquier otra que he visto publicada (¿será por eso que Marín eligió una fuente en gallego para aportar este dato?). Diversas estimaciones dan distintos datos de letalidad para el sarampión: 3 muertos por 1.000 enfermos en Estados Unidos, 1-2 por 10.000 enfermos en Inglaterra... En la página 168 comento con más detalle la posible explicación de estas discrepancias, y me decanto por una letalidad en torno a 1 por 1.000, a partir de un brote epidémico cuidadosamente estudiado en Holanda.

Estoy convencido de que ese «uno-dos por cien mil» del informe gallego es un error. Tal vez quisieron decir «por diez mil», que serían las cifras que dan los ingleses, o por cien mil «habitantes» (no «enfermos»), lo que equivaldría aproximadamente a 1 muerto por cada 1.000 enfermos en una población en la que casi todos los niños pasasen el sarampión (es decir, una población no vacunada).

Pero no es del posible error de lo que quiero hablar ahora, sino de la forma sorprendente en que Marín analiza el dato. Porque su frase completa es:

> En los países desarrollados [la letalidad] es de 1-2 casos por 100.000 enfermos, lo que quiere decir que es inexistente.

¡Un muerto por cien mil es «inexistente»! Pues pocas páginas antes, el mismo Marín ha citado que la vacuna oral de la polio producía un caso de parálisis (habitualmente no mortal) por cada 700.000 dosis, y le parecía importante.

La antigua vacuna del rotavirus (distinta de la usada en la actualidad) se retiró del mercado porque produjo dos muertos entre un millón de vacunados (ver pág. 207). Y no la retiraron los antivacunas, sino los vacunalistas. Dos muertos entre un millón no nos parecen «inexistentes», sino intolerables, y por eso también nos gustaría «retirar del mercado» el sarampión, erradicarlo definitivamente de la faz de la tierra.

DIRECCIÓN XERAL DE SAÚDE PÚBLICA. «Protocolo de vixilancia e control do sarampelo no eido da súa eliminación de Galicia». *Guías de Saúde Pública* (serie I: sección vacinas: informe 9), abril de 1999.

GRIPE

Serravalle (pág. 26) cae en el mismo desprecio hacia los muertos por enfermedad:

> Cada año, de hecho, mueren en el mundo por gripe o por sus complicaciones medio millón de personas, aproximadamente el 0,007% de la población del planeta, pero en sitios web de gran difusión se ofrece el dato de otra manera y suena muy alarmante. Por ejemplo, se afirma que la gripe causa, solo en Italia, nueve mil víctimas, confiando evidentemente en la poca afición de los lectores a las matemáticas, puesto que el número equivale al 0,015% de la población total de Italia.

¿En serio? Entonces, una vacuna que provocase la muerte de solo el 0,015% de los niños tampoco tendría importancia ¿verdad? Eso serían, en España, 60 muertes al año, pero decirlo así sería «muy alarmante».

En España mueren cada año en accidente de tráfico alrededor de 1.700 personas. Pero no se deje alarmar por la cifra, solo son el 0,0035% de la población. Y las mujeres víctimas de violencia machista no llegan ni al 0,00025%. ¿Tampoco tienen importancia?

¿No será más bien Serravalle el que confía en que, por nuestra ignorancia matemática, creamos que un 0,015%

de muertos no tiene ninguna importancia? Pues lo siento, nos hemos dado cuenta de que siguen siendo 9.000 personas fallecidas.

HEPATITIS B

Dice Marín en la página 191, tras explicar que la hepatitis B puede cronificarse y en algunos casos producir cirrosis o cáncer de hígado:

> Magnificando el problema y basándose en esta concatenación de posibilidades, muy poco probables y por tanto insignificantes epidemiológicamente hablando, estamos asistiendo desde hace unos años a unas campañas de presión mediática que han acabado con la inclusión en el calendario de vacunas sistemáticas de una vacuna, cuya corta historia está jalonada de importantes efectos secundarios, entre los que destacan las enfermedades desmielinizantes del sistema nervioso central y que ha hecho aumentar la incidencia de la esclerosis múltiple, hasta tal punto que en un país como Francia las autoridades sanitarias se vieron obligadas en 1998 a suspender las campañas masivas de vacunación de los niños en los colegios.

Interesante, ¿no? Las cirrosis y el cáncer por la hepatitis B son «insignificantes», porque son «muy poco probables». ¿Y cómo de probables serán las enfermedades desmielinizantes por la vacuna, para que tan estricto juez las considere «importantes»? ¿Tan importantes que el Gobierno francés suspendió la vacunación?

Puede leer una explicación detallada de los hechos en el informe del comité de expertos que convocó el Ministerio de Salud francés y que está publicado en su página web (Bégaud et al., 2002).

La primera vacuna contra la hepatitis B se autorizó en Francia en 1981. En 1982 se recomendó la vacunación del personal sanitario. En 1984 se empezó a vacunar a grupos de riesgo (hemofílicos, recién nacidos de madres portadoras...). Desde 1991 la vacuna es obligatoria para el personal de instituciones sanitarias y para estudiantes de carreras sanitarias. En 1994 empezó en Francia la vacunación sistemática de los escolares de sexto grado (11 años). En 1995 se añadió la vacunación sistemática de los bebés. En 1996 se habían vacunado más de veinte millones de franceses.

La Agencia Francesa del Medicamento recibió notificaciones de episodios desmielinizantes agudos producidos tras la vacunación (ver en pág. 330 una explicación sobre los sistemas de farmacovigilancia), y decidió poner en marcha tres estudios de casos y controles. La mielina es el recubrimiento que permite funcionar a las neuronas y la enfermedad desmielinizante más conocida es la esclerosis en placas (esclerosis múltiple).

En el primer estudio compararon 121 pacientes visitados en el hospital de La Salpétrière en 1994 y 1995 por un primer episodio desmielinizante agudo, y los compararon con otras 121 personas con el mismo sexo y edad que habían consultado en el mismo hospital por otros problemas en los dos meses anteriores o posteriores. Se les preguntaba si habían recibido alguna vacuna. Encontraron que seis de los enfermos y cuatro de los controles habían recibido la vacuna de la hepatitis B en los dos meses anteriores. La diferencia no es estadísticamente significativa (e incluso, si lo fuera, vemos que la inmensa mayoría de los episodios desmielinizantes no tienen relación con la vacuna).

Tal vez alguien piense: «¿Qué importa eso de "estadísticamente significativo"? Seis son más que cuatro, y ya está, y todo lo demás son ganas de manipular los datos y enredarlo todo para negar los efectos de la vacuna». Pero no es así. Hay que usar métodos estadísticos para saber si la diferencia es importante o puede deberse al azar. Son los mismos métodos que se usan para valorar la eficacia de cualquier medicamento. Si fuera: «Sin antibiótico murieron seis y con antibiótico solo murieron cuatro», también diríamos que la diferencia no es significativa y que el antibiótico no fue eficaz.

El que una diferencia sea significativa depende, entre otras cosas, del tamaño de la muestra. Seis contra cuatro entre 242 pacientes no es significativo, pero tal vez si hubiera más pacientes... Por eso las autoridades francesas decidieron hacer un estudio más grande, con 236 casos y 355 controles de 17 hospitales, y tampoco hubo diferencias significativas. Simultáneamente, otro estudio británico tampoco encontraba una diferencia significativa.

Fue entonces, en 1998, cuando las autoridades francesas decidieron suspender la campaña de vacunación en las escuelas... y seguir vacunando contra la hepatitis B (esto es lo que siempre se olvidan de contar los antivacunas) a los bebés y a los adolescentes, pero no en la escuela, sino en la consulta del médico. El objetivo era que los padres con dudas pudieran hablar con el médico directamente, cosa que no era posible en la escuela.

Bégaud et al. citan otros tres estudios anteriores a 2002, ninguno de los cuales encontró una relación significativa entre la vacuna y la enfermedad desmielinizante:

— Un estudio de cohortes en Estados Unidos, sobre 134.000 personas de las que el 22% fueron vacunadas. El riesgo relativo de enfermedad desmielinizante era de 1,3 en los 6 meses siguientes a la vacuna, y de 1 en los 12 meses tras la vacunación (recordemos que un riesgo relativo de 1 es la igualdad absoluta y matemática; en este caso, 1,3 no era significativo y podía deberse a la pura coincidencia).

— Un estudio de casos y controles entre enfermeras norteamericanas. Habían sido vacunadas contra la hepatitis B en los dos años anteriores 9 de las 190 que sufrieron esclerosis en placas y 30 de sus 534 controles sanos, un riesgo relativo de 0,7 (es decir, las vacunadas tenían menos esclerosis, pero la diferencia no era significativa).
— Un estudio histórico en Canadá, antes y después de la vacunación sistemática contra la hepatitis B. Entre 1988 y 1992, 9 casos entre unos 300.000 estudiantes. Entre 1992 y 1998, después de la vacuna, 5 casos entre otros tantos estudiantes; el descenso no es significativo.

Desde 1994 y hasta marzo de 2001 se habían notificado en Francia 771 episodios desmielinizantes en los meses siguientes a la vacunación. Ninguno de ellos en niños menores de 2 años. Como indican los estudios, probablemente ninguno de esos episodios fue provocado por la vacuna. Para los antivacunas, que contra viento y marea siguen afirmando que la vacuna produce los episodios desmielinizantes, el hecho de que no se produzca ninguno en bebés debería ser motivo más que suficiente para vacunar a los bebés, y no a los adolescentes, que tendrían más efectos secundarios. En realidad, lo que ocurre es que la esclerosis múltiple es una enfermedad que no suele afectar a los bebés, por lo que la coincidencia no es posible.

En 2007, Mikaeloff et al. publicaron los resultados de un estudio sobre la totalidad de los niños y adolescentes (hasta 16 años) con esclerosis múltiple registrados en Francia entre 1994 y 2003. Para cada paciente se buscaban 12 controles sanos, del mismo sexo, residentes en la misma zona y con la misma edad que el enfermo (más o menos seis meses). Una empresa de encuestas telefónicas se encargaba de localizar los controles, llamando al azar a números de teléfono de la zona («¿Vive aquí alguna niña de entre 5 y 6 años?»). En total, se compararon 143 enfermos con 1.122 niños sanos. Estaban vacunados contra la hepatitis B el 55,9% de los enfermos y el 54,3% de los sanos. No había ninguna relación significativa, ni en total, ni separando a los vacunados en los últimos seis meses, el último año, los últimos dos años..., ni según el número de dosis de vacunas recibidas, ni según el fabricante de la vacuna, ni ajustando por antecedentes familiares de enfermedades desmielinizantes ni por nivel socioeconómico. Nada de nada.

Obsérvese que la metodología de este estudio es más fiable que la de los anteriores. Está hecho sobre todos los pacientes de un país, no solo sobre unos cuantos, y los controles eran individuos que estaban en su casa, no otros pacientes del hospital. Es mucho más fácil hacer el estudio comparando con otros pacientes del hospital, pero se corre el riesgo (remoto) de que esos otros pacientes hayan acudido al hospital precisamente por otras complicaciones no identificadas de la vacuna. Los primeros estudios, realizados con cierta urgencia, se han comprobado con otros más grandes, detallados y cuidadosos, y el resultado sigue siendo el mismo: la vacuna de la hepatitis B no produce enfermedades desmielinizantes.

Estos son los que Marín llama «importantes efectos secundarios». Con toda probabilidad, nada (aunque siempre en ciencia hay que ser prudentes, y no podemos descartar que nuevos estudios conviertan el «nada» en un «casi casi nada»).

¿Y las complicaciones de la hepatitis B, que Marín considera «insignificantes» y «magnificadas»? Según Bégaud et al., a principios de los años noventa había en Francia unos 100.000 portadores crónicos de la hepatitis B. Según cálculos realizados en 2000, incluso pensando que pudiera haber una pequeña relación todavía no demostrada entre la vacuna y la complicación, entre 0 y 2 preadolescentes de 800.000 vacunados podrían sufrir una enfermedad desmielinizante por culpa de la vacuna. A cambio, se evitarían entre 14 y 21 hepatitis agudas fulminantes (mortales) y, a largo plazo, entre 28 y 50 cirrosis.

BÉGAUD, B. et al. «Mission d'expertise sur la politique de vaccination contre l'hépatite B en France». 15 de febrero de 2002.

MIKAELOFF, Y. et al. «Hepatitis B vaccination and the risk of childhood-onset multiple sclerosis». *Archives of Pediatric Bulletin of the World Health Organization and Adolescent Medicine*, 2007; 161: 1176-1182.

La simple mentira

DEL DESGASTE A LOS TUMORES

La descripción que hace Uriarte (pág. 67) del funcionamiento de las vacunas parece diseñada para crear el pánico:

> Esta provoca un mayor gasto de las calorías, las grasas, los hidratos de carbono y las proteínas que se encuentran en la reserva de los seres vivos. Por otra parte, incrementa la utilización de los micronutrientes, especialmente, hierro, potasio, cobre, cobalto, fósforo, azufre y las vitaminas C, B, A.

¡Ay, que mi hijo se queda sin proteínas, sin fósforo y sin cobalto! Por favor, cualquier actividad (gatear, jugar, reír, hablar) gasta nutrientes. Incluso la inactividad gasta nutrientes. Por eso necesitamos comer varias veces al día, para reponer los nutrientes perdidos en las horas anteriores.

Pero no se queda aquí. Luego dice: «En los estados de malnutrición, esta reacción originada puede ser causa de la aparición de complicaciones posvacunales», olvidando decir, claro, que las enfermedades infecciosas son especialmente graves en los niños malnutridos, por lo que es especialmente importante vacunarlos.

Por si algún lector no se ha asustado bastante, aparecen las consecuencias de tanto desgaste:

> Las reacciones más frecuentes que se producen son la disminución del número de hematíes, trastorno conocido como «anemia posvacunal».

«Conocido» ¿por quién? Reconozco mi ignorancia, yo no lo conocía. Pero es que tampoco lo conoce nadie en los libros sobre vacunas, ni en PubMed ni en internet en general. Busco (agosto de 2010) «anemia posvacunación» en Google y no me sale ni una sola página. Con «postvaccinal anemia», tampoco. Y eso que en internet hay cientos de páginas antivacunas. Si busco, a título comparativo, «postvaccinal encephalitis», salen 7.050 páginas; «encefalitis posvacunal», 374.

Ojo, no estoy diciendo que no exista la anemia posvacunal. A lo mejor sí. Existe un cuadro denominado «anemia de la inflamación», una anemia autolimitada y benigna que aparece unos días después de una inflamación (por ejemplo, de una infección vírica), y no necesita tratamiento porque se cura sola en semanas o meses. Produce muchos falsos diagnósticos de falta de hierro cuando se hacen análisis a niños que han estado recientemente enfermos. Nunca he leído que esta anemia de la inflamación pueda suceder después de una vacuna, pero supongo que no es imposible. Ahora, de ahí a decir que es «la reacción más frecuente» y que es «conocida» con ese nombre...

Una vez creado el ambiente, como en las películas de terror, ya puede aparecer el monstruo:

> [...] con posterior formación tumoral (linfocitosis o mononucleosis).

Uriarte sabe bien que para el público en general «tumor» significa «cáncer».

En realidad, en medicina «tumor» significa «bulto». Un ganglio inflamado, un chichón, un tobillo hinchado, son tumores. Ahora imagine el susto que se pega si lleva a su hijo al médico porque se ha dado un golpe, y en vez de «tiene un chichón», el médico le dice «tiene un tumor en la cabeza». Hasta cierto punto, se podría llamar tumor a la proliferación de linfocitos, aunque esas células no forman un bulto, sino que se distribuyen por toda la sangre. Pero usar la palabra «tumoral» en este contexto, francamente, es mala intención.

ABSHIRE, T. C. «The anemia of inflammation. A common cause of childhood anemia». *Pediatric Clinics of North America*, 1996; 43: 623-637.

ABSHIRE, T. C. y REEVES, J. D. «Anemia of acute inflammation in children». *The Journal of Pediatrics*, 1983; 103: 868-871.

«PELIGROS» DE LA VACUNACIÓN PRECOZ

Según Uriarte (pág. 74):

> La aplicación del calendario vacunal español en edades tempranas, como se realiza en la actualidad, podría presentar dificultades en el correcto desarrollo de la inmunidad de la población.

¿Qué dificultades, exactamente? ¿En qué porcentaje de los niños vacunados? ¿Qué estudios lo han demostrado? Nada de nada. Suelta la mentira, y ahí se queda (ver pág. 68).

Dice Marín en la página 231:

> Sistemáticamente los efectos vacunales sobre la salud de la población han sido silenciados, negados, minimizados o tratados como meras coincidencias, en consecuencia no se investigan y, cuando se hace, la conclusión habitual acostumbra a presentar el formato «no se ha podido establecer relaciones de causalidad entre vacuna y efecto secundario».

Es falso. Y tal vez haya algo de justicia poética en el hecho de que, en esta frase concreta, Marín haya olvidado poner la palabra «secundarios» o «adversos» entre «efectos» y «vacunales». Porque los antivacunas como él sí que han silenciado, negado y minimizado sistemáticamente los efectos primarios o beneficiosos de las vacunas, intentando hacernos creer que son inútiles, y que si ciertas enfermedades han disminuido y casi desaparecido es por «mera coincidencia».

Los efectos secundarios de las vacunas no se silencian. Están en cualquier libro serio de medicina, en cientos de páginas serias de internet. Por supuesto que se investigan, y como resultado de esas investigaciones unos se confirman y otros se descartan. Se publican cientos, miles de estudios sobre los posibles efectos secundarios de las vacunas, y el hecho de que Marín no esté dispuesto a leerlos no le da derecho a negar su existencia.

Si tiene por casa algún medicamento, mire el folleto. ¿Le parece que intentan ocultar los efectos secundarios? Yo tengo ahora a mano el folleto de un antibiótico bastante normalito (ciprofloxacino); mire todo lo que dice que puede causar:

> Infecciones por Candida. Colitis asociada a antibióticos (muy rara vez con desenlace fatal). Eosinofilia. Leuco-

penia, anemia, neutropenia, leucocitosis, trombocitopenia, trombocitemia. Anemia hemolítica. Mal funcionamiento de la médula ósea. Reacción alérgica, edema o angioedema alérgicos. Reacción anafiláctica (desde hinchazón de la cara y laringe hasta dificultad en la respiración y shock). Anorexia. Hiperactividad psicomotriz, agitación, confusión, desorientación, ansiedad, sueños anormales, depresión y alucinaciones. Reacciones psicóticas. Dolor de cabeza, mareos, trastornos del sueño y del gusto. Sensación de hormigueo, falsa sensación de dolor, disminución de la sensibilidad, temblores, convulsiones, vértigo. Migraña, trastorno de la coordinación, trastornos del olfato, aumento de la sensibilidad en general, aumento de la presión intracraneal. Trastornos visuales. Ruido en el oído, pérdida de audición. Taquicardia. Vasodilatación, disminución de la presión arterial, desmayo. Vasculitis. Dificultad respiratoria. Náuseas, diarrea. Vómitos, dolores gastrointestinales y abdominales, trastorno de la digestión, flatulencia. Pancreatitis. Aumento transitorio de las transaminasas, aumento de la bilirrubina. Trastorno hepático transitorio, ictericia, hepatitis no infecciosa, daño de la función hepática. Erupción, picor, urticaria. Reacciones de fotosensibilidad. Vesículas. Petequias, eritema multiforme, eritema nodoso, síndrome de Stevens-Johnson, destrucción de la piel con desprendimiento. Dolores musculares, artritis, aumento del tono muscular y calambres, debilidad muscular, inflamación de los tendones, rotura del tendón de Aquiles, empeoramiento de los síntomas de la miastenia gravis. Insuficiencia renal, sangre o cristales en orina, nefritis intersticial tubular. Aumento transitorio de la fosfatasa alcalina en sangre. Nivel anormal de protrombina, aumento de amilasa.

¡Cielo santo, y ya me he tomado media caja! ¿Viviré para acabar el libro? ¿De verdad le parece que la industria farmacéutica o las autoridades sanitarias tengan tendencia a ocultar los efectos secundarios? Más bien parece que haya un concurso para ver quién elabora la lista más larga.

Por supuesto que en la industria farmacéutica, como en cualquier otro sitio, puede haber mentiras, estafas o abusos. Un caso reciente fue el del rofecoxib (Vioxx), un antiinflamatorio muy ampliamente publicitado como una especie de revolución, con muchos menos efectos secundarios que los antiinflamatorios tradicionales. Y sí, tal vez daba menos gastritis, pero podía producir infartos. La compañía Merck, fabricante de Vioxx, intentó falsear los estudios y ocultar los graves efectos secundarios. Puede leer la historia en el artículo «rofecoxib» de la Wikipedia en inglés. El resultado: unos cien mil infartos (según calcula la FDA), el medicamento retirado del mercado a los cinco años de su comercialización (cuando el año anterior Merck había vendido Vioxx por valor de 2.500 millones de dólares), la compañía y la FDA criticadas por expertos y por revistas científicas, una grave pérdida de prestigio para Merck, decenas de miles de demandas, y una previsión de casi 5.000 millones de dólares para el pago de indemnizaciones.

Por supuesto, para algunos esta historia demuestra que nos están engañando y envenenando continuamente. Para mí, más bien demuestra que los controles son muy estrictos, que la mayor compañía farmacéutica puede ver retirado del mercado su fármaco estrella y perder miles de millones, que el engaño se puede descubrir en solo cinco años, y que la mayoría de los médicos, científicos y autoridades sanitarias del mundo, lejos de encubrir el escándalo, están decididos a denunciarlo, a condenarlo y a darle amplia publicidad.

Y sin duda todos han aprendido de la lección: las compañías farmacéuticas han visto que el intento de ocultar un efecto secundario puede acabar produciendo enormes pérdidas (cuando el prospecto advierte del efecto secundario, no suele haber indemnizaciones millonarias; es el hecho de haberlo intentado ocultar lo que ha llevado a la compañía ante los tribunales); las autoridades han visto que la opinión pública puede enfadarse mucho si no muestran la máxima diligencia en controlar los medicamentos; los investigadores son más conscientes de que falsear o maquillar un estudio puede acabar con su carrera profesional; las revistas científicas saben que tienen que ser más cuidadosas en evaluar los estudios antes de publicarlos; los médicos son más desconfiados ante las afirmaciones de la industria farmacéutica... Todo ello hace un poco más difícil (aunque, por supuesto, no imposible) que un caso así se repita en el futuro.

Sin embargo, los antivacunas pretenden convencernos de que todos los gobiernos y todos los médicos del mundo nos ocultan los efectos secundarios de las vacunas, y de que mantienen en el mercado vacunas peligrosísimas durante no cinco, sino a veces cincuenta años o más, y todo por ganar dinero y por la influencia de la «poderosa industria farmacéutica». Por favor, ni la industria tiene tanto poder, ni se gana tanto dinero con las vacunas (ver pág. 484).

Antes de comercializar cualquier medicamento (y muy especialmente una vacuna), se exigen estudios sobre su eficacia y sobre su seguridad. Por supuesto, es imposible detectar todos los posibles efectos secundarios antes de la comercialización. En ese momento solo se han hecho estudios con unos pocos miles de voluntarios sanos y de pacientes enfermos. Si un medicamento produce cierto efecto secundario en 1 de cada 100.000 pacientes, difícilmente lo sabremos hasta que lo hayan tomado muchos cientos de miles de personas. Si un medicamento produce un cierto efecto secundario en las embarazadas, en los diabéticos o en las personas con insuficiencia renal, difícilmente lo sabremos hasta que lo hayan tomado varias embarazadas, varios diabéticos o varias personas enfermas del riñón. Desde hace décadas, en todos los países existen sistemas organizados de farmacovigilancia, normalmente dependientes de las autoridades o de las instituciones científicas, que se encargan de recoger de forma sistemática y analizar información sobre posibles efectos adversos.

Debe quedar bien claro (porque los antivacunas tienden a confundirlo) que no es lo mismo un posible efecto *notificado* tras la vacunación (o tras la toma de cualquier medicación) que un efecto adverso *producido* por la medicación. Los presuntos efectos adversos los notifican voluntariamente médicos que se han fijado en la coincidencia y que piensan: «Puede ser importante, voy a avisar».

Imagine que es usted el médico y ve a un paciente con una parálisis facial. Piensa: «Vaya, una parálisis facial», y ya está. Pero si el mes pasado leyó en un artículo científico (o escuchó por la radio) que la vacuna ZZZ puede causar parálisis facial, es probable que pregunte a su paciente: «¿Se ha vacunado recientemente de ZZZ?», y de ser así, lo notifique. Hay que ser un médico muy suspicaz para ser el primero en notificar un posible efecto que nadie había siquiera imaginado (a no ser, claro, que sea casi inmediato, le pongo la inyección y empieza a convulsionar). Una vez que alguien ha dado a conocer una posible relación, las notificaciones probablemente se multiplican, porque muchos más médicos comienzan a preguntar y a sospechar. Las notificaciones aumentan, tanto si de verdad el medicamento o vacuna tiene la culpa como si no. Porque millones de personas se vacunan, y por simple casualidad alguien va a enfermar de algo en los días siguientes. Si ha oído que la vacuna ZZZ puede producir parálisis facial, le preguntará a su paciente si se ha vacunado de ZZZ, pero probablemente no le preguntará: «¿Ha tomado una aspirina?, ¿se ha puesto una crema antiarrugas en la cara?, ¿ha tomado un remedio homeopático?, ¿ha comido habas con chorizo?, ¿ha ido al gimnasio?, ¿se ha hecho una sesión de rayos UVA?, ¿ha empezado a usar unas gafas nuevas...?». Cada día se producen millones de coincidencias, pero nadie las notifica.

Una vez el sistema de farmacovigilancia recibe una notificación, debe analizarla para ver si realmente puede existir una relación causal o no. ¿Ha habido casos similares en otros países? ¿Han aumentado los casos de esta enfermedad desde que se comercializó este medicamento? ¿Existe un mecanismo biológico verosímil que pueda explicar este efecto? ¿Se puede hacer un estudio para confirmar o descartar este posible efecto? Por ejemplo, en el caso hipotético que nos ocupa, podríamos preguntar a los próximos 100 pacientes que acudan a un hospital por parálisis facial si los han vacunado recientemente, y compararlo con otras 1.000 personas sanas de la misma edad. Vea los ejemplos de la vacuna de la hepatitis B (pág. 318) o de la vacuna del meningococo (pág. 195).

Los organismos de distintos países están en contacto e intercambian información; un medicamento se puede retirar del mercado en España porque se han descubierto graves problemas en Nueva Zelanda o en Hungría. Busque en internet «Sistema Español de Farmacovigilancia» y encontrará amplia información en el sitio web de la Agencia Española de Medicamentos y Productos Sanitarios (www.aemps.gob.es).

Tanto en la sección para profesionales (pero que es accesible a todos) como en la sección para ciudadanos es posible notificar reacciones adversas a medicamentos. Y también encontrará, en la sección de «comunicación», un apartado de alertas.

Verá que cada año hay varias alertas. En unos casos, simplemente se avisa de un efecto secundario nuevo o de una nueva contraindicación; en otros, un medicamento se retira del mercado de forma temporal o definitiva. En enero de 2010 le tocó el turno a la sibutramina (Reductil), un medicamento muy usado para perder peso, pero que resultó tener un riesgo excesivo de complicaciones cardiovasculares. Nadie intentó ocultar la retirada ni sus motivos; al contrario, se le dio amplia publicidad en prensa y televisión. Al laboratorio fabricante, Abbot, le dio mucha rabia, porque en 2009 había vendido en todo el mundo por valor de 300 millones de dólares; pero se tuvo que aguantar. Como no hubo ningún tipo de ocultación, como los efectos secundarios se descubrieron, se comunicaron y se retiró el medicamento, al menos no hubo indemnización que pagar. ¿Qué le hace pensar que con las vacunas sería distinto?

DIEPPE, P. A. et al. «Lessons from the withdrawal of rofecoxib». *British Medical Journal*, 2004; 329: 867-868.

HILL, K. P. et al. «The ADVANTAGE seeding trial: a review of internal documents». *Annals of Internal Medicine*, 2008; 149: 251-258.

«Sanidad retira un fármaco habitual en tratamientos contra la obesidad». *Diario Vasco*, 23 de enero de 2010.

ENFERMEDAD DE KAWASAKI

Veamos un ejemplo de esa negación que nunca existió, de esa estrategia tan querida por los antivacunas de acusar al resto de la humanidad de estar ocultando algo que nadie ha ocultado. En la página 21 de su libro, Serravalle cuenta un episodio que, según él, le abrió los ojos sobre los peligros de las vacunas (como dice el subtítulo del libro, «por qué he vacunado a mis hijos pero no a mis nietos»). Gabriele, un niño de 15 meses al que había vacunado de sarampión, paperas y rubeola, sufrió diez días más tarde un síndrome de Kawasaki. Se curó rápidamente y sin secuelas, y en la actualidad, nos dice, es futbolista profesional.

> No sé si el síndrome de Kawasaki fue causado por la vacuna que yo le administré. Lo he pensado tantas veces, a veces con ansiedad, con angustia [...] y no me parecía increíble, como me parece ahora, que ningún médico, absolutamente ninguno, hubiera concebido ni por un instante la sospecha de que la enfermedad de Gabriele pudiera haber sido provocada por la vacuna. A ninguno, ni a mí para empezar, se le ocurrió preguntarse si podría haber alguna relación.

No sabe si la vacuna causó la enfermedad, ahí dice la verdad. Pero el no saberlo no le impidió, según parece, dedicarse desde entonces a desprestigiar las vacunas, lo que sin duda ha contribuido a que Italia sufriera en años recientes una terrible epidemia de sarampión (ver pág. 336).

Asimismo, miente al decir que ningún médico se preocupó por el tema. Miente, porque bastan unos minutos en internet para comprobar que muchos médicos lo han investigado, y me parece increíble que Serravalle no se hubiera molestado en comprobarlo cuando estaba escribiendo su libro, así que debo suponer que lo sabía y deliberadamente lo ocultó.

La enfermedad que el doctor Kawasaki describió en 1961 no es fácil de diagnosticar. Sus síntomas, como la fiebre y el exantema, son poco específicos, y no existe ninguna prueba para confirmar el diagnóstico. Sin duda ha existido siempre, pero se confundía con otras enfermedades.

En 1987, en Canadá, Rowe et al. observaron que la incidencia de Kawasaki ha ido aumentando, lógicamente, a medida que los médicos la han ido conociendo, pero que el aumento se ha dado sobre todo allí donde la vacunación había casi eliminado el sarampión, y sugirieron «que el sarampión ha enmascarado hasta hace muy poco la enfermedad de Kawasaki en los países desarrollados».

Otros autores han investigado la relación entre sarampión y Kawasaki. Makhene y Diaz (1993), por ejemplo, encontraron que, entre 48 niños hospitalizados en Chicago por sospecha de sarampión (presentaban, por tanto, síntomas graves, o no habrían ingresado en el hospital), tres tenían en realidad Kawasaki.

En 1992, en Inglaterra, Schulz et al. aislaron un virus del sarampión de un paciente con Kawasaki; lo analizaron y comprobaron que no se trataba del virus de la vacuna (atenuado), sino de un virus salvaje.

En 2019, investigadores suizos (L'Huiller) buscaron virus en la sangre de seis niños con Kawasaki. Encontraron en uno el virus de la vacuna del sarampión, administrada trece días antes; en otro, el virus de la vacuna oral de la polio, administrada tres meses antes en Brasil (esa vacuna no se usaba ya en Europa), y en otros dos, un rinovirus y un bocavirus (ambos pueden producir infecciones respiratorias, generalmente leves). Por supuesto, eso no prueba que ni el virus de la vacuna ni el virus salvaje sean la causa de la enfermedad, del mismo modo que «hemos visto un niño con Kawasaki que tomaba el pecho» no nos puede llevar a concluir que la leche materna cause la enfermedad. Ni siquiera se podría hablar de una asociación; son solo casos aislados. Si comparásemos, digamos, 100 niños con Kawasaki y otros 100 niños sanos de la misma edad y encontrásemos muchos más virus del sarampión (o de la vacuna) en los enfermos, entonces sí que podríamos decir que «el virus se asocia con el Kawasaki», pero seguiríamos sin saber si es la causa o la consecuencia o una simple coincidencia.

¿Y para qué lo publican, entonces, si no es nada concluyente? Son simplemente datos, hechos, indicios, un granito de arena aportado a la ciencia para que otros investigadores se fijen en el tema, busquen otros datos, y tal vez algún día lleguen a una conclusión. Eso es lo que hacen los médicos serios, no limitarse a «pensar con angustia» durante años para luego decir lo primero que se les ocurre.

En 2009, Hua et al., de la FDA, revisaron 97 casos de Kawasaki (típicos, atípicos o simplemente posibles) informados en el sistema VAERS (ver pág. 206) entre 1990 y 2007 tras la administración de cualquier vacuna. Encontraron que la incidencia de la enfermedad tras cualquier vacuna era muy inferior a la incidencia habitual entre los niños menores de 5 años en Estados Unidos (entre 9 y 19 casos por 100.000 personas-año). No concluyeron que las vacunas protegen contra el Kawasaki (los científicos de verdad suelen ser prudentes), sino solo que «la revisión no sugiere un aumento del Kawasaki» y que «se continuará con la vigilancia».

En 2011, cuando se publicó la primera edición de este libro, la ficha técnica de la vacuna mencionaba el Kawasaki en la sección de efectos secundarios (ver pág. 319). No como un efecto secundario comprobado, sino solo como una reacción que había sido notificada. Imagino que los antivacunas, convencidos de que la malvada industria farmacéutica no hace más que ocultar cosas, no pueden ni siquiera imaginar que un posible efecto secundario que ni siquiera está comprobado se exponga públicamente. ¿Por qué hicieron una cosa así? La ficha técnica de un medicamento, que es igual en toda Europa, la redacta el laboratorio fabricante y la aprueba (y en su caso modifica) la autoridad sanitaria. Ignoro si la mención del Kawasaki fue iniciativa del fabricante o de la autoridad. Por una parte, mencionar el posible efecto secundario dudoso hace que más médicos estén atentos e informen de nuevos posibles casos; es una buena estrategia para conseguir más datos y salir por fin de dudas. Por otra parte, imagino a algún abogado del fabricante diciendo: «No importa, ponedlo, que no puedan decir luego que lo hemos ocultado» (Serravalle lo dijo, de todos modos, pero como es mentira, no podría mantenerlo ante los tribunales).

Y en efecto, tras los primeros indicios, se fueron recogiendo más datos. En 2015, investigadores norteamericanos (Abrams) publicaron los datos de 1,7 millones de niños inscritos en seis compañías de seguros sanitarios entre 1996 y 2006. La incidencia de Kawasaki fue significativamente menor durante los 42 días siguientes a cualquier vacunación que en otros periodos. El efecto no se limitaba a ninguna vacuna concreta, sino que se daba con cualquier vacuna. Concluían que «verificar y comprender este potencial efecto protector podría dar claves para entender la etiología subyacente de la enfermedad de Kawasaki». Sí, ha leído bien, «efecto protector».

En 2020, Stefanizzi et al. analizaron todas las reacciones adversas a la vacuna cuádruple vírica (sarampión, paperas, rubeola y varicela) notificadas al sistema de farmacovigilancia de la región de Apulia (Italia) entre 2009 y 2017. De 155 reacciones, 26 se consideraron serias (22 niños fueron hospitalizados). Eso da 6,3 reacciones serias por cada 100.000 dosis de vacuna (50.000 niños vacunados con dos dosis). El 0,0063 % de los niños vacunados tuvieron una reacción seria, lo que aparentemente, con los criterios del doctor Serravalle, no tendría ninguna importancia (ver pág. 317). Por suerte, a la medicina «oficial» sí que le preocupa esa cifra de reacciones adversas, que fueron cuidadosamente evaluadas con los criterios de la OMS. Se concluyó que diez de ellas tenían una «relación causal consistente con la vacuna», dos eran «indeterminadas», trece tenían «relación causal inconsistente» y una era no clasificable (donde «consistente» vendría a significar «probablemente causada por la vacuna» e «inconsistente» sería «casi seguro que no fue por la vacuna»). Solo uno de los niños tuvo la enfermedad de Kawasaki, por lo que la relación con la vacuna se consideró indeterminada.

Como hemos visto, alguno de los estudios anteriores se refería a las vacunas en general, no solamente a las que incluyen el sarampión. Otros trabajos científicos han estudiado específicamente otras vacunas:

En 2021, Murata et al. publicaron un estudio de casos y controles, comparando los 102 niños de 6 semanas a 9 meses de edad, ingresados por Kawasaki en siete hospitales japoneses, con 139 niños ingresados por otros motivos. «Confirmamos que la vacunación en la primera infancia no afecta al riesgo de enfermedad de Kawasaki.» Por la edad, este estudio no se refiere a la vacuna del sarampión, que se administra normalmente a partir de los 12 meses. En la misma línea, en 2022, un estudio norteamericano (Kamidani) no encontró relación entre el Kawasaki y las vacunas contra el rotavirus o el neumococo.

En conclusión: cuando, en 2014, el doctor Serravalle afirmaba categóricamente que ningún médico, «absolutamente ninguno», se había parado a pensar sobre Kawasaki y vacunas, en realidad docenas de médicos habían investigado el tema (y cabe suponer que miles de otros médicos habían leído sus artículos). Un estudio cuidadoso ya había encontrado que las vacunas no causaban el Kawasaki, pero aun así la ficha técnica de la vacuna todavía lo mencionaba como efecto adverso. ¿Conocía Serravalle aquellas publicaciones, pero decidió mentir en su libro, o bien no las conocía porque no se molestó en buscar en internet durante unos minutos?

Posteriormente, nuevos estudios confirmaron que las vacunas no producen enfermedad de Kawasaki, y la ficha técnica actualizada ya no lo menciona en la actualidad (2024).

ABRAMS, J. Y. et al. «Childhood vaccines and Kawasaki disease, Vaccine Safety Datalink, 1996-2006». *Vaccine* 2015; 33: 382-387.

HUA, W. et al. «Kawasaki disease after vaccination: reports to the vaccine adverse event reporting system 1990-2007». *The Pediatric Infectious Disease Journal*, 2009; 28: 943-947.

KAMIDANI, S. et al. «Kawasaki disease following the 13-valent pneumococcal conjugate vaccine and rotavirus vaccines». *Pediatrics*, 2022; 150: e2022058789.

L'HUILLER, A. G. et al. «Identification of viral signatures using high-throughput sequencing on blood of patients with Kawasaki disease». *Frontiers in Pediatrics*, 2019; 7: 524.

MAKHENE, M. K. y DIAZ P. S. «Clinical presentations and complications of suspected measles in hospitalized children». *The Pediatric Infectious Disease Journal*, 1993; 12: 836-840.

MURATA, K. et al. «Kawasaki Disease and vaccination: prospective case-control and case-crossover studies among infants in Japan». *Vaccines*, 2021; 9: 839.

ROWE, R. D. et al. «Kawasaki disease: a measles cover-up?». *Canadian Medical Association Journal*, 1987; 136: 1146.

SCHULZ, T. F. et al. «A measles virus isolate from a child with Kawasaki disease: sequence comparison with contemporaneous isolates from "classical" cases». *Journal of General Virology*, 1992; 73: 1581-1586.

STEFANIZZI, P. et al. «Post-marketing surveillance of adverse events following measles, mumps, rubella and varicella (MMRV) vaccine: retrospecive study in Apulia region (Italy), 2009-2017». *Human Vaccines & Immunotherapeutics*, 2020; 16: 1875-1883.

Quejas diversas

Cuando la ciencia se equivoca

En la página 176 de su libro, Serravalle presenta una cita entrecomillada que atribuye al prestigioso epidemiólogo John Ioannidis: «Hay que resignarse a la idea de que los estudios científicos es más probable que sean falsos que verdaderos».

Por desgracia, parece que se ha confundido con sus documentos de trabajo y el artículo de Ioannidis que cita como fuente no dice eso. Buscando la frase en Google, en italiano, aparecen un par de documentos antivacunas que la citan, igualmente entrecomillada y atribuida a la misma fuente, y otro documento, también antivacunas, que la atribuye a la que parece ser la fuente correcta (Ioannidis, 2005). Con todo, lo que dice Ioannidis no es exactamente una cita textual. Parece que han combinado y maquillado dos frases distintas:

> Las simulaciones muestran que, para la mayoría de los diseños de estudio y entornos, es más probable que la conclusión de un estudio sea falsa que verdadera.

> ¿Es inevitable que la mayoría de los resultados de estudios sean falsos, o podemos mejorar la situación?

«La mayoría de los diseños de estudio y entornos», lo que da a entender que con otros diseños y entornos los resultados erróneos no son tan frecuentes. Y no dice que haya que resignarse, sino todo lo contrario, se pregunta si podemos mejorar la situación, y a continuación da varios consejos: hacer estudios más grandes con menos riesgo de sesgo (pero sin perder de vista que un estudio muy grande puede producir pequeñas diferencias que, aun siendo estadísticamente significativas, no tienen importancia práctica); no valorar un estudio aislado, sino todos los estudios sobre el mismo tema hechos por distintos investigadores, y registrar previamente los estudios (algo que ya se está haciendo en la actualidad).

Y antes, a lo largo del artículo, ha dado algunas pistas sobre qué estudios darán más resultados falsos: los pequeños, los que encuentran pequeñas diferencias, los que tienen una gran variabilidad, los que tiene más conflictos de interés. Hay que buscar, a ser posible, rigurosos metaanálisis sobre estudios de buena calidad (porque si los estudios de base están sesgados, el metaanálisis solo conseguirá dar por bueno el sesgo).

¿Qué es eso de «estadísticamente significativo pero sin importancia práctica»? Imagine un gigantesco estudio sobre consumo de chocolate y cualquier rarísima y grave enfermedad (X). Imagine que entre un millón de sujetos que comen chocolate durante treinta años hay diez muertos por esa enfermedad, y entre un millón de sujetos que no comen chocolate solo hay un muerto. La prensa tal vez anunciaría: «El chocolate dispara (o multiplica por diez) el riesgo de X». O, en esta época de *clickbaits* y decadencia del periodismo: «Este alimento de consumo habitual puede matarle». Pero ¿dejaría usted de comer chocolate por ese riesgo? (cuando millones de personas, ante un riesgo mucho mayor, no dejan ni de fumar ni de beber alcohol).

PubMed y el autismo

PubMed es la mayor base de datos de artículos científicos sobre medicina y ciencias afines, publicada por la Biblioteca Nacional de Medicina de Estados Unidos. Es el sucesor de Index Medicus, que fue publicado en papel entre 1879 y 2004, y con el nombre de MEDLINE estuvo accesible *online* para universidades y hospitales desde 1971. Desde 1996, PubMed es accesible gratuitamente a cualquier persona desde cualquier ordenador (www.pubmed.gov). En julio de 2024, PubMed incluye más de 37 millones de citas de artículos científicos de más de 5.000 revistas en 40 idiomas, más algunos capítulos de libros y otras fuentes. Cada artículo tiene un número de identificación propio, llamado PMID. La mayoría incluyen un resumen en inglés del texto, y muchos un enlace al texto completo, que a veces es accesible gratuitamente. Si no puede obtener el texto completo desde PubMed, intente simplemente buscar el título en Google. Si el artículo es de pago, posiblemente podrá obtenerlo gratuitamente a través de algún amigo que estudie en la universidad o trabaje en un hospital. Cada día se añaden cientos de artículos recién publicados y un ejército de bibliotecarios ha ido añadiendo también los más antiguos, incluso los de 1871.

PubMed selecciona qué revistas incluye, pero el proceso de selección no es perfecto. Sin duda incluye todas las revistas de alta calidad, y muchas de mediana calidad, pero también puede haber en ocasiones artículos de revistas de ínfima calidad. Un problema creciente para la ciencia es la aparición de «revistas depredadoras» que cobran a los autores por publicar sin ningún control cualquier tontería (en muchos países, el número —que no la calidad— de los artículos publicados es decisivo para encontrar trabajo). Una revista no indexada en PubMed probablemente o es de ínfima calidad o es solo de interés local y poca difusión.

¡Treinta y siete millones de artículos! Es posible encontrar casi cualquier cosa. Buscando *vaccine* (vacuna) aparecen más de ochenta mil artículos. Se va acercando a la biblioteca infinita que, según el cuento de Borges, probablemente contenía la demostración de cualquier idea y su refutación. Los artículos científicos que contienen errores de diseño o de interpretación, o que son más tarde desmentidos por otros estudios mejor diseñados, no se borran, sino que permanecen allí para siempre. A veces un artículo se retracta, normalmente por contener datos inventados o falseados, pero no desaparece, aunque se le añade un aviso rojo que avisa de que está retractado.

No es fácil adentrarse en esa selva. Hay que comprender que existe una jerarquía entre los estudios científicos; que no es lo mismo un estudio experimental, controlado y aleatorizado que un estudio de casos y controles, y que ambos estarán muy por encima de la simple descripción de un caso o de una serie de casos clínicos. Hay que ver exactamente cómo se hicieron los estudios, con qué métodos y en qué población. Un estudio en animales no es necesariamente extrapolable al ser humano. Una hipótesis, teoría u opinión ni siquiera es un estudio. Por regla general, lo más fiable son las revisiones sistemáticas, como las de Cochrane (www.cochrane.org), en las que se buscan todos los estudios sobre un tema concreto y se analizan de manera conjunta los resultados de aquellos estudios técnicamente bien realizados. Pero incluso la conclusión de una revisión sistemática puede cambiar cuando se añaden nuevas investigaciones. Es especialmente importante evitar lo que se conoce como *cherry picking* (escoger cerezas), es decir, elegir solo los estudios cuyos resultados nos gustan y hacer como si no hubiéramos visto (o no molestarnos en buscar) los que dan resultados contrarios.

En su libro, Serravalle publica a partir de la página 177 una larga carta de la madre de una niña con autismo que ha consultado PubMed y ha creído encontrar la prueba definitiva:

> Las vacunas han dañado a nuestra hija. No es solo que *podrían* dañar su sistema inmunitario, es que lo HAN DAÑADO. [...] Está todo allí... Explicado a cualquiera que se tome la molestia de leer. Descrito en revistas científicas y en PubMed.

Ahí está la clave del asunto: «cualquiera que se tome la molestia de leer» los quince estudios que a continuación detalla esta madre, los que en su opinión demuestran claramente que las vacunas son la causa del autismo. Da por sentado que nadie más se los ha leído. Ha entrado en PubMed y ha encontrado las pruebas ocultas que nadie más quiso mirar. Una postura que en la madre es ingenua, pero que en el doctor Serravalle, que sabe cómo funcionan estas cosas, resulta arrogante. Es no querer darse cuenta de que miles de expertos han leído esos y muchos otros estudios, y si han llegado a la conclusión de que las vacunas no producen autismo, podría ser por algo. Es como el que circula por la izquierda por la autopista, sorprendido e indignado porque todos los demás circulan al revés. Cuando la OMS, UNICEF, las autoridades sanitarias de más de ciento cincuenta países, miles de expertos de cientos de universidades, dicen lo mismo..., sí, por supuesto que se pueden equivocar, pero antes de subir al púlpito y gritar que se equivocan todos, hay que tener un poco de humildad y pensar que «a lo mejor me estoy equivocando yo», y analizar con calma los argumentos.

Y sí, el doctor Serravalle sabe de qué va esto. Justo en la página anterior ha explicado que muchos estudios científicos son erróneos y son desmentidos por estudios posteriores. Menos los quince estudios que la madre ha encontrado sobre vacunas y autismo; esos parece que son absolutamente fiables sin necesidad de buscar más información...

Vamos a verlos uno por uno:

1. Singh et al.: «Abnormal measles-mumps-rubella antibodies and CNS autoimmunity in children with autism» (2022)

«La autoinmunidad al sistema nervioso central, especialmente a la proteína básica de la mielina, puede tener un papel causal en el autismo.» Encuentran un anticuerpo inusual contra la vacuna de sarampión-paperas-rubeola (MMR, por sus siglas en inglés) en el 60% de 125 niños con autismo, pero no en 92 niños de control. Y el 90% de esos niños que tenían un anticuerpo inusual tenían también anticuerpos contra la proteína básica de la mielina. Por lo tanto, «sugerimos que una respuesta inapropiada de anticuerpos contra la MMR, especialmente su componente sarampión, podría estar relacionada con la patogénesis del autismo».

Obsérvese que los científicos suelen ser muy precisos con su lenguaje. La inmunidad puede *(may)* tener un papel causal en el autismo; eso no es lo que ellos encuentran, sino algo que ya dan por sabido. Y lo que ellos no afirman ni demuestran, sino solo sugieren *(suggest)*, es que la repuesta a la vacuna podría *(might)* estar relacionada con el autismo. «Podría tener» no es lo mismo que «puede tener», y «puede tener» no es lo mismo que «tiene». Los autores en ningún momento dicen que la vacuna causa autismo, ni siquiera que «podría causarlo», sino solo que «podría estar relacionada».

El artículo es accesible gratuitamente en la web semanticscholar.org, y en él también se puede leer: «La inmunización con vacunas es la mejor medida preventiva contra infecciones mortales hoy al alcance de la humanidad». Lástima que Serravalle no vio esa parte. Y la autoinmunidad sigue siendo solo una posibilidad —más un «podría» que un «puede»— entre una maraña de causas genéticas y ambientales del autismo, según en la revisión reciente de Sauer et al. (2021).

2. Singh *et al.*: «Serological association of measles virus and human herpesvirus-6 with brain autoantibodies in autism» (1998)

Este estudio habla de dos virus, el del sarampión y el herpesvirus-6, que es la causa del exantema súbito (contra el que no existe vacuna). Los niveles de anticuerpos contra esos virus «eran moderadamente elevados en niños autistas, pero no diferían significativamente de los controles normales». En la mayoría se asociaban también anticuerpos contra tejidos nerviosos. «Este estudio es el primero que informa de una asociación entre la serología a virus y los autoanticuerpos contra el cerebro en el autismo; respalda la hipótesis de que una respuesta autoinmune inducida por virus puede tener un papel causal en el autismo».

«Respalda», que no «demuestra». «Puede tener», que no «tiene», un papel causal (porque una asociación no tiene por qué ser causal). Han pasado veintiséis años y la hipótesis sigue en el aire; el autismo sigue siendo una enfermedad de causa desconocida y probablemente múltiple, y la inmunidad sigue siendo solo uno entre un montón de factores que podrían tener algo que ver.

3. Richmand: «Hypothesis: conjugate vaccines may predispose children to autism spectrum disorders» (2011)

¡Vaya, esta no me la conocía! En el siguiente capítulo analizo las dos principales teorías que intentan culpar del autismo a las vacunas: el mercurio o la triple vírica (que no lleva mercurio). Pero Richmand presenta una tercera posibilidad, las vacunas conjugadas, la primera de las cuales fue la del *Haemophilus* en 1988; más tarde salieron otras contra neumococo y meningococo. Hubo algunas vacunas anti-*Haemophilus* con mercurio, pero ya en 1999 la mayoría no contenían mercurio.

Esto no es un estudio científico, ni una revisión de estudios, ni siquiera un caso clínico. Se trata solo de una hipótesis, publicada en una revista llamada *Hipótesis médicas*. El autor parte del hecho de que el autismo ha aumentado en algunos países más o menos después de empezar a usarse la vacuna (en el siguiente capítulo comentamos las causas de ese aumento), y a partir de ahí empieza a hablar de anticuerpos y mielina con un montón de «puedes» y «podrías».

¿Y qué ha pasado después con esa hipótesis? Nada. Las entradas de PubMed habitualmente contienen dos secciones útiles: «Artículos similares» y «Citado por». En este caso, los artículos «similares» hablan más bien de otras cosas, y no parece haber ningún otro autor (aparte de Serravalle) que en los trece años transcurridos haya citado a Richmand. Se trata simplemente de una idea que se le ocurrió a alguien.

Un editorial (un comentario que la dirección de la revista solicita a un autor de reconocido prestigio) acompaña al artículo de Richmand. En él, el doctor Rose comenta educadamente el estudio, y advierte:

La respuesta a estas y muchas otras preguntas requeriría costosos estudios a gran escala de base poblacional. El incentivo para emprender otro estudio epidemiológico más sobre la asociación entre la vacunación y el trastorno del espectro autista tiene que ser muy alto antes de que una agencia de salud pública lo considere seriamente.

Rose comenta que Richmand «no es un científico profesional» (aunque no especifica cuál es su ocupación), pero eso no es un problema, porque «muchos de los mayores avances de la ciencia han salido de las fructíferas sugerencias de pensadores originales que no tienen los problemas originales». En efecto, Richmand solo aparece como firmante de otros tres artículos en PubMed, y por ellos sabemos que ha trabajado en la Universidad de Yale. Solo uno de esos tres artículos es sobre vacunas y Richmand es el tercer firmante (Leslie *et al.*, 2017).

No sé si Richmand concibió su hipótesis cuando ya estaban haciendo o planeando este estudio. Comienza afirmando que «la asociación de la vacuna del sarampión, paperas y rubeola con el trastorno del espectro autista ha sido refutada de forma convincente» (¡y esto lo dice el autor de uno de los quince estudios que, según nos quieren hacer creer, demuestran esa relación!). El estudio investiga cuántos niños (de 6 a 15 años) diagnosticados entre 2002 y 2007 de trastorno obsesivo-compulsivo, anorexia nerviosa, trastorno de ansiedad, trastorno crónico de tics, TDAH, depresión mayor o trastorno bipolar (en total, unos 96.000 niños en una serie de empresas médicas de Estados Unidos) han recibido alguna vacuna en los meses anteriores, y lo compara con 85.000 niños que han sufrido una fractura y con 73.000 que han acudido por una herida. Y sí, los niños con los diversos problemas psiquiátricos habían recibido más vacunas. Esto sí que es un estudio, no una simple hipótesis. Pero no es un estudio experimental, sino solo observacional. Han usado como controles niños con traumatismos porque son los que podían usar; niños que acudían al hospital (ir a buscar a sus casas a miles de niños sanos hubiera sido un estudio mucho más laborioso y costoso). Pero ¿es posible que la tendencia a sufrir traumatismos tenga algo que ver con la tendencia a sufrir (o no) trastornos mentales? ¿Es posible que los niños cuyos padres acuden al médico con más frecuencia sean también los que más se vacunan y los que antes se diagnostican cuando sufren un trastorno mental? (Todos los padres van al médico enseguida si su hijo se rompe un hueso, pero desde que presenta los primeros síntomas de ansiedad, depresión o hiperactividad hasta que se llega a un diagnóstico pueden pasar semanas, meses o incluso años.) La conclusión de los autores es:

> Este análisis epidemiológico piloto indica que el comienzo de algunos trastornos neuropsiquiátricos puede tener una relación temporal con vacunaciones previas en un subgrupo de individuos. Estos hallazgos justifican ulteriores investigaciones, pero no prueban un papel causal de las infecciones o vacunaciones previas en la patoetiología de estas enfermedades. Dada la modesta magnitud de estos hallazgos en contraste con los claros beneficios para la salud de la administración en el momento oportuno de vacunas para prevenir la morbilidad y mortalidad por las enfermedades infecciosas de la infancia, alentamos a las familias a mantener los calendarios de vacunación de acuerdo con las recomendaciones de los CDC.

Como se puede ver: «Está todo allí, explicado para cualquiera que se tome la molestia de leer».

4. Hurwitz y Morgenstern: «Effects of diphtheria-tetanus-pertussis or tetanus vaccination on allergies

and allergy-related respiratory symptoms among children and adolescents in the United States» (2000)

Este estudio no es sobre el autismo, sino sobre la alergia, así que lo comentaremos en el capítulo correspondiente (pág. 411).

5. Berg: «Neurological complications of pertussis immunization» (1958)

¡Un estudio de 1958! Yo, que ya soy viejo, ni siquiera había nacido. «107 casos de complicaciones neurológicas —informa Serravalle— debidas a la inoculación de la tosferina.» Admitamos la simplificación, aunque lo que se inocula no es la tosferina (no hace falta inocularla, se transmite por el aire), sino la vacuna contra la tosferina. Una vacuna que, como explicamos en el capítulo correspondiente (pág. 76), era en aquellos tiempos la vacuna celular, con muchos más efectos secundarios que la vacuna acelular que se usa desde finales del siglo XX.

Este artículo ni siquiera habla de autismo, sino de otros problemas. Esas 107 complicaciones neurológicas se recogen en 25 distintos artículos científicos, publicados entre 1933 y 1955 en el Reino Unido, Estados Unidos, Canadá, Argentina, Suiza, Francia y Dinamarca. En ese periodo, en esos países, debieron de nacer, así a ojo, más de cien millones de niños y la mayoría se vacunaron. Textualmente, el doctor Berg dice:

> Aunque las complicaciones tras la vacunación contra la tosferina pueden ser serias e incluso fatales, son extremadamente raras, y se admite generalmente que tal vacunación vale la pena sin ninguna duda. Es bien conocido que la misma tosferina puede producir serias complicacio-

nes, neurológicas y demás, y la opinión de Brody y Sorley (1947) de que «los riesgos de no vacunar contra la tosferina son enormemente mayores que los riesgos de vacunar» probablemente refleja la visión general. Byers y Moll (1948) encontraron que, en el mismo periodo de 10 años en que sus 15 casos de encefalopatía por vacuna de la tosferina fueron ingresados en el Hospital Infantil de Boston, 26 niños que sufrían los efectos de una encefalopatía como complicación de la tosferina fueron admitidos en el mismo hospital. De esos 26 niños, siete murieron durante la enfermedad aguda, seis tuvieron retraso mental, tres tuvieron convulsiones crónicas y uno tuvo parálisis cerebral.

«Está todo allí. Explicado a cualquiera que se tome la molestia de leer.»

Eso lo dice alguien que creía que la vacuna era realmente la causa de esas encefalitis. Pero no tenía pruebas de ello; solo tenía una recopilación de casos anecdóticos. Como ya hemos explicado (pág. 150), estudios posteriores indican que en realidad la vacuna no era la causa de esas encefalitis.

6. Gallagher y Goodman: «Hepatitis B vaccination of male neonates and autism diagnosis» (2010)

Vaya, tampoco había oído nunca la teoría de que es la vacuna de la hepatitis B la que causa autismo. La conclusión del estudio es:

> Estos hallazgos sugieren que los varones recién nacidos en Estados Unidos vacunados de hepatitis B antes de 1999 (según su carné de vacunaciones) tienen un riesgo tres veces mayor de tener un diagnóstico de autismo (comunicado por los padres) que los varones no vacunados en el periodo neonatal durante ese mismo periodo.

Las autoras sospechan que es el mercurio en la vacuna el que puede dar problemas. Por eso se limitan a los vacunados antes de 1999; a partir de esa fecha se empezó a utilizar la vacuna sin mercurio. Y no comparan los niños vacunados con los no vacunados, sino los vacunados en el periodo neonatal (es decir, en el primer mes; casi siempre en el primer día) con los vacunados después del mes y con los no vacunados nunca. Es decir, incluso si hubiéramos de aceptar sus conclusiones como seguras y comprobadas (que no lo son, por algo las autoras dicen que sus hallazgos «sugieren», no que «demuestran»), incluso si creyésemos que sí, que la vacuna de la hepatitis con mercurio administrada antes del mes puede producir autismo, deberíamos congratularnos de que la vacuna ya no lleve mercurio desde hace décadas, y de que en España la primera dosis se administre normalmente a los 2 meses, como en casi todos los países europeos. Solo se administra la vacuna al nacer cuando la madre es portadora del virus (y entonces es fundamental vacunar antes de 24 horas, mejor 12, para evitar graves complicaciones, ver pág. 73). Y también deberíamos tener en cuenta la conclusión de las autoras (que está allí, para quien se tome la molestia de leer): «Nuestros hallazgos no sugieren que el riesgo de autismo supere a los beneficios de la vacunación».

Pero ¿por qué este estudio «sugiere», pero no «demuestra»?

Se trata de un nuevo análisis de datos que habían sido recogidos una década antes con otros propósitos, algo siempre delicado. Entre 1997 y 2002, los entrevistadores habían visitado decenas de miles de domicilios, una muestra representativa de la población de Estados Unidos, pasando un largo cuestionario. Si había niños en la casa, se pedía a los padres la cartilla de vacunación y se les preguntaba si «en algún momento un médico u otro profesional le había dicho que su hijo tenía alguna de estas enfermedades», entre ellas el autismo. No se pedían documentos, no se comprobaban historias clínicas, no se hacían pruebas. La respuesta «sí, me dijeron que tiene autismo» tanto puede indicar que la enfermedad ha sido cuidadosamente diagnosticada en un buen hospital como que un profesor (que también es un profesional) en algún momento hizo un comentario que nunca se confirmó. La respuesta «no» puede indicar que el niño está perfectamente bien, o que todavía no tiene síntomas pero los tendrá, o que no ha sido diagnosticado, lo que también dependerá de la capacidad de la familia para buscar y obtener atención médica.

De entrada, había 193 niños con autismo y 79.690 sin autismo. Pero solo constaban los datos de la cartilla de vacunación del 27% (¿más del 70% de los niños estaban sin vacunar? ¡Claro que no! Pero miles de padres, hartos de que les hicieran preguntas y más preguntas, no se tomaron la molestia de ir a buscar la cartilla para enseñársela al entrevistador, y este no insistió porque tampoco era ese el fin principal del estudio inicial).

Si nos limitamos a los que tenían entre 3 y 17 años en el momento de la encuesta, y excluimos a los nacidos después de 1999, a los que no mostraron la cartilla y a las niñas, nos quedan 33 niños varones con autismo y 7.640 sin autismo. Y de ellos, 9 con autismo (29%) y 1.258 sin autismo (17%) habían sido vacunados durante el primer mes. Tras ajustar por posibles factores de confusión (raza, estructura familiar y educación de la madre), los vacunados en el primer mes tenían tres veces más autismo que los vacunados después del mes o los no vacunados.

¿Por qué esas exclusiones? Lo de nacer antes de 1999, ya lo hemos dicho, es porque luego el mercurio desapareció de las vacunas. Y que tengan más de 3 años es porque muchas veces el autismo no se diagnostica antes. Pero

¿por qué los vacunados durante el primer mes? Quienes afirmaban que el mercurio producía autismo nunca lo limitaban al primer mes; echaban la culpa sobre todo a las vacunas que se administran a partir de los 2 o 3 meses. Y, sobre todo, ¿por qué solo varones? Tenían recogidos los datos de niños y niñas, y solo había que darle instrucciones al ordenador.

Parece que estamos ante un problema frecuente en los estudios científicos: la tentación de crear subgrupos y subgrupos hasta encontrar alguno que dé el resultado deseado. El criterio habitual para considerar que en un estudio hay una diferencia estadísticamente significativa es una $p < 0{,}05$. Traducido: «hay menos del 5% de probabilidades de que una diferencia como esta o mayor se daba solo al azar». El 5% es 1 de cada 20. Si en vez de un solo grupo analizas 20, es bastante probable que uno de ellos te dé una diferencia «significativa»; si analizas 100 grupos, es casi seguro que unos cuantos te den diferencias. Es uno de los principales problemas por los que Ioannidis, en ese estudio que el mismo Serravalle menciona (pág. 339), afirma que gran parte de los resultados científicos son erróneos: si buscas la posible relación entre una enfermedad y docenas o cientos de genes, casi seguro que alguno de los genes estará «relacionado». En ocasiones, el truco se usa a propósito para obtener resultados favorables. Recuerdo que me lo enseñaron, hace ya casi medio siglo, en mis estudios de Medicina: si una empresa farmacéutica encuentra que su nuevo fármaco no funciona, puede intentar dividir el estudio en múltiples grupos: varones, mujeres, distintas edades, los que tienen la presión alta, los que no, los que fuman, los que no fuman... Al final, ¡oh, maravilla!, conseguimos demostrar que el fármaco sí que funciona en mujeres no fumadoras de 40 a 50 años. Y ahora, ¿vas a negarles a las mujeres de otras edades, a las que fuman, a los varones, ese tratamiento que hemos demostrado que sí que funciona? Para evitar estos trucos, para que los investigadores no caigan en la tentación (a menudo bienintencionada) de modificar la pregunta hasta obtener la respuesta deseada, cada vez más se exige el registro previo de los protocolos de estudio (vea, por ejemplo, www.isrctn.com).

Pues bien, Gallagher y Goodman no dan los resultados detallados para las niñas, o para los nacidos después de 1999. Pero sí que nos dan algunas pistas:

> A señalar que la relación entre la vacunación neonatal contra la hepatitis B y el diagnóstico de autismo en varones también se examinó sin restringir el año de nacimiento a antes de 1999, y se encontró que la asociación se volvía marginalmente significativa y atenuada. Hubo una observación con diagnóstico de autismo nacido en el periodo posterior, y esta única observación no había recibido vacuna durante el periodo neonatal.

Y también:

> A señalar que estos dos estudios [el actual y otro anterior de las mismas autoras] basados en muestras probabilísticas en Estados Unidos demostraron [sí, aquí dice «demostraron», creo que querían decir «mostraron»] un efecto paradójicamente protector entre las niñas. En el presente estudio, sin embargo, solo hubo nueve observaciones con diagnóstico de autismo que fueran niñas, un factor que probablemente contribuyó a los resultados insignificantes, y los resultados fueron apenas significativos.

Parece, pues, que han hecho varias comparaciones y al final solo han mostrado las que daban un resultado «bonito»: la de los varones nacidos antes de 1999. Y, precisamente porque no dan las cifras, tengo la sospecha de que, juntando niños y niñas, el resultado global sería no significativo.

Han decidido que la vacuna se asocia con autismo en varones, pero hay un efecto protector paradójico en niñas. ¿Por qué no decir que la vacuna protege contra el autismo a las niñas, pero que hay un efecto perjudicial paradójico en los niños? ¿Deberían los padres europeos exigir que sus hijas sean vacunadas al nacer, puesto que esperar a los 2 meses aumenta el riesgo de autismo? No. En realidad, ninguno de esos efectos, ni el riesgo para niños ni la protección para niñas, está demostrado.

En la ficha técnica de la vacuna de la hepatitis B (Hbvaxpro), que encontrará en internet, hay una larga lista de efectos adversos notificados, aunque, «en muchos casos, no se ha establecido la relación causal con la vacuna». Por ejemplo, en lo referente al sistema nervioso:

> Parestesias, parálisis (incluyendo parálisis de Bell, parálisis facial), Neuropatías periféricas (polirradiculoneuritis, síndrome de Guillain Barré), neuritis (incluyendo neuritis óptica), mielitis (incluyendo mielitis transversa), encefalitis, enfermedad desmielinizante del sistema nervioso central, exacerbación de esclerosis múltiple, esclerosis múltiple, crisis, cefalea, mareo, síncope.

El autismo ni lo mencionan. «¡Claro —dirán los antivacunas—, porque lo están ocultando!» Hombre, si quisieran ocultar los efectos secundarios, ¿no cree que habrían ocultado lo de la encefalitis, la esclerosis múltiple, la parálisis...? De hecho, no es que no se haya establecido la relación causal con esos efectos; es que, al menos en el caso de la esclerosis múltiple, se ha comprobado que no hay relación (pág. 320). Pero lo siguen poniendo, por si acaso (probablemente para evitar complicaciones legales: que nadie pueda decir que no lo habían advertido). Si no mencionan el autismo es porque no hay ni siquiera remotos indicios de una relación.

7. Tomljenovic y Shaw: «Do aluminum vaccine adjuvants contribute to the rising prevalence of autism?» (2011)

Los autores observan una serie de correlaciones estadísticas:

— Los niños de países con mayor prevalencia de autismo «parecen tener» mayor exposición al aluminio de las vacunas.
— El aumento en la presencia del aluminio de las vacunas se correlaciona con el aumento del autismo en Estados Unidos.
— Existe una correlación entre la cantidad de aluminio administrado con las vacunas, sobre todo antes de los 3 o 4 meses de edad, y la prevalencia de autismo.

Para llegar a esos hallazgos, cruzaron los datos de los calendarios vacunales y composición de las vacunas de siete países (Estados Unidos, Reino Unido, Australia, Canadá, Suecia, Finlandia e Islandia) con los datos de incidencia de autismo en esos países, cada uno publicado por un grupo de investigadores distintos, y no exactamente en la misma fecha.

Por algo el título del artículo termina con un interrogante. Un estudio así apenas permite plantear una hipótesis, y en ningún caso demostrarla. Los datos sobre prevalencia de autismo fueron recogidos por distintos autores, en distintos momentos, con distintos métodos, en países donde se usaban distintos criterios o donde el diagnóstico estaba más o menos «de moda». Las diferencias entre los calendarios de vacunación en distintos países occidentales son muy pequeñas. No explican por qué se eligieron esos países y no otros; imagino que es porque encontraron estudios publicados sobre la prevalencia de autismo. Pero llama la atención que no haya datos sobre países tan importantes como Alemania, Francia o Italia; ¿podría ser que eligieran aquellos países que mejor cuadraban con su teoría?

Hay enfermedades cuyo diagnóstico suele ser claro e inequívoco, con métodos y criterios similares en cualquier país desarrollado. Si me dicen que en el país A hay más cáncer de pulmón o más meningitis que en el país B, habitualmente me lo creo. Pero decir que en un país hay más o menos autismo, depresión, rinitis alérgica o lumbalgia es siempre arriesgado; lo que en un lugar o en una época se considera «enfermedad», en otro sitio se verá como algo sin importancia, o como algo inespecífico a lo que no se pone un nombre concreto. Si la incidencia de autismo (o de hiperactividad, o de otros problemas psicológicos) ha aumentado en las últimas décadas en muchos países, en muchos casos es solo porque han cambiado los criterios y las costumbres de los médicos.

Obsérvese que cualquier enfermedad que haya aumentado en las últimas décadas se correlacionará con cualquier otra cosa que también haya aumentado. El incremento del autismo se correlaciona con el incremento de las vacunas, pero apuesto (aunque no tengo los datos concretos) a que también se correlaciona con el incremento de los teléfonos móviles, de los videojuegos, de las redes sociales, de los divorcios, del turismo, de las pizzas congeladas, de los alimentos ecológicos, de los kiwis... Cuando yo era niño, no se oía hablar del autismo, y tampoco había kiwis en España (no recuerdo haber visto un kiwi antes de 1980).

Busqué en PubMed si Tomljenovic y Shaw habían

publicado algo más sobre el tema. Había varios artículos, entre los que destacaba una investigación con ratones (Tomljenovic y Shaw, 2017). Lamentablemente, el artículo fue retractado por acuerdo entre el editor de la revista y los autores por un error en las imágenes presentadas. «Dado que los autores ya no pueden acceder a los geles originales y que sería necesario rehacer los experimentos, se concluye que los datos y los resultados presentados en este artículo son claramente no fiables».

De momento parece que no han repetido el experimento, aunque sí han publicado uno parecido (Eidi et al., 2020). A 25 ratones les inyectaron la dosis de vacunas (por kilo de peso) que recibiría un niño hasta los 18 meses de edad; a otros 25, el triple de esa dosis, y a otros 26 ratones les inyectaron un placebo. El efecto parece espectacular: menor aumento de peso, menor sociabilidad, más conductas similares a la ansiedad, alteración del aprendizaje visual-espacial y de la memoria...

Espectacular porque, incluso si las vacunas produjesen autismo, entre solo 25 niños lo habitual es que ninguno tenga autismo. En cambio, parece que casi todos los ratones sufrieron importantes complicaciones. No había diferencia entre el efecto de la dosis «normal» de vacuna y la dosis triple, «lo que sugiere que una única dosis produjo una respuesta saturada» y los resultados fueron «transitorios con la edad».

Si las vacunas tuvieran tan aparatosos efectos en los niños, ¿no cree que en algún lugar, a lo largo de un siglo, nos habríamos dado cuenta? Pero es que, claro, las vacunas humanas están diseñadas para humanos, no para ratones. Yo no me dejaría poner una vacuna para perros. En todo caso, fueron efectos transitorios, que desaparecieron al cabo de un tiempo, y por tanto no tienen nada que ver con el autismo o el Alzheimer, que por desgracia son permanentes.

8. Shaw y Petrik: «Aluminum hydroxide injections lead to motor deficits and motor neuron degeneration» (2009)

Otra vez el doctor Shaw, uno de los firmantes del estudio que acabamos de comentar. Otro estudio con ratones en el que intenta aclarar las causas del síndrome de la guerra del Golfo. Dice, erróneamente, que «el culpable más probable es el aluminio» de la vacuna contra el carbunco. En la página 452 hablamos sobre ese síndrome. La causa no está del todo clara, pero la vacuna se considera ya descartada.

El Gobierno estadounidense considera que uno de cada tres veteranos de esa guerra sufre el síndrome. Si realmente la vacuna contra el carbunco administrada a los soldados fuera la culpable del síndrome de la guerra del Golfo, evidentemente el culpable no podría ser el aluminio, sino algún otro componente de esa vacuna. Porque aluminio hay en otras varias vacunas, incluyendo la mayoría de las que se administran habitualmente a los niños y la de la tosferina que se pone a las embarazadas (en realidad, tosferina, tétanos y difteria, puesto que ya no se comercializa la vacuna contra la tosferina aisladamente). Por lo tanto, deberíamos ver cientos de millones de enfermos con síndrome de la guerra del Golfo que nunca estuvieron en la guerra ni en el Golfo.

Pues bien, Shaw inyectó aluminio, cuatro pinchazos equivalentes (por kilo de peso) a la cantidad en una vacuna humana, a 11 ratones y encontró una serie de cambios en el tejido nervioso («aumento de la apoptosis de las neuronas motoras, aumento de los astrocitos reactivos, proliferación de la microglía en la médula espinal y la corteza cerebral...»). A otros ratones (no especifica a cuántos) les inyectó seis dosis de aluminio a lo largo de dos semanas y en ellos observó «resultados conductuales que incluían cambios en la conducta de locomoción» y «déficits de memoria en tareas del laberinto de agua». «Otras medidas conductuales, incluyendo la fuerza muscular y la resistencia medidas colgando del alambre, y la coordinación motriz y el equilibrio medidas con el Rotarod, no se vieron afectadas significativamente» (en la Wikipedia en inglés puede ver qué es el Rotarod).

También dice el artículo que los resultados de otros grupos de tratamiento «se publicarán en otro lugar» y que «los análisis histológicos de las médulas espinales y cerebros de estos ratones [los de las seis inyecciones] están en curso». Busco en PubMed el artículo prometido y no encuentro nada.

Analizar múltiples resultados tiene el efecto indeseado (o a veces deseado) de que aumentan las posibilidades de que alguno salga alterado por pura casualidad (ver pág. 353). Se alteran la locomoción y la memoria, pero no la fuerza, la resistencia, la coordinación y el equilibrio. Y los datos prometidos sobre «otros grupos de tratamiento» (no especificados), o sobre el tejido nervioso de los ratones, nunca aparecen. ¿Será que no salió lo que querían que saliera? ¿Qué otras cosas habrán estudiado y no nos han contado porque no les gustaba el resultado? Y si añadimos que un artículo fue retractado porque las imágenes estaban manipuladas y habían perdido los originales...

Matsumura dedica un apartado entero de su artículo a criticar esta y otras investigaciones del doctor Shaw. Las pruebas y los análisis usados no son los adecuados, el tratamiento estadístico de los resultados no es correcto... Los ratones del grupo que recibió aluminio y del grupo control ya tenían distinta puntuación en la prueba de movilidad el primer día del experimento (repaso las figuras de Shaw y es verdad, no me había fijado); parece que de entrada unos ratones ya eran más patosos que otros (y yo, que en todos mis años de estudio solo suspendí una asignatura, la gimnasia, me siento identificado con esos ratones).

Asimismo, Matsumura nos informa que otro estudio firmado (entre otros autores) por Shaw fue también retractado por la revista *Vaccine*, esta vez sin acuerdo de los autores, que lo volvieron a publicar con algunos cambios en otra revista menos puntillosa. La nota de retractación dice que «la revisión por el editor jefe y por expertos externos confirmó que la metodología tiene graves errores y que las conclusiones que el artículo propone no están justificadas».

9. Tomljenovic y Shaw: «Aluminum vaccine adjuvants: are they safe?» (2011)

¿En serio, otra vez el doctor Shaw? Parece estar detrás de todos los artículos contra el aluminio, diciendo siempre lo contrario de lo que dicen la inmensa mayoría de los investigadores. En esta ocasión dice que hay una «preocupante falta de datos sobre la toxicidad» del aluminio en las vacunas (falso, sí que hay muchos datos, lo que pasa es que a él no le gustan, ver pág. 359), o que «la investigación experimental muestra claramente que los adyuvantes de aluminio tienen el potencial de inducir graves alteraciones inmunológicas en humanos. En particular [...] inflamación cerebral a largo plazo y complicaciones neurológicas asociadas» (falso; los experimentos más «preocupantes» los acabamos de ver, los ha hecho él mismo, con ratones y no con humanos, y muestran, si es que muestran algo, cambios leves a corto plazo).

Extrañado por tanta obsesión con el aluminio, decido buscar en internet al doctor Shaw. La Wikipedia en inglés tiene un artículo sobre Christopher Shaw *(neuroscientist)*, canadiense (no confundir con otro neurólogo británico del mismo nombre). Resulta que el doctor Shaw ha recibido casi 900.000 dólares de dos fundaciones antivacunas y que está en el comité asesor de una organización antivacunas, el Children's Medical Safety Research Institute, junto con el doctor Shoenfeld, que propone el supuesto síndrome ASIA (pág. 452). La organización también ha financiado estudios de otro conocido, el doctor Exley (pág. 449). La Universidad de la Columbia Británica, en la que trabaja el doctor Shaw, declaró que no hay problemas con la fuente de financiación y que, al fin y al cabo, muchos investigadores reciben dinero de la industria farmacéutica, lo que me lleva a abrir un paréntesis para hablar de los conflictos de interés.

Un conflicto de interés no significa que ha habido engaño o corrupción. De hecho, el nombre completo es «conflicto potencial de intereses». Potencial; es decir, podría haberlo o no. El caso es que los conflictos potenciales deben declararse públicamente para que la gente pueda valorarlos y decidir.

No me molesta que un científico trabaje o haya recibido una ayuda de la industria farmacéutica para investigar. Pero si casi todos los científicos que están a favor de las vacunas han recibido dinero, mientras miles de científicos que no han recibido dinero de la industria dicen que las vacunas no funcionan o son peligrosas, me resultaría muy sospechoso. ¿A usted no? Pues bien, funciona igual en los dos sentidos. Si entre los pocos científicos que dicen que el aluminio de las vacunas es peligroso hay unos cuantos que han recibido dinero, mientras otros miles de investigadores que no han recibido dinero aseguran que el aluminio de las vacunas no es un problema, también me resulta sospechoso.

10. Dórea: «Integrating experimental (in vitro and in vivo) neurotoxicity studies of low-dose thimerosal relevant to vaccines» (2011)

En esta revisión se habla de la toxicidad del mercurio, en forma de tiomersal, *in vitro* o en animales. No habla de efectos adversos comprobados en niños vacunados. Lamentan que algunas vacunas usadas en países en desarrollo todavía contuvieran (en 2011) mercurio. Como explicaremos en el siguiente capítulo, hace muchos años que las vacunas en España no contienen mercurio.

Serravalle olvida mencionar algunas de las conclusiones de Dórea, como:

> Sin vacunación, sería imposible erradicar o controlar enfermedades infecciosas que de otro modo serían devastadoras para los niños, causando sufrimiento innecesario y pérdida de recursos humanos y materiales.
>
> No podemos comparar el riesgo tangible de enfermedades mortales (prevenibles con la vacunación) con los posibles retrasos en el neurodesarrollo (clínicamente indefinidos) que pueden ser transitorios y en general pasan desapercibidos en la mayoría de los niños (como resultado de las bajas dosis de tiomersal).

11. Geier y Geier: «Neurodevelopmental disorders following thimerosal-containing childhood immunizations: a follow-up analysis» (2004)

Un estudio de los Geier (padre e hijo), tristemente famosos por la mala calidad de sus publicaciones. Hay un artículo sobre Mark Geier en la Wikipedia en inglés (ahí está, «explicado a cualquiera que se tome la molestia de leer»). Lo definen como «antiguo médico y controvertido perito judicial». Le han retirado la licencia como médico en cada estado en que ha intentado ejercer, por realizar falsos, peligrosos y muy caros «tratamientos» para el autismo (obsérvese que no basta con realizar tratamientos falsos o sin base científica para que te retiren la licencia; los médicos homeópatas, naturópatas, quiroprácticos, ayurvédicos y otros muchos «alternativos» suelen ejercer sin problemas. Hay que hacer algo bastante gordo para que le retiren la licencia a un médico).

12. Olczak et al.: «Neonatal administration of thimerosal causes persistent changes in mu opioid receptors in the rat brain» (2010)

Según los autores, se observan alteraciones visibles al microscopio en las neuronas de ratones a los que se ha inyectado tiomersal. Sin embargo, no han demostrado que eso produzca una enfermedad en los ratones, ni mucho menos en los humanos, ni que eso tenga nada que ver con el autismo. De todos modos, son estudios similares los que llevaron a retirar el mercurio de las vacunas hace más de veinte años, por si acaso, aunque no había ninguna prueba de que causase ni autismo ni otros problemas.

Cuando se hizo el estudio, en 2010, solo algunas vacunas antigripales multidosis llevaban todavía mercurio; era importante usarlo como desinfectante para evitar la contaminación en un frasco que se iba a pinchar repetidamente para vacunar a varias personas. Hoy en día, todas las vacunas de la gripe usadas en España vienen en jeringas precargadas de un solo uso y no contienen mercurio. Asunto solucionado.

13. Olczak et al.: «Persistent behavioral impairments and alterations of brain dopamine system after early postnatal administration of thimerosal in rats» (2011)

Otro estudio con ratas de los mismos investigadores. Esta vez estudiaron el efecto del mercurio «en conductas que característicamente se alteran en el autismo». Pero, una vez más, ni eso es autismo, ni las ratas son niños ni las vacunas actuales llevan mercurio.

14. Sulkowski et al.: «Maternal thimerosal exposure results in aberrant cerebellar oxidative stress, thyroid hormone metabolism, and motor behavior in rat pups; sex- and strain-dependent effects» (2012)

Otro estudio con ratas, esta vez inyectando el tiomersal a las embarazadas. Los efectos fueron más notables en las crías hembras, aunque el autismo es más frecuente en varones.

15. Duszczyk-Budhathoki et al.: «Administration of thimerosal to infant rats increases overflow of glutamate and aspartate in the prefrontal cortex: protective role of dehydroepiandrosterone sulfate» (2012)

El cuarto estudio de los mismos investigadores polacos sobre la inyección de tiomersal en ratas. En esta ocasión, encuentran que el tiomersal provoca un aumento de glutamato y aspartato en el cerebro de la rata, junto a una disminución de la glicina y la alanina. Pero la inyección simultánea de deshidroepiandrosterona (una hormona relacionada con la testosterona y los estrógenos) protegía en parte contra esos efectos.

Esta tenía que ser la lista de los quince estudios que más claramente demuestran que las vacunas producen autismo en niños. ¿Por qué tantos de esos estudios no hablan ni de niños, ni de autismo ni de las vacunas actuales?

¿Por qué menciona Serravalle este último estudio en su libro? ¿Está sugiriendo que habría que añadir deshidroepiandrosterona a las vacunas? Imagino el entusiasmo de los antivacunas: «¡Por fin las vacunas llevan hormonas! ¡Ahora ya no hay ningún peligro y podemos vacunar a todos los niños!».

Pero no; esto no es más que un trabajo muy muy preliminar. Faltaría demostrar que esos cambios también ocurren en seres humanos, que son realmente relevantes (que constituyen una enfermedad y no son simples alteraciones sin importancia que solo se detectan en el laboratorio), que de verdad la hormona protege contra esa enfermedad, que los efectos secundarios de la hormona (que alguno tendrá) son menores que los del tiomersal solo. Harían falta muchos años de estudio, con cientos de ratones y otros animales, y más tarde con cientos de voluntarios humanos, antes de sacar unas hipotéticas vacunas con hormona. Y como hace muchos años que las vacunas no llevan tiomersal, ni hay ningún otro motivo para inyectar tiomersal a nadie, esas investigaciones jamás se harán. Eso sí, puede estar seguro de que, en un universo alternativo en el que las vacunas llevasen tiomersal y una hormona «protectora», los antivacunas seguirían estando en contra.

Es como un niño que intenta responder la pregunta al azar, sin haber estudiado:

—¿Por qué las vacunas producen autismo?

—¡Es por la triple vírica!

—No, el estudio estaba falseado.

—¡Pues es el mercurio!

—No, y además las vacunas ya no llevan mercurio.

—Entonces ¡es por el aluminio!

—No, el aluminio no produce autismo.

—¡Las vacunas conjugadas!...

La respuesta correcta era: «Las vacunas no producen autismo», pero si no estudian, no van a acertar jamás.

BERG, J. M. «Neurological complications of pertussis immunization». *British Medical Journal*, 1958; 2: 24-7.

DÓREA, J. G. «Integrating experimental (in vitro and in vivo) neurotoxicity studies of low-dose thimerosal relevant to vaccines». *Neurochemical Research*, 2011; 36: 927-938.

DUSZCZYK-BUDHATHOKI, M. et al. «Administration of thimerosal to infant rats increases overflow of glutamate and aspartate in the prefrontal cortex: protective role of dehydroepiandrosterone sulfate». *Neurochemical Research*, 2012; 37: 436-447.

EIDI, H. et al. «Early postnatal injections of whole vaccines compared to placebo controls: Differential behavioural outcomes in mice». *Journal of Inorganic Biochemistry*, 2020; 212: 111200.

GALLAGHER, C. y GOODMAN, M. S. «Hepatitis B vaccination of male neonates and autism diagnosis, NHIS 1997-2002». *Journal of Toxicology and Environmental Health*, 2010; 73: 1665-1677.

GEIER, D. y GEIER, M. R. «Neurodevelopmental disorders following thimerosal-containing childhood immunizations: a follow-up analysis». *International Journal of Toxicology*, 2004; 23: 369-376.

HURWITZ, E. L. y MORGENSTERN, H. «Effects of diphtheria-tetanus-pertussis or tetanus vaccination on allergies and allergy-related respiratory symptoms among children and adolescents in the United States». *Journal of Manipulative & Physiological Therapeutics*, 2000; 23: 81-90.

INBAR, R. et al. «WITHDRAWN: Behavioral abnormalities in young female mice following administration of aluminum adjuvants and the human papillomavirus (HPV) vaccine Gardasil». *Vaccine*, 2016: S0264-410X(16)00016-5.

INBAR, R. et al. «Behavioral abnormalities in female mice following administration of aluminum adjuvants and the human papillomavirus (HPV) vaccine Gardasil. *Immunologic Research*, 2017; 65: 136-149.

IOANNIDIS, J. P. A. «Why most published research findings are false». *PLoS Med*, 2005; 2: e124.

LESLIE, D. I. et al. «Temporal association of certain neuropsychiatric disorders following vaccination of children and adolescents: a pilot case-control study». *Front Psychiatry*, 2017; 8: 3.

LI, D. et al. «RETRACTED: Subcutaneous injections of aluminum at vaccine adjuvant levels activate innate immune genes in mouse brain that are homologous with biomarkers of autism». *Journal of Inorganic Biochemistry*, 2017; 177: 39-54.

MATSUMURA, N. et al. «Critical evaluation on roles of macrophagic myofasciitis and aluminum adjuvants in HPV vaccine-induced adverse events. *Cancer Science*, 2023; 114: 1218-1228.

OLCZAK, M. et al. «Neonatal administration of thimerosal causes persistent changes in mu opioid receptors in the rat brain». *Neurochemical Research*, 2010; 35: 1840-1847.

OLCZAK, M. et al. «Persistent behavioral impairments and alterations of brain dopamine system after early postnatal administration of thimerosal in rats». *Neurochemical Research*, 2011; 223: 107-118.

RICHMAND, B. J. «Hypothesis: conjugate vaccines may predispose children to autism spectrum disorders». *Medical Hypotheses*, 2011; 77: 940-947.

ROSE, N. R. «Conjugate vaccines and autism», *Medical Hypotheses*, 2011; 77: 937-939.

SAUER, A. K. et al. «Autism spectrum disorders: etiology and pathology». En: GRABRUCKER, A. M. (ed.). *Autism Spectrum Disorders*. Exon Publications, Brisbane (AU), 2021.

SHAW, C. A. y PETRIK, M. S. «Aluminum hydroxide injections lead to motor deficits and motor neuron degeneration». *Journal of Inorganic Biochemistry*, 2009; 103: 1555-1562.

SINGH, V. K. et al. «Serological association of measles virus and human herpesvirus-6 with brain autoantibodies in autism». *Clinical Immunology and Immunopathology*, 1998; 89: 105-108.

SINGH, V. K. et al. «Abnormal measles-mumps-rubella antibodies and CNS autoimmunity in children with autism». *Journal of Biomedical Science*, 2002; 9: 359-364.

SULKOWSKI, Z. L. et al. «Maternal thimerosal exposure results in aberrant cerebellar oxidative stress, thyroid hormone metabolism, and motor behavior in rat pups; sex- and strain-dependent effects». *Cerebellum*, 2012; 11: 575-586.
TOMLJENOVIC, L. y SHAW, C. A. «Aluminum vaccine adjuvants: are they safe?». *Current Medicinal Chemistry*, 2011; 18: 2630-2637.
TOMLJENOVIC, L. y SHAW, C. A. «Do aluminum vaccine adjuvants contribute to the rising prevalence of autism?». *Journal of Inorganic Biochemistry*, 2011; 105: 1489-1499.

Autismo, triple vírica, mercurio

Afirma Uriarte en la página 217 de su libro:

> Actualmente se acepta que el riesgo de autismo posvacunal es de 1/1.500 vacunaciones.
>
> Se comienza por lo tanto a aceptar que el 10% de las personas autistas puede estar generado por la utilización masiva de las vacunas combinadas, conjugadas y en cuya composición haya presencia de derivados mercuriales y de sales de aluminio.

¿Quiénes «aceptan» o «comienzan a aceptar» tales cosas? Lo que no es más que opinión de unos pocos se nos presenta como si todo el mundo (¿todos los científicos?, ¿todos los médicos?) pensasen lo mismo.

En los años cincuenta y sesenta, el psiquiatra austriaco afincado en Estados Unidos Bruno Bettelheim causó considerable daño a los niños autistas y a sus familias al afirmar que la causa del autismo era la frialdad y la falta de afecto de la madre hacia el niño y al proponer falsos tratamientos que incluían separar a los niños de esas peligrosas madres. Hoy en día, los expertos coinciden en que los padres no son los culpables del autismo. Se cree que afecta a 1 o 2 de cada 1.000 niños, cifra que llega a 6 de cada 1.000 si incluimos las formas más leves, conocidas como síndrome de Asperger.

La causa del autismo no es del todo conocida; parece que, sobre una fuerte base genética, hay también una influencia ambiental. Hay un 5% de probabilidades de que el hermano de un niño con autismo también lo padezca; entre gemelos idénticos, la concordancia es del 90%. Pero que sea una cuestión de genes no quiere decir que sea aparente desde el nacimiento. Sencillamente, los síntomas del autismo (dificultades en la comunicación y en la interacción social, conductas repetitivas y rituales) no pueden ser visibles al nacimiento. Algunos síntomas empiezan a manifestarse alrededor de los 6 meses, pero no es raro que el autismo no se diagnostique hasta pasados los 2 años. Muchos padres empiezan a notar dificultades en el habla hacia los 15 o 18 meses. En un 25% de los niños se observa una regresión, a veces gradual y a veces brusca: ya empezaban a hablar, pero dejan de hacerlo entre los 15 y los 24 meses. También puede haber regresión en la comunicación no verbal (dejan de señalar o de saludar con la manita) o en la interacción social (mirada, sonrisa).

Los padres, por supuesto, no pueden saber que el niño estaba enfermo desde el principio y que este es el curso normal de la enfermedad. Lo que ellos ven es que su hijo estaba bien y de pronto enfermó, dejó de progresar o incluso perdió lo que ya había ganado. Y buscan un culpable. Preferentemente, algo que haya ocurrido poco antes de comenzar los síntomas y algo de lo que hayan oído decir que puede provocar esos síntomas.

Por ejemplo, pueden pensar que el niño deja de hablar y está enfadado porque tiene celos por el nacimiento de un hermanito. Todo el mundo sabe que los celos pueden causar esas cosas. Cuando el problema empeora y finalmente se diagnostica el autismo, los padres piensan: «Vaya, no eran los celos», porque nadie dice que los celos puedan producir autismo. Del mismo modo, es muy probable que el niño haya sido destetado poco antes de iniciarse los síntomas o que haya empezado a comer pescado o a ir a la guardería. Pero es difícil que los padres piensen que esa es la causa, porque nadie ha dicho que el destete o el pescado produzcan autismo. Y la guardería, todo el mundo dice que con la guardería «espabilan» y «se sueltan a hablar», así que, evidentemente, el retraso en el lenguaje no puede ser por culpa de la guardería.

En cambio, si los padres han oído o leído que las vacunas producen autismo, es muy probable que piensen: «¡Justo lo que le pasó a mi hijo! Le vacunamos y, al cabo de una semana, o de un mes, o de tres meses, empezamos a notar los primeros síntomas!». Con astucia sibilina, los antivacunas recomiendan a los padres que aún quieran vacunar poner todas las vacunas por separado, una cada mes: de ese modo es casi seguro que habrá habido una vacuna de cualquier cosa pocas semanas antes de cualquier enfermedad que tenga el niño. Aumentan las probabilidades de echarles la culpa de todo a las vacunas.

Si escribiésemos libros y páginas de internet diciendo «volar en avión produce autismo», «la leche con cacao produce autismo», «tomar vitaminas durante el embarazo produce autismo» o incluso «la homeopatía produce autismo», seguro que encontraríamos padres dispuestos a asegurar que sí, que eso fue exactamente lo que le ocurrió a su hijo: «Le dimos un remedio homeopático para la tos y dos meses después dejó de hablar y de sonreír».

Y seguro que alguna madre, ante los primeros síntomas de autismo, ha tenido que escuchar tonterías como: «Eso es porque lo coges mucho en brazos, porque lo tienes muy mimado, porque todavía le das el pecho, porque duerme con vosotros, porque, como le das enseguida lo que quiere, no se tiene que esforzar por hablar...».

En conclusión: hace falta algo más que «pasó A, y unos días, semanas o meses después pasó B» para demostrar que A es la causa de B. Especialmente cuando A es algo que hacen casi todos los niños, como vacunarse.

Volvamos a la historia: ya había rumores de que las vacunas producen autismo cuando Wakefield publicó aquel estudio en 1998 sobre doce niños con autismo (o algo parecido) y colitis, ocho de los cuales se habían vacunado con triple vírica poco antes de empezar los síntomas. Si no hubiera habido rumores previos, probablemente esos padres no hubieran acudido a un Wakefield, un digestólogo que previamente había publicado artículos sobre la relación entre la vacuna y la enfermedad inflamatoria intestinal. El mismo artículo de Wakefield dice bien claro:

> No hemos probado una asociación entre la vacuna del sarampión, paperas y rubeola y el síndrome descrito. Están en marcha estudios virológicos que pueden ayudar a resolver este asunto.

Una afirmación muy mesurada. Por desgracia, el propio Wakefield, tras la publicación de su artículo, recomendó en una rueda de prensa la suspensión de la vacuna. La prensa se hizo eco enseguida de la noticia, cundió el pánico entre los padres ingleses y de otros países, y la cobertura vacunal descendió gravemente.

Ya de entrada, el estudio de Wakefield es bien poca cosa. Nada más que una serie de casos, lo más bajo en la escala de los estudios científicos. ¿Cuántos de los niños con autismo tienen, además, colitis? No lo sabe. ¿Cuántos de los niños con colitis tienen, además, autismo? No lo sabe. ¿Son provocados la colitis o el autismo o ambos por la vacuna, o es pura coincidencia? No lo sabe. Había entre los doce niños ocho padres que atribuían el problema a la vacuna, y uno que lo atribuía al sarampión. Suponiendo que todos tuvieran razón (lo que es más que dudoso), ¿cuál era la proporción de niños vacunados y niños que pasaban el sarampión, en Inglaterra, en aquella época? ¿Ocho a uno? No, más bien varias decenas de miles a uno. Por lo tanto, los mismos datos de Wakefield, si le hemos de dar la razón, demostrarían que el sarampión causa mucho más autismo y mucha más colitis que la vacuna. Ocho casos entre millones de niños vacunados (a lo largo de varios años) frente a un caso entre unos pocos cientos de niños con sarampión.

En el año 2000, Wakefield publicó los resultados de la colonoscopia y biopsia de 60 niños con trastornos del desarrollo (50 de ellos eran autismo), incluyendo a los 12 del estudio anterior, comparados con 37 que no padecían tales trastornos. Los niños del grupo control son niños a los que se había hecho una colonoscopia por presentar síntomas digestivos, pero que resultaron no tener ni enfermedad de Crohn ni colitis ulcerosa. Es como mínimo arriesgado tomar a esos niños, con síntomas tan alarmantes que habían justificado la exploración, como representantes de la población normal. Pero, claro, no es fácil encontrar niños sanos que se dejen hacer colonoscopias y biopsias para servir de grupo control. Wakefield concluye que ha encontrado una nueva variante de enfermedad intestinal en los niños con autismo.*

Otra teoría sostenía que no era la vacuna triple vírica, sino el mercurio de las vacunas, lo que causaba el autismo. Son dos teorías incompatibles: la vacuna triple vírica

* Michael Fitzpatrick, médico y padre de un niño autista, revisó en 2004 la historia de la teoría de Wakefield y su impacto sobre las vacunaciones, una lectura muy recomendable para quienes lean inglés.

jamás ha llevado mercurio; eran la DTP (difteria, tétanos, tosferina), la del *Haemophilus* y la de la hepatitis B las que lo llevaban. Los norteamericanos creían más en el mercurio; los ingleses, en la triple vírica. Por supuesto, algunos antivacunas preferían creer en las dos teorías a la vez: de algún modo, el mercurio y la triple vírica sumaban sus efectos.

El mercurio estaba presente en forma de tiomersal (en inglés, *thiomersal* o *thimerosal*), un compuesto orgánico de mercurio que en el organismo se metaboliza en etilmercurio. El tiomersal se venía usando en las vacunas como conservante desde 1930 para evitar que estas se infectasen con hongos o bacterias. Durante mucho tiempo se usó ampliamente como desinfectante con el nombre comercial de Merthiolate; recuerdo haberme lavado las manos con eso cuando estudiaba Medicina.

La teoría del tiomersal y el autismo no surgió de ningún estudio científico, sino de algunas asociaciones de padres de niños autistas. Baker ha escrito una interesante historia del proceso. Por un lado, a partir de los años sesenta, varios desastres medioambientales mostraron la gravedad de la intoxicación por metilmercurio, un contaminante de origen industrial que se acumula en el pescado. El metilmercurio no es lo mismo que el etilmercurio, igual que el metanol no es lo mismo que el etanol, pero, a falta de datos sobre los que basar unas ingestas máximas para el etilmercurio, las agencias oficiales usaron las mismas cifras que para el metilmercurio.

En los años noventa, expertos y grupos de padres en Estados Unidos recomendaron con entusiasmo un diagnóstico precoz del autismo, considerando que, aunque no se puede curar, sí que puede mejorar con una asistencia educativa especial precoz. El problema del autismo se popularizó entre médicos y padres, y los diagnósticos se dispararon. Muchos expertos en autismo creen que el número de enfermos no aumentó; simplemente, a esos niños antes no se les llamaba «autistas». El caso es que muchos padres, concienciados de la necesidad de tratar adecuadamente el problema de sus hijos, se encontraron con la decepción de que no había suficientes centros especializados para tratarlos. Y el aumento en los diagnósticos hizo pensar a muchos que había una «epidemia de autismo» para la que se buscaba una causa. Surgió una comunidad «alternativa» en torno al autismo que proponía tratamientos e incluso «curas» sin fundamento y teorías causales no probadas. Algunos creyeron ver una similitud entre los síntomas del autismo y los del envenenamiento por metilmercurio, y de pronto las vacunas aparecieron entre las posibles fuentes de mercurio, justo al mismo tiempo que Wakefield relacionaba una vacuna (pero precisamente una sin mercurio) con el autismo.

En 1999, los CDC y la American Academy of Pediatrics, tras analizar los datos disponibles, concluyeron que no había pruebas de que el mercurio de las vacunas (ni de otras fuentes) sea la causa del autismo, pero por si acaso recomendaron retirar el mercurio de las vacunas lo antes posible y vacunar contra la hepatitis B al nacer solo a los hijos de madres portadoras, retrasando la primera dosis de los demás recién nacidos hasta los 2 meses. Los antivacunas, cómo no, corrieron a interpretar esa recomendación como una prueba simultánea de que la medicina «oficial» niega y confiesa el problema. Como dice Marín (pág. 79): «Si no era tóxico, ¿cómo es que ahora lo retiran?». Pues lo han retirado por precaución y para que los antivacunas dejen de protestar, vano esfuerzo. Añade Marín: «¿Qué ha sido de todos los niños que han sufrido daños neurológicos irreversibles tipo autismo, parálisis cerebrales, etc.?, ¿quién o quiénes se han hecho responsables?». El autismo y la parálisis cerebral no tienen nada que ver con las vacunas. Pero la precipitada decisión de

1999 llevó a que en Estados Unidos algunos hospitales dejasen de aplicar la vacuna de la hepatitis B incluso a los hijos de madre portadora, o que siguiesen sin aplicarla meses después de salir al mercado la nueva vacuna sin mercurio. Como señalan Clark et al., al menos una niña de 3 meses murió de hepatitis en diciembre de 1999, y muchos otros niños sufrieron la hepatitis B y tienen importantes posibilidades de sufrir hepatitis crónica y otras complicaciones en el futuro. ¿Quién se hace responsable?

En 2001, un comité del Institute of Medicine de Estados Unidos, tras revisar a conciencia todo lo conocido hasta entonces, concluyó que las pruebas «favorecían el rechazo de una relación causal entre la vacuna triple vírica (sarampión, paperas y rubeola) y el autismo», pero eran «inadecuadas para aceptar o rechazar una relación causal entre la exposición al tiomersal de las vacunas infantiles y los trastornos del desarrollo neurológico como autismo, síndrome de hiperactividad con déficit de atención y retraso en el habla y en el lenguaje».

En 2004 ya había más información disponible: el comité confirmó el rechazo del papel de la triple vírica en el autismo, basándose en catorce estudios en distintos países, y concluyó también que «la evidencia favorece el rechazo de una relación causal entre las vacunas que contienen tiomersal y el autismo», basándose en cinco estudios en Suecia, Dinamarca, Estados Unidos y el Reino Unido.

El comité estaba formado por trece especialistas de distintas universidades norteamericanas, pertenecientes a distintos campos como la neurología, la epidemiología, las enfermedades infecciosas, la enfermería o la pediatría, y su informe fue revisado por otros trece expertos distintos. El informe, de más de doscientas páginas, está colgado desde 2004 en internet para que cualquier médico, periodista, padre, persona interesada o incluso cualquier antivacunas lo pueda leer.

El comité excluyó, por su mala calidad y errores metodológicos, varios estudios que pretendían encontrar una relación entre el tiomersal o la vacuna triple vírica y el autismo, incluyendo cinco estudios de los mismos autores, Geier y Geier (ver pág. 363), que curiosamente se dedican a promover un caro y peligroso «tratamiento» hormonal para el autismo (busque «Lupron» en la Wikipedia en inglés).

A continuación, comentaré dos de los estudios en los que se basó el comité:

1) En Inglaterra, Fombonne y Chakrabarti (2001) compararon 264 pacientes con autismo o Asperger nacidos entre 1954 y 1996. No había diferencias en la edad de aparición de los primeros síntomas (la media era de 19 meses), ni en el porcentaje de regresión o de colitis. Concluyeron que no había ningún motivo para suponer que, tras el comienzo de las vacunaciones, apareciera un nuevo tipo de autismo asociado con regresión y colitis.

2) Hviid et al. (2003) obtuvieron los datos de todos los niños (casi medio millón) nacidos en Dinamarca entre 1990 y 1996. Cada ciudadano danés tiene un número de identificación asignado desde el nacimiento por el registro civil, y ese número consta también en los registros de vacunaciones y en el registro central de enfermedades psiquiátricas. Hasta marzo de 1992, la única vacuna con tiomersal usada en Dinamarca era la DTP con células enteras. Desde entonces y hasta diciembre de 1996 se usó la vacuna DTP acelular, también con tiomersal (50 µg, equivalentes a 25 µg de etilmercurio). Desde enero de 1997 se usó la vacuna DTP acelular sin tiomersal. No se aprecia ningún interés comercial, ya que todas las vacunas eran fabricadas por el nacional Statens Serum Institut. En casi tres millones de personas-año de seguimiento se detectaron 440 casos de autismo y 787 más de trastornos del espectro autista. No encontraron diferencias significati-

vas en el riesgo de ambas enfermedades entre los que habían recibido tiomersal o no, y tampoco entre los que habían recibido una, dos o tres dosis de tiomersal.

Este estudio de Hviid es el único favorable a las vacunas que Serravalle menciona en su libro. Solo para intentar ridiculizarlo: si el autismo no disminuyó al eliminar el mercurio es porque, claro, otras vacunas seguían llevando aluminio (que para eso lo teníamos de reserva). Pero vamos a ver, si aluminio con mercurio produce los mismos problemas que el aluminio solo, en el peor de los casos indicaría que el único culpable era el aluminio, y el mercurio era inocente. ¿Van los antivacunas a decir: «No, lo siento, nos habíamos equivocado. El culpable no era el mercurio, en realidad era el aluminio»? No; prefieren seguir echándoles la culpa a ambos metales a la vez. El único modo, dice Serravalle, de obtener una información científicamente válida sería comparar niños vacunados con niños no vacunados:

> Ni siquiera sería demasiado complicado realizar un estudio de este tipo, sobre todo en las muchas regiones italianas que disponen de registros de vacunación actualizados. Si no se lleva a cabo es porque los resultados podrían suscitar demasiadas dudas sobre las vacunaciones masivas. [pág. 242]

La acusación es insultante, pero fácilmente se vuelve en contra del acusador. Porque, si tan fácil es hacer el estudio en Italia, ¿por qué no lo haces tú, Serravalle? ¿No serás tú el que tiene miedo de los posibles resultados?

En realidad, el estudio ya se ha hecho. El mismo Hviid, que en 2003 desmentía la relación entre mercurio y autismo, en 2019 publicó un nuevo estudio, esta vez para analizar la otra teoría, la de que es la triple vírica la causa del autismo.

Son más 600.000 niños nacidos en Dinamarca entre 1999 y 2010 (todas las vacunas, por tanto, ya estaban exentas de mercurio). En esa época el calendario danés incluía difteria, tétanos, tosferina, polio y *Haemophilus* a los 3, 5 y 12 meses, y triple vírica a los 15 meses. La segunda dosis de triple vírica era a los 12 años, y en 2008 se adelantó a los 4 años. Como en España, la vacunación es voluntaria y gratuita.

Había 625.842 niños que habían recibido todas las vacunas (5.992 casos de autismo, 0,96%) y 31.619 que no habían recibido la triple vírica (525 casos, 1,66%). De estos, 4.729 no habían recibido ninguna otra vacuna durante el primer año (64 casos, 1,35%). Una gran disparidad de tamaño entre los grupos, pero es que en Dinamarca hay pocos niños sin vacunar. Y sí, hay más porcentaje de autismo entre los no vacunados, pero como no es estadísticamente significativo, no tiene ninguna importancia (¿se imagina lo que dirían los antivacunas si fuera al revés?).

Tampoco había diferencias si el seguimiento se terminaba a los 4, a los 7 o a los 10 años, o si los niños habían recibido o no las otras vacunas antes del año, o si tenían un hermano con autismo, ni analizando por separado el autismo propiamente dicho y otras alteraciones del espectro autista, ni ajustando por posibles factores de riesgo del autismo como edad de los padres, prematuridad, peso al nacer, fumar en el embarazo, tipo de parto... Solo obtuvieron dos resultados significativos: entre las niñas y entre los nacidos entre 1999 y 2001, la vacunación con triple vírica se asociaba con un riesgo más bajo de autismo. Como son investigadores serios, no dicen: «La vacuna protege contra el autismo a las niñas»; saben bien que al hacer múltiples comparaciones (23 en total), aumentan las probabilidades de obtener un resultado estadísticamente significativo por pura casualidad (ver pág. 377) y que un estudio epidemiológico puede mostrar una asociación, pero no puede demostrar causalidad. La gracia aquí es que ni siquiera con las comparaciones múltiples consiguieron encontrar ninguna circunstancia en que la vacuna se asociase con el autismo.

Hviid et al. trabajan en el Statens Serum Institut, la empresa estatal que fabricaba las vacunas en Dinamarca. Una empresa pública, tan distinta de una empresa privada como la sanidad pública es distinta de la sanidad privada. La financiación del estudio proviene de la Fundación Novo Nordisk y del Ministerio de Salud danés. La fundación, obviamente, recibe fondos de Novo Nordisk, una empresa farmacéutica que no fabrica vacunas, sino principalmente insulina. Y, por si quedan dudas, los autores especifican:

> Los financiadores del estudio no tuvieron ningún papel en el diseño del estudio, la recogida de datos, el análisis de los datos, la interpretación de los datos o la redacción del artículo. El Dr. Hviid tuvo pleno acceso a todos los datos del estudio y la completa responsabilidad de la decisión de presentarlo para publicación.

El estudio que Serravalle pedía, comparando niños vacunados y no vacunados, ya está hecho. Y no da el resultado que él esperaba. Quizá ahora se dé cuenta de que se había equivocado, de que un estudio que compara vacunados y no vacunados tampoco va a ser definitivo. Porque no es un estudio aleatorizado, porque esas familias que vacunaron tarde o no vacunaron a sus hijos lo hicieron voluntariamente, por algún motivo, y por tanto no son plenamente comparables. ¿Eran familias pobres, con poca cultura, con poco acceso a los servicios de vacunación? ¿Eran padres descuidados, que no se ocupaban de la salud de sus hijos? ¿O al revés, eran gente muy informada (pero en este aspecto muy desinformada), que tal vez llevaban una dieta más sana o fumaban menos que el resto de la población, o que habían tomado menos alcohol durante el embarazo? Seguro que los motivos por los que un niño no se vacuna en Alemania o en Nigeria son distintos, y por tanto este mismo estudio podría dar distintos resultados en distintos lugares.

Un estudio aleatorizado es ya imposible. Incluso si las vacunas causasen algunos casos de autismo, el peligro de no vacunarse es claramente mayor, por lo que no sería ético condenar a varios miles de niños a no vacunarse «para ver qué pasa». Solo se pueden hacer distintos estudios, en distintas poblaciones, con distintos métodos, para tener una visión lo más amplia posible.

No voy a esperar a que Serravalle busque la manera de desautorizar este estudio, ya lo estoy criticando yo. Porque la ciencia seria reconoce sus limitaciones. Por eso, después de analizar detalladamente numerosos estudios bien realizados, no anuncia «se ha demostrado que», sino solo «la evidencia favorece el rechazo de una relación causal...». Son los antivacunas los que tienen suficiente con una relación temporal («se vacunó y después...»), con un par de estudios en ratones o con unas fotos del microscopio electrónico para alcanzar la verdad absoluta.

Pero no acaba aquí la historia. En 1994, el periodista británico Brian Deer, especializado en investigar la corrupción en la industria farmacéutica (puede leer sus artículos en briandeer.com), descubrió que el doctor Wakefield, dos años antes de publicar su artículo sobre doce pacientes que da origen a toda esta historia, había sido contratado por un abogado que estaba preparando una demanda para obtener cuantiosas indemnizaciones de los fabricantes de vacunas, de quien recibió casi medio millón de libras; que Wakefield había patentado, nueve meses antes de la conferencia de prensa en la que pidió la suspensión de la vacuna triple vírica, una nueva vacuna del sarampión supuestamente más segura, y estaba planeando su producción masiva; que los pacientes no acudieron a su hospital por casualidad, sino remitidos por el abogado, y que los informes de las biopsias habían sido deliberadamente falsificados y en realidad no se encontró nada en el intestino de aquellos niños. También se había falseado la historia de los niños, alguno de los cuales ya presentaban signos de autismo antes de la vacuna, mientras que otros no enfermaron hasta meses después.

Diez de los trece firmantes del artículo original de Wakefield se retractaron de las conclusiones publicadas mediante una carta a *Lancet* (Murch et al., 2004). Wakefield fue expedientado por el General Medical Council a partir de 2007, y finalmente en 2010 le fue retirada la licencia para ejercer en Gran Bretaña, por mala praxis profesional. En febrero de 2010, la revista *Lancet* retiró definitivamente el artículo de Wakefield.

En 2020, Deer publicó un libro, *The Doctor Who Fooled the World* («El médico que engañó al mundo»), donde explica con detalle la historia.

Los que se preocupan por las conspiraciones de la «poderosa industria farmacéutica» harían bien en preocuparse también un poco por la «poderosa industria legal». Las demandas de responsabilidad civil generan enormes beneficios para algunos abogados, especialmente en los países anglosajones.

Imagino que los antivacunas seguirán considerando a Wakefield un mártir durante siglos. O tal vez no. Tal vez, al enterarse de que había patentado una vacuna, le retiren la palabra. Hay que comprender que la retirada de un artículo científico es algo absolutamente excepcional. No es un intento de censurar ni de acallar a los disidentes (si fuera así, les hubiera bastado con no publicarlo y ya está). Muy raramente, el mismo autor, comprendiendo que se ha equivocado, se retracta de un artículo. Sin embargo, la revista solo tomará la decisión de retirar uno de sus artículos cuando haya pruebas claras de fraude científico, es decir, de falsificación deliberada de los datos y no de un simple error. Ni tampoco se retira la licencia a un médico solo por ser «alternativo» o por estar en contra de las vacunas; Marín ha sido presidente de la Sección de Médicos Homeópatas del Colegio de Médicos de Barcelona y nadie le ha retirado la licencia.

Desde antes de 2010, no hay en el mercado español ninguna vacuna con tiomersal. Ninguna. Ni las del calendario oficial, ni las «voluntarias» ni la de la gripe. Y seguirá habiendo más o menos tantos casos de autismo como antes, como ha ocurrido en Dinamarca o en los otros países donde ya han retirado el mercurio de las vacunas.

Para los padres y familiares de niños con autismo, unas palabras de advertencia: proliferan por internet los iluminados y los embaucadores que proponen falsos tratamientos milagrosos para el autismo, aprovechándose de la desesperación de los padres. Tratamientos inútiles, a veces peligrosos y casi siempre muy caros. El mismo Serravalle afirma: «Y que muchos son curados de esta enfermedad que parecía incurable. Son curaciones reales, no cambios o mejorías temporales del comportamiento» (pág. 240).

No dice claramente con qué método se han conseguido esas curaciones. Parece que se trata de un estudio de Geier, con una combinación de antiandrógenos y quelantes (medicamentos para eliminar metales pesados del organismo). El mismo tratamiento carísimo, peligroso e inútil por el que a Geier le han prohibido ejercer (pág. 363). Pero en ese estudio ni siquiera Geier habla de curación, sino solo de mejoría parcial en algunos síntomas, así que desconozco si Serravalle se refiere a algún otro método.

En cualquier caso, es mentira. El autismo tiene tratamiento, pero no se cura. Solo se puede ayudar al paciente a mejorar en algunos aspectos. No se deje engañar: si alguien le dice que puede curar el autismo, probablemente solo le esté intentando sacar dinero. Contraste la información en sitios de sólido prestigio, como la Confederación Autismo España (www.autismo.org.es), la Asociación Española de Profesionales del Autismo (www.aetapi.org), el National Institute of Neurological Disorders and Stroke (https://espanol.ninds.nih.gov/es/trastornos/trastornos-del-espectro-autista). Para quienes lean en inglés, les recomiendo dos libros que ayudan a reconocer los falsos tratamientos del autismo: *Autism's False Prophets: Bad Science, Risky Medicine, and the Search for a Cure*, de Paul A. Offit, y *Defeating Autism: A Damaging Delusion*, de Michael Fitzpatrick.

BAKER, J. P. «Mercury, Vaccines, and Autism. One Controversy, Three Histories». *American Journal of Public Health*, 2008; 98: 244-253.

CLARK, S. J., et al. «Hepatitis B Vaccination Practices in Hospital Newborn Nurseries Before and After Changes in Vaccination Recommendations». *Archives of Pediatric and Adolescent Medicine*, 2001; 155: 915-920.

FITZPATRICK, M. «MMR: risk, choice, chance». *British Medical Bulletin*, 2004; 69: 143-153.

FOMBONNE, E. y CHAKRABARTI, S. «No evidence for a new variant of measles-mumps-rubella-induced autism». *Pediatrics*, 2001; 108: E58.

HVIID, A. et al. «Association between thimerosal-containing vaccine and autism». *Journal of the American Medical Association*, 2003; 290: 1763-1766.

HVIID, A. et al. «Measles, mumps, rubella vaccination and autism: a nationwide cohort study». *Annals of Internal Medicine*, 2019; 170: 513-520.

INSTITUTE OF MEDICINE IMMUNIZATION SAFETY REVIEW. *Vaccines and Autism*. National Academies Press, Washington DC, 2004.

JOHNSON, C. P.; MYERS, S. M. y AMERICAN ACADEMY OF PEDIATRICS COUNCIL ON CHILDREN WITH DISABILITIES. «Identification and evaluation of children with autism spectrum disorders». *Pediatrics*, 2007; 120: 1183-1215.

MURCH, S. H. et al. «Retraction of an interpretation». *Lancet*, 2004; 363: 750.

WAKEFIELD, A. J. et al. «Ileal-lymphoid-nodular hyperplasia, non-specific colitis, and pervasive developmental disorder in children». *Lancet*, 1998; 351: 637-641.

WAKEFIELD, A. J. et al. «Enterocolitis in children with developmental disorders». *The American Journal of Gastroenterology*, 2000; 95: 2285-2295.

Información, autismo, lactancia

Serravalle dedica todo un capítulo a hablar de la importancia de que los padres tengan información para poder decidir:

> [...] no se puede y no se debe afrontar una vacuna sin una información en profundidad sobre la relación coste/beneficio. [pág. 209]

Donde el «coste» no se refiere al precio de la vacuna, sino a sus posibles efectos secundarios.

Insiste en el capítulo sobre autismo:

> Es un derecho de la persona con autismo y de sus padres ser informados sobre las diversas opciones de tratamiento, sobre su eficacia, ya experimentada o hipotética, para poder elegir con el mayor conocimiento posible. [pág. 243]

Bonitas palabras, pero muy alejadas de la verdad.

Serravalle no tiene ninguna intención de dar información en profundidad sobre costes y beneficios, sino que exagera o falsea los costes mientras oculta o niega los beneficios. No explica los peligros y consecuencias de las enfermedades; al contrario, se permite llamar «enfermedad menor» al sarampión, una enfermedad que produce graves complicaciones, que a menudo necesita tratamiento hospitalario, que puede matar y dejar secuelas. No dice nada sobre la eficacia de las vacunas, sobre las infecciones que evitan o sobre las vidas que salvan. No dice nada sobre los verdaderos efectos secundarios de las vacunas y su (bajísima) incidencia, sino que dedica páginas y más páginas al autismo, que según numerosos estudios y el consenso científico general no es un efecto de las vacunas. Elige cuidadosamente, entre miles de estudios científicos, unos cuantos que parecen contrarios a las vacunas, mientras oculta sistemáticamente muchos más estudios, de mejor calidad y más fiables, que son favorables a las vacunas. Y digo «parecen contrarios» porque en varias ocasiones lo hemos visto en las páginas 178 y 378, intenta hacer creer que ciertos estudios son contrarios a la vacunación cuando sus autores dicen claramente que la vacunación es útil y necesaria.

Al final del capítulo sobre el autismo, después de esos quince estudios presuntamente definitivos, da una lista de otros ciento diez estudios, así, amontonados, sin ninguna explicación, muchos de ellos de ínfima calidad. Hay en la lista veinte estudios de los Geier, de los que hemos hablado (págs. 377 y 383), tres de Shaw (pág. 359) y otros diecséis de Singh, que defiende un origen autoinmune del autismo y propone un tratamiento cuya eficacia y seguridad no ha sido probado.

Los estudios que no le gustan ni los menciona. Se los saca de encima con arrogante sarcasmo y graves acusaciones de corrupción:

> Tras mil incertidumbres, lo único cierto es que la culpa no es del programa de vacunación. ¿La prueba? Un puñado de estudios que han excluido cualquier posible relación. Que estos estudios hayan sido realizados con la financiación directa o indirecta de las empresas farmacéuticas productoras de vacunas se considera irrelevante. [pág. 241]

Serravalle ignora, o finge ignorar, que en esta cuestión no solo intervienen los autores de ese «puñado de estudios» (un puñado porque son grandes estudios, serios, que abordan directamente la cuestión central, el autismo en el ser humano). Hay miles de científicos que han leído esos y otros muchos estudios, los han analizado, han decidido cuáles son fiables y cuáles no, y han llegado a conclusiones. Miles de científicos en universidades, en hospitales, en la OMS, en los ministerios de Sanidad de todos los países del mundo... ¿De verdad cree que los fabricantes de vacunas tienen dinero para financiar todo eso?

No es que Serravalle no sepa informar adecuadamente al público. Al final de su libro habla de alimentación e higiene (para recordarnos, claro, que eso sí que es útil, y no las vacunas), y tiene incluso un capítulo sobre lactancia materna.

En PubMed aparecen más de 170.000 artículos científicos sobre lactancia o leche materna. ¿Cree que todos son importantes, que todos son fiables, que todos son creíbles, que todos son favorables a la lactancia materna? Claro que no. Hay cientos de artículos contrarios a la lactancia materna, y otros más que no son contrarios, pero podrían ser hábilmente presentados como si lo fueran. Falsas contraindicaciones de la lactancia, supuestos perjuicios de la lactancia para la madre o para el niño, caries o desnutrición en la lactancia prolongada, contaminantes en la leche materna, transmisión de infecciones a través de la leche... y antes de que se hablase de lactancia a demanda, hubo por supuesto muchos expertos recomendando diez minutos cada tres horas.

Pero Serravalle no explica nada de eso, ni tampoco agobia al lector con cientos de complejos estudios sobre bioquímica de la leche o sobre el efecto de la lactancia en ratones de laboratorio. Se limita a citar recomendaciones actualizadas de fuentes fiables que corresponden al consenso científico general: OMS y UNICEF (detalla los «Diez Pasos de los Hospitales Amigos de los Niños»), la Academia Americana de Pediatría, un par de artículos de revistas científicas, un par de libros para madres donde encontrar más información... ¿Por qué no es capaz de hacerlo igual con las vacunas? ¿Por qué la OMS, el UNICEF o la AAP, de cuyo prestigio se vale para recomendar la lactancia materna, ya no le parecen fiables cuando hablan de vacunas?

Muerte súbita del lactante

Dice Uriarte, en la página 215, que la muerte súbita del lactante «constituye una entidad patológica nueva —se observa desde hace veinte años».

Puesto que el libro se publicó en 2002, veinte años antes estaríamos en 1982. No es cierto, la muerte súbita del lactante se conoce desde muchísimo antes. Aunque si el propósito es demostrar que la muerte súbita del lactante solo existe desde que hay vacunas, también se equivoca: la vacuna DTP se usa desde antes de 1950; y si la muerte súbita del lactante no hubiera aparecido hasta 1980, sería la mejor prueba de que la vacuna no es la causante.

Sin embargo, el síndrome de la muerte súbita del lactante es mucho más antiguo, lo que es nuevo es el nombre. Antiguamente, durante siglos, la muerte inexplicada de un bebé se atribuía a un castigo divino, a un cólico miserere, al mal de ojo... y, con mucha frecuencia, al aplastamiento. Ya la Biblia describe un caso, unos mil años antes de Cristo; ¿le suena el juicio de Salomón?:

> El hijo de esa mujer murió una noche, porque ella se había acostado sobre él. Se levantó ella durante la noche y tomó a mi hijo de mi lado, mientras tu sierva dormía, y lo acostó en su regazo, y a su hijo muerto lo acostó en mi regazo (1 Reyes 3, 19-20).

En el siglo XIX, la teoría del aplastamiento estaba tan extendida que los médicos empezaron a recomendar con entusiasmo poner al niño en la cuna, para no aplastarlo. Pero, oh, sorpresa, los bebés seguían muriendo. Entonces se popularizó el término «muerte en la cuna» (*cot death* o *crib death*).

White, en 1948, habla ya de la muerte súbita en el lactante. El término «síndrome de la muerte súbita del lactante» *(sudden infant death syndrome)* se adoptó en la segunda conferencia internacional sobre muerte súbita del lactante, en 1969. El lector curioso puede leer una historia de la muerte súbita, con abundantes referencias desde la Antigüedad, en el artículo de Russel-Jones (1985).

En la actualidad, el síndrome de la muerte súbita del lactante se define como la muerte de un niño menor de 1 año, que permanece inexplicada tras una investigación en profundidad del caso que incluye una autopsia completa, el examen del lugar de la muerte y la revisión de la historia clínica. Una muerte inesperada pero que no cumpla tan estrictos criterios puede denominarse SUDI (*sudden unexpected death in infancy* o muerte súbita inesperada en la infancia).

Decir que el problema no existía antes porque los médicos no lo diagnosticaban, o porque no le daban el mismo nombre que ahora, sería como decir que la violencia doméstica no apareció hasta hace unos pocos años (o, actualizo en 2024, como decir que la violencia doméstica ya no existe porque ahora se conoce como «violencia machista»).

Entre 1980 y 2018, la incidencia de muerte súbita del lactante en Estados Unidos descendió de 1,5 a 0,5 por 1.000 nacidos vivos, según el American SIDS Institute (sids.org). El descenso se debe sobre todo a la recomendación de poner a los niños a dormir boca arriba; probablemente, la disminución del tabaquismo y el aumento de la lactancia materna también han contribuido.

Añade Uriarte:

> Algunos estudios nos muestran que los niños mueren con una frecuencia ocho veces mayor a la normal durante los tres días siguientes a la administración de la DTP.

En realidad, aunque Uriarte no menciona ningún estudio concreto, parece referirse a uno solo, el de Walker et al. (1987), que aparece en la bibliografía de su libro. Estudian una población de 26.500 niños nacidos en Estados Unidos entre 1972 y 1983, pertenecientes a la misma mutua de enfermedad y visitados en los mismos centros hospitalarios y de salud. Identificaron todos los fallecimientos entre 30 y 365 días de edad a partir de los certificados de defunción, y los 29 casos en que no se encontró una causa de muerte se consideraron muertes súbitas del lactante. Se eligieron al azar 262 controles en la misma población y se comprobaron las historias de todos ellos para ver la edad de vacunación. Entre aquellos niños que habían sido vacunados, cuatro murieron en los tres días siguientes al de la vacunación, un riesgo 7,3 veces mayor de lo esperado, lo que Uriarte parece que ha redondeado a 8. Lo que no nos dice es que, comparando los niños vacunados con los no vacunados, estos últimos tenían un riesgo 6,5 veces mayor de muerte súbita. Sí, más muertes súbitas en los no vacunados: 6 de los 29 niños muertos no habían recibido ninguna vacuna, cuando hubiéramos esperado solo 1,56 si la proporción fuera la misma que en el grupo control.

A ver si se entiende bien. Entre los niños vacunados, hay MENOS muertes súbitas. Lo que ocurre es que, de esas pocas muertes, el porcentaje de las que ocurrían en los tres días siguientes a la vacuna era mayor. Los autores interpretan que, aunque el aparente efecto protector de la vacuna contra la muerte súbita se había observado en varios estudios, probablemente no es real. No creen que la vacunación aumente ni disminuya el riesgo, entre otras cosas porque, cuando en Inglaterra disminuyó la tasa de vacunación (debido a la alarma creada por los antivacunas), la incidencia de muerte súbita no se vio afectada. Suponen que se trata de una simple asociación estadística, tal vez porque no vacunarse o vacunarse con retraso suele asociarse con circunstancias que aumentan también el riesgo de muerte súbita, como un nivel socioeconómico más bajo. Los niños que murieron en los días siguientes a la vacunación también se habían vacunado más tarde de lo normal, lo que pudo disminuir la distancia entre la vacuna y el momento de máxima incidencia de la muerte súbita.

¿Cuántos casos de muerte súbita del lactante hay cada año en España? Uriarte dice que «unos quinientos», y tal vez en alguna época esa cifra fue más o menos correcta. El doctor Camarasa, en la primera edición del *Libro Blanco de la muerte súbita del lactante*, afirma: «Aplicando en España la ratio promedio de incidencia de mortalidad por el SMSL de los países industrializados —de 1,5 a 2 por 1.000 nacidos vivos—, cada año morirían alrededor de 900 lactantes por el SMSL en nuestro país, que contrasta con el apenas centenar de casos que se contabilizan cada año». Pero es un cálculo que realizó en 1991; desde entonces, la incidencia de la muerte súbita del lactante ha disminuido mucho en todos los países en que se han hecho campañas serias recomendando que los bebés duerman boca arriba. Como hemos dicho, la incidencia en Estados Unidos descendió de 1,53 a 0,35 por 1.000 nacidos vivos.

Es probable que hace quince, veinte o treinta años el número de casos «oficiales» de muerte súbita estuviera subestimado. Era una enfermedad «nueva», de la que se hablaba poco, que muchos médicos no conocían (al menos por su nombre oficial). Es probable que algunos de ellos pusieran «paro cardiaco», «asfixia» o alguna otra cosa en el certificado de defunción. Sin embargo, con el tiempo la muerte súbita se ha ido conociendo mejor, la muerte de un bebé sin una causa aparente se investiga con más cuidado, y muchas veces se practica una autopsia. Seguro que sigue habiendo errores, pero muchos menos.

Según los datos del Instituto Nacional de Estadística (accesibles para cualquiera en www.ine.es aunque hay tantos datos que no siempre es fácil encontrar el que buscas), entre 1999 y 2006 (los años para los que se ofrecían datos lo suficientemente detallados cuando escribí este capítulo) en España la incidencia de muerte súbita del lactante se ha mantenido bastante constante, entre 0,14 y 0,19 casos por cada 1.000 nacidos vivos, lo que significa un total de entre 66 y 88 casos al año. Sin duda hay más de los que constan en la estadística; pero ¿cuántos más?

Analizaremos con detalle los datos de 2006. Ese año hubo en España 482.957 nacimientos, y murieron 1.704 bebés menores de 1 año. Y en esa cifra sí que no cabe el error; no pueden ser 2.000 o 3.000 los bebés muertos. Para escapar a la estadística haría falta que, al morir el bebé, los padres no hubieran llamado a un médico y no hubieran enterrado o incinerado a su hijo en un cementerio, donde les habrían exigido el certificado de defunción. Si ha habido en España algún bebé muerto no contabilizado, se podrán contar con los dedos de una mano, y probablemente, triste es decirlo, habrán muerto asesinados.

Con solo 1.704 fallecidos, es muy difícil creer que las víctimas de la muerte súbita sean 500, ¡casi la tercera parte!

En la tabla 1 se resumen las causas de muerte para 2006. Observe que «28 días-2 meses» quiere decir «hasta que cumple los 3»; «3-5 meses» es «hasta que cumple los 6», y «6-11 meses» significa «hasta que cumple 1 año».

¿Dónde podrían estar los casos «perdidos» de muerte súbita? Por una parte, por edad, todos los niños muertos el primer día o la primera semana o el primer mes, y buena parte de los que murieron antes de los 3 meses, lo hicieron antes de la primera dosis de la vacuna (bueno, a veces la vacuna de la hepatitis B se pone al nacer..., pero Uriarte atribuye la muerte súbita a la vacuna DTP, que se pone a los 2 meses). El número total de muertos por todas las causas entre los 2 meses y el año es de unos cuatrocientos.

Por otra parte, hay que atender a la causa de la muerte. La muerte súbita se da, por definición, en un bebé previamente sano. Y el certificado de defunción es un documento serio. Puede haber errores, pero no errores tan garrafales como inventarse un cáncer o una meningitis inexistentes. Podemos, por tanto, descartar casi por completo a los 892 fallecidos por afecciones originadas en el periodo perinatal. Como puede ver, la gran mayoría de ellos murieron en el primer mes; básicamente son prematuros y bebés muy enfermos, que probablemente no llegaron a salir del hospital. Podemos descartar también las malformaciones congénitas, el cáncer, las enfermedades endocrinas, cardiacas, infecciosas, digestivas, neurológicas... Un médico, avisado porque un bebé sano ha sido encontrado muerto en su cuna, no va a inventarse una enfermedad así. Unos padres, destrozados por tan trágico suceso, no van a tolerar que el médico rellene un certificado con un diagnóstico evidentemente falso.

¿Qué nos queda? Con un poco de paciencia es posible analizar la lista detallada de causas de muerte, que incluye casi doce mil diagnósticos. A continuación, he incluido todos los que podrían corresponder remotamente a muertes súbitas «camufladas»:

- Enfermedad cardiovascular no especificada (1 caso).
- Insuficiencia respiratoria aguda (2 casos).
- Insuficiencia respiratoria no especificada (2 casos).
- Paro respiratorio (5 casos).
- Asfixia (1 caso).
- Muerte sin asistencia (4 casos).
- Otras causas mal definidas y desconocidas (22 casos).
- Sofocación accidental en la cama (1 caso).
- Estrangulamiento accidental no especificado (1 caso).
- Obstrucción no especificada de la respiración (1 caso).

Tabla 1. *Mortalidad infantil en España, 2006*

	0-24H	1-6D	7-27D	28D-2M	3-5M	6-11M	TOTAL
Afecciones originadas en el periodo perinatal	241	280	244	92	18	17	892
Malformaciones congénitas	69	90	122	86	48	53	468
Muerte súbita	0	3	7	29	23	9	71
Otras no clasificadas	0	3	6	7	11	6	33
Broncoaspiración por alimentos y vómitos	0	0	0	1	1	0	2
Accidentes de transporte	0	0	2	0	1	4	7
Homicidios	0	0	1	1	0	1	3
Otras causas externas	0	0	0	5	2	6	13
Enfermedades infecciosas	0	0	1	17	10	12	40
Cáncer	0	2	3	2	4	12	23
Endocrinas y metabólicas	0	9	5	12	3	8	37
Sistema nervioso	0	4	4	7	16	18	49
Sistema circulatorio	0	1	2	5	3	5	16
Sistema respiratorio	0	2	9	14	7	3	35
Sistema digestivo	0	0	1	2	1	2	6
Sistema urinario	0	0	1	0	0	0	1
Enfermedades de la sangre y la inmunidad	0	1	0	3	1	3	8
Muertes totales	310	395	408	283	149	159	1.704

En total, 40 casos posibles que, sumados a los 71 oficiales, dan un máximo de 111 casos de muerte súbita en un año. No hubo ninguna muerte debida a otros diagnósticos sospechosos, como «paro cardiaco», «reacción de hipersensibilidad en las vías respiratorias superiores», «espasmo laríngeo» o «choque no especificado». Por otra parte, entre las 71 muertes súbitas, seguro que hay alguna que no lo fue: una enfermedad que nadie detectó o un homicidio. Es triste decirlo, pero esas cosas pasan.

Ahora viene el punto clave: ¿tienen las vacunas la culpa de alguna de esas muertes? Y, si es así, ¿de cuántas?

Un antiguo aforismo médico dice: «Antes de pedir una prueba, piensa qué harás si sale positiva y qué harás si sale negativa. Si piensas hacer lo mismo, no pidas la prueba». Bueno, en realidad no estoy seguro de que sea un aforismo muy antiguo; lo leí en un libro titulado *La ley de Murphy para médicos*. En cualquier caso, me parece una recomendación razonable. Así que, antes de intentar averiguar si las vacunas producen o no la muerte súbita, pensemos: ¿qué haremos en uno u otro caso? Si las vacunas produjeran la mayor parte de esas cien muertes al año, ¿dejaríamos de vacunar a los niños? Pues depende. En primer lugar, habría que determinar cuál de las vacunas es exactamente la culpable. Si fuera la vacuna contra una enfermedad leve (como las paperas) o poco frecuente (como la meningitis por *Haemophilus*), habría que retirarla del mercado y seguir investigando para encontrar una nueva vacuna más segura. Pero si la culpable fuera, como dice Uriarte, la DTP (difteria, tétanos y tosferina), habría desde luego que investigar para encontrar una vacuna mejor, pero mientras tanto habría que seguir vacunando. Si no vacunásemos contra esas tres enfermedades, los muertos serían muchísimos más de cien.

Puede que alguien se haya escandalizado. «Un solo niño muerto sería suficiente para prohibir esa vacuna.»

¿Seguro? Pues no es así como actuamos en otras situaciones. En 2006 murieron en España 4.144 personas en accidentes de tráfico (de ellas, 405 menores de 20 años) y 520 personas ahogadas (60 menores de 20 años). ¿Por qué no hemos prohibido los coches, las piscinas y las playas? Al menos las vacunas, aunque tengan efectos secundarios, protegen contra enfermedades, salvan vidas. ¿Contra qué protegen el coche, la playa o la piscina? ¿Cómo nos atrevemos a exponer a nuestros hijos a algo tan peligroso, y solo por diversión? Yo, desde luego, seguiría vacunando a mis hijos contra la difteria, el tétanos y la tosferina aunque creyera que eso produce buena parte de los casos de muerte súbita.

Volvamos a la pregunta clave: las vacunas (y concretamente la DTP), ¿causan o no la muerte súbita?

Uriarte nombra en su libro veintiuna posibles causas de la muerte súbita del lactante, incluyendo algunas tan curiosas como el déficit de selenio o la presencia de antimonio en alimentos y colchones. Da la impresión de que ha incluido todas las posibles causas que alguien ha propuesto alguna vez, aunque no haya ninguna prueba (si le interesa conocer las posibles causas de las que sí que hay alguna prueba razonable, vea el *Libro Blanco* de la Asociación Española de Pediatría). Si tenemos que repartir las cien muertes entre tantas posibles causas, ¿cuántas le tocan a la vacuna?

En la página 147, Uriarte da lo que parece ser una de sus principales «pruebas», referida a España: «Cuatro muertes súbitas del lactante. Acaecidas en las horas siguientes a la inmunización». Luego dedica un párrafo a las típicas quejas de conspiración: «fueron negadas de pleno por las autoridades sanitarias», «el periódico *La Vanguardia* escondió entre sus papeles el fax» que le enviaron, «la Asociación Española de Pediatría no permitió participar en su congreso anual al grupo médico de reflexión sobre las vacunas con la ponencia "Vacunas y muerte del lactante"».

¡Qué triste debe de ser tener tanta razón y que el resto del mundo esté tan equivocado! Porque, claro, ni se les pasa por la cabeza la posibilidad de que las autoridades tuviesen razón al «negar de pleno» que la vacuna fuera la causa de esas muertes, o que la prensa no publicase su fax porque no tenía ni pies ni cabeza, ni que el congreso de pediatría rechazase su comunicación porque era muy mala. (En los congresos suele haber ponencias y comunicaciones, y parece que Uriarte las confunde. Las ponencias no se rechazan, porque precisamente es la organización del congreso la que solicita a un profesional de prestigio: «Por favor, venga usted a dar una ponencia sobre...». Las comunicaciones, en cambio, las envían espontáneamente los médicos que quieren contar algo, y el comité científico las analiza y decide cuáles tienen suficiente interés y calidad para aceptarlas y cuáles no. Se rechazan muchísimas comunicaciones, cualquier congreso recibe muchas más comunicaciones de las que puede mostrar, y solo se aceptan las que tienen una cierta calidad. Es algo completamente normal, no una conspiración universal.)

¿Y dónde está esa interesantísima comunicación censurada? Escribe un libro de 260 páginas donde puede poner lo que quiera, pero no dice nada al respecto. No dice ni qué edad tenían esos niños, ni qué síntomas presentaron, ni en qué año pasó, ni qué motivos tiene para pensar que la culpa fue de la vacuna y no de otra cosa, ni qué otros casos ha habido en otros países, ni estima cuál es el supuesto riesgo en muertes por cien mil vacunas... Nada de nada. Le dedica solo un párrafo, y únicamente es para quejarse de que no le dejan hablar.

Un factor fundamental que no menciona es el denominador. Han muerto cuatro niños... ¿entre cuántos? Se trata de un programa de recogida de datos organizado por los antivacunas; recibieron un total de 255 notificaciones de presuntas reacciones adversas entre 1988 y 2002, y entre ellas solo cuatro muertes. En esos catorce años debieron de vacunarse en España más de seis millones de bebés, lo que conlleva más de dieciocho millones de episodios de vacunación (en cada uno de los cuales se administran varias vacunas) durante el primer año. Al comienzo del periodo, antes de las campañas para poner a los niños boca arriba, los casos de muerte súbita eran muchos más que ahora, tal vez el triple o más. Unos 250-300 casos al año, que fueron bajando hasta menos de 100. Digamos que una media de 150 casos al año, 2.100 en total, calculando por lo bajo. La gran mayoría de ellos, digamos 1.500, entre la edad de 1 y 7 meses. Lo que se traduce en un periodo de 180 días, por lo que toca a ocho muertes y pico al día. Como en ese periodo había por aquel entonces tres episodios de vacunación (desde 2017 se han reducido a dos), tres de los 180 días son «las 24 horas siguientes a una vacuna». Sería de esperar que en esos tres días murieran 24 bebés, por pura casualidad. ¿Cómo es que solo encontraron cuatro casos? En parte porque su sistema de recogida de datos debe de ser muy malo, y en parte... siga leyendo.

No hubo ninguna conspiración para ocultar esos casos. En 1996, Carvajal et al. publicaron un metaanálisis (es decir, un análisis riguroso de los estudios más serios previamente publicados sobre el tema) en una revista científica española, y comenzaban con la frase: «A principios de 1994 aparecieron en España cinco casos de síndrome de muerte súbita del lactante tras recibir la vacuna DTP/polio». ¡Lejos de ocultarlo, «confiesan» un caso más!

En el metaanálisis sí que se dan detalles sobre aquellos cinco casos de muerte súbita en España, y se explican los métodos seguidos para localizar estudios científicos publicados sobre el tema en todo el mundo en los treinta años precedentes. Localizaron diez estudios, de los que cinco fueron descartados (explican los motivos y dan las referencias de los estudios descartados, por si alguien quiere buscarlos y leerlos y comprobar si fue razonable descartarlos o no), y otros cinco fueron analizados porque sí que cumplían los criterios de calidad requeridos. Combinando los resultados de esos cinco estudios, la vacunación con DTP no se asocia con un mayor riesgo de muerte súbita del lactante. Al contrario, había una asociación inversa estadísticamente significativa, con un riesgo relativo de 0,67.

Para entender mejor cómo se llega a esa conclusión, comentaremos el más grande de esos cinco estudios, el de Hoffman et al. Recogieron datos de 757 niños fallecidos por muerte súbita en Estados Unidos entre octubre de 1978 y diciembre de 1979. Para cada víctima se seleccionaron al azar dos niños vivos que sirvieran como control: uno de la misma edad y otro que, además de la misma edad, fuera de la misma raza y peso al nacer similar. Pues bien, solo el 40% de los fallecidos habían recibido al menos una vacuna antes de morir, mientras que el 54% de los controles habían recibido al menos una vacuna a la misma edad. Cinco de los fallecidos habían sido vacunados en las 24 horas anteriores a la muerte; como el número de controles era el doble, sería de esperar que diez de los niños hubieran sido vacunados en las 24 horas anteriores a la entrevista; pues bien, no habían sido diez, sino treinta los vacunados.

Los científicos, prudentemente, no corren a decir que la vacuna «protege» contra la muerte súbita. Simplemente «se asocia con una menor incidencia», pues muchas asociaciones no son causales. Tal vez influya la clase social: la pobreza aumenta el riesgo de muerte súbita, y también se suele asociar con un cierto retraso en las vacunaciones. O tal vez influya el estado de salud previo del niño: muchas veces la vacunación se retrasa (sin necesidad) cuando el bebé tiene moquitos o diarrea o alguna otra molestia leve.

En 2003, un comité del Institute of Medicine de Estados Unidos, tras analizar todos los estudios sobre el tema, concluyó que:

— Hay pruebas para rechazar una relación entre la vacuna DTP de células enteras y la muerte súbita del lactante.
— No hay pruebas suficientes para aceptar o rechazar una relación entre la vacuna DTP acelular y la muerte súbita; pero, puesto que esta vacuna tiene menos efectos secundarios que la antigua, no hay ningún motivo para suponer que pueda existir esa relación.
— No hay pruebas suficientes para aceptar o rechazar una relación entre las vacunas del *Haemophilus*, la hepatitis B o la polio (oral o inyectada) separadamente y la muerte súbita. (Lógicamente, no existen datos, puesto que casi nunca se aplican separadas.)
— Sí que hay pruebas para rechazar una relación entre las vacunas anteriores combinadas y la muerte súbita.
— No hay pruebas suficientes para aceptar o rechazar la relación entre las vacunas combinadas y la muerte inesperada en la infancia (excluyendo la muerte súbita).
— No hay pruebas suficientes para aceptar o rechazar una relación entre la vacuna de la hepatitis B y la muerte neonatal.

Hemos visto que, en algunos estudios, la vacunación se asociaba, de hecho, con un menor riesgo de muerte súbita, aunque los investigadores, prudentes, no hablaban de efecto protector. Pero los datos se van acumulando y, en una reciente revisión, Vennemann y colaboradores, del Instituto de Medicina Legal de la Universidad de Münster (Alemania), tras analizar nueve estudios de casos y controles publicados hasta la fecha, concluye:

> Las vacunas se asocian con una reducción a la mitad del riesgo de SIDS. Hay razones biológicas por las que esta asociación podría ser causal, pero otros factores, como el efecto del vacunado sano, podrían ser importantes. Las vacunas deben formar parte de las campañas de prevención de la muerte súbita del lactante.

En 2023, investigadores franceses (Deschanvres) publicaron un estudio que comparaba 91 niños de entre 2 y 12 meses muertos por SUDI en Francia en dos años, según su exhaustivo registro nacional, con 182 niños que acudían a urgencias al hospital de Nantes por cualquier motivo. Eran mayores de 2 meses, porque los menores de todos modos no se vacunan. Recuerde que SUDI incluye los casos estrictamente definidos de SIDS y también otras muertes inesperadas. La fecha exacta de la vacunación se obtenía del carnet de vacunas. Cada niño muerto tenía dos controles del mismo sexo y una edad algo superior y se determinaba si estaban o no vacunados a la edad en que murió el caso. Estaban sin vacunar el 22% de los fallecidos y el 11% de los controles. Tras ajustar por diversos factores de confusión (prematuridad, edad de la madre, raza, nivel socioeconómico, tabaquismo, lactancia materna, peso al nacer, hermanos...), el hecho de no estar vacunado se asociaba con un riesgo dos veces mayor de muerte (exactamente, 2,01). Por supuesto, hubiera sido mejor (pero mucho más difícil y caro) tener controles nacidos en el mismo mes y el mismo barrio que cada uno de los casos. Y puesto que no es un estudio aleatorizado, los autores una vez más dicen «se asocia» y no «la vacuna protege contra la muerte súbita». Pero es otro dato que se acumula, y todos apuntan en la misma dirección.

CARVAJAL, A. et al. «Vacuna DTP y síndrome de muerte súbita del lactante. Un metaanálisis». *Medicina Clínica* (Barcelona), 1996; 106: 649-652.

DESCHANVRES, C. et al. «Non-immunization associated with increased risk of sudden unexpected death in infancy: A national case-control study». *Vaccine*, 2023; 41: 391-396.

GRUPO DE TRABAJO PARA EL ESTUDIO Y PREVENCIÓN DE LA MUERTE SÚBITA INFANTIL. *Libro Blanco de la muerte súbita del lactant*e (SMSL) (3.ª ed). Asociación Española de Pediatría, 2013.

HOFFMAN, H. J. et al. «Diphtheria-tetanus-pertussis immunization and sudden infant death: results of the National Institute of Child Health and Human Development cooperative epidemiological study of sudden infant death syndrome risk factors». *Pediatrics*, 1987; 79: 598-611.

INSTITUTE OF MEDICINE IMMUNIZATION SAFETY REVIEW. *Vaccinations and sudden unexpected death in infancy*. National Academies Press, Washington DC, 2003.

RUSSEL-JONES, D. L. «Sudden infant death in history and literature». *Archive of Diseases of Childhood*, 1985; 60: 278-281.

WALKER, A. M. et al. «Diphtheria-tetanus-pertussis immunization and sudden infant death syndrome». *American Journal of Public Health*, 1987; 77: 945-951.

WHITE, L. L. R. «Sudden Death in Infancy (A Preliminary Communication)». *Proceeding of the Royal Society of Medicine*, 1948; 41: 866-868.

VENNEMANN, M. M. et al. «Do immunisations reduce the risk for SIDS? A meta-analysis». *Vaccine*, 2007; 25: 4875-4879.

Serravalle incluye en su libro (págs. 142-153) un largo texto de su amigo el doctor Stefano Montanari, «director científico del Laboratorio Nanodiagnostics de Módena, colaborador y consultor científico en numerosos centros de investigación americanos y europeos».

Montanari nos explica cómo, junto a su esposa Antonietta Gatti, de la Universidad de Módena, y gracias al microscopio electrónico, descubrieron que «las nanopartículas pueden acabar en el líquido seminal, provocando esterilidad y la llamada Enfermedad del Semen Ardiente». En realidad, ese es un nombre poco usado para lo que normalmente se conoce como «sensibilidad al semen»; los autores serios explican que es una reacción alérgica a proteínas del esperma y no dicen nada sobre nanopartículas.

Luego se pusieron a observar «aire, vegetales, alimentos, ropa, cualquier tipo de muestra biológica y también fármacos», y por todas partes, incluyendo las vacunas, encontraron nanopartículas. Por fin, con la ayuda de «Francesca Sola, una chica proveniente de la Universidad de Parma» (sí, es textual; la describe como «*una ragazza*»), analizaron algunas vacunas (no dice cuántas): «[...] también todas las muestras analizadas con Francesca mostraron un contenido de polvos sólidos, inorgánicos, no biodegradables, y no biocompatibles, lo que significa inevitablemente patógenos». Por desgracia, Montanari no proporciona ni una cita bibliográfica, lo que nos obliga a buscar la fuente de sus afirmaciones.

Para empezar, Montanari no parece ser el prestigioso científico que Serravalle nos presentaba. Los «numerosos centros de investigación» no aparecen por ninguna parte, ni siquiera en el currículum que él mismo muestra en su web (stefanomontanari.net), donde destaca su trabajo como consultor de una empresa italiana y dos francesas al comienzo de su carrera, cuando investigaba sobre válvulas cardiacas artificiales y filtros para la vena cava.

En cuanto al laboratorio Nanodiagnostics de Módena, bueno, cualquiera puede crear una empresa y llamarla como quiera. Que no es una empresa, sino una fundación sin ánimo de lucro, Fondazione Nanodiagnostics ETS. En su web (nanodiagnostics.it), podemos ver que se han dedicado a mirarlo todo con el microscopio electrónico: en las hamburguesas de «una conocida marca de comida rápida», nanopartículas de aluminio, titanio y otros elementos; en la yema de huevos bío del supermercado, nanopartículas de aluminio y silicio (¡imagínese los huevos «normales»!); en el café soluble de «una conocida marca», nanopartículas de titanio, aluminio y cobre; en la mortadela, nanopartículas de hierro, cromo y aluminio; en las tostadas de pan del supermercado, nanopartículas de aluminio, hierro y silicio; en la nieve de la provincia de Módena, «nanopartículas de hierro y titanio en número significativo», y así varios ejemplos más, y siempre la advertencia final de que «pueden contribuir al origen de patologías». Todos los productos analizados tienen una valoración «negativa», excepto los palitos de pescado empanado de una «conocida marca» y el aperitivo con harina de insectos (pero en la foto no hay harina, sino insectos enteros), que tienen valoración «media», y un suplemento de ácido ascórbico con valoración «positiva». Pero también los «medios» y los «positivos» tienen nanopartículas que «pueden contribuir al origen de patologías», no se explica cuál es la diferencia.

Lo que no hay en la web del laboratorio es una foto del edificio o de sus instalaciones. Sí que hay una dirección, pero al buscarla en Google Maps solo se ven unos edificios industriales sin ningún letrero que indique la ubicación del laboratorio. Con todo, el laboratorio tiene que existir, puesto que en 2018 tanto este como el domicilio de Montanari fueron registrados por la Guardia di Finanza, acusado de estafa por haber usado presuntamente para lucrarse un microscopio electrónico que una asociación sin ánimo de lucro le había prestado para sus investigaciones por mediación del cómico y político Beppe Grillo (vea el artículo «Beppe Grillo» en la Wikipedia en italiano).

No he logrado encontrar un artículo sobre nanopartículas firmado por Francesca Sola, ni en PubMed ni en ningún otro sitio. Sí que hay varios de Montanari y Gatti. Por ejemplo, nanopartículas en pan y galletas de catorce países, en el riñón y el hígado de fetos que han sido abortados, en la sangre de pacientes con leucemia... Siempre dando por supuesto que, si están ahí, deben de ser la causa del problema.

En el cerebro de un feto que había muerto por causas desconocidas hacia el final del embarazo encontraron nanopartículas, principalmente de plata. Sin ninguna prueba, suponen que las nanopartículas fueron la causa de la muerte. Pero si de verdad hay nanopartículas en las tostadas, en el café, en los huevos y hasta en la nieve, yo estaría dispuesto a aceptar que también hay nanopartículas en muchos fetos, tal vez en todos, y que por tanto la muerte de este feto en concreto se debe a otros motivos.

Por otra parte, lo que parece el estudio definitivo sobre las vacunas se publicó en 2017 en una revista de mala calidad *(International Journal of Vaccines & Vaccination)*, que no aparece en PubMed. Dicen haber encontrado nanopartículas en 43 de 44 muestras de distintas vacunas. La lista de partículas es, en algunos casos, impresionante. Un solo frasquito de cierta vacuna contendría, por ejemplo, nanopartículas de hierro, de hierro-cromo-níquel-cobre, de hierro-cromo-níquel, de silicio-hierro-cromo-níquel, de cromo, de silicio-aluminio-hierro, de aluminio-silicio-titanio-hierro, de aluminio-silicio, de silicio-magnesio-hierro, de silicio y de hierro-zinc. En otras vacunas encontraron también estroncio, hafnio, tungsteno, antimonio, cerio, plata, bismuto, plomo, oro, platino... Sin ninguna prueba, asumen que «el cuerpo reacciona contra» esas partículas y que esa podría ser la causa de diversas enfermedades.

Allá donde enfocan su microscopio encuentran nanopartículas. ¿Por qué hay asociaciones y libros contra las vacunas pero no contra el pan tostado o los huevos bío, que parecen ser igual de peligrosos? Y no, no piense que las vacunas son más peligrosas porque se inyectan; Montanari dice bien claro que las nanopartículas de los alimentos se absorben. Al fin y al cabo, a un niño se le inyectan una docena de vacunas, pero come cada día tres o cuatro veces. Y bebe agua; imagine cómo estará de contaminada si ya la pura nieve de las montañas de Módena lo está.

No sé si los métodos de Montanari para detectar nanopartículas son los correctos, pero si tiene razón, lo que está demostrando precisamente es que vivimos rodeados de ellas, y que si no nos hemos muerto todos debe de ser porque tampoco son tan peligrosas. No sé si realmente son «no biodegradables» y «no biocompatibles», pero sobre todo no sé por qué eso habría de significar que son «patógenas». Hace falta algo más que detectar una partícula con el microscopio para demostrar que las vacunas causan enfermedades, como hace falta algo más que ver un cometa en el cielo para demostrar que los cometas causan guerras y pestes.

Otros autores no parecen dar mucha importancia a los trabajos de Montanari y Gatti. No se les menciona en una revisión de 2016 sobre inmunogenicidad y antigenicidad de los nanomateriales, con 117 referencias, ni tampoco en una revisión de 2022 sobre nanopolución y sus peligros, con 161 referencias.

Durante la pandemia, posiblemente dolido porque no le tomaban en serio, un Montanari ya completamente desatado se dedicó a sembrar internet de vídeos con los bulos más peregrinos: que el coronavirus fue fabricado en un laboratorio, que es casi inofensivo, que las mascarillas producen hipoxia, acidosis y cáncer (¡pobres cirujanos, que usan mascarilla varias horas al día durante décadas!), que la vacuna contra el COVID contiene «entidades similares a gusanos que se autoensamblan», que contienen grafeno que magnetiza el hierro de la hemoglobina y hace que los glóbulos rojos se enganchen unos a otros... Montanari se convirtió en protagonista habitual de las organizaciones de *fact-checking*; puede buscar su nombre en la española maldita.es, las italianas butac.it o bufale.net, en la chilena fastcheck.cl o en boliviaverifica.bo.

Sin embargo, lo que más me asombró del capítulo Montanari en el libro de Serravalle es la descripción de su fallido encuentro con el doctor Garattini. Silvio Garattini fundó en 1961 y dirigió hasta su jubilación el Instituto Mario Negri de investigación farmacológica, una institución sin ánimo de lucro, originalmente en Milán y que cuenta ahora con cuatro sedes en Italia. Hacia 2012, cuando el insigne profesor octogenario, un presentador de la televisión italiana le pidió una entrevista con la intención de hacerle debatir por sorpresa con Montanari. Garattini se negó y la indignación de Montanari se desborda en dos páginas:

> Con ochenta años cumplidos, el profesor Garattini no tiene ni la más remota idea de lo que significa comportarse como un científico. [...] Yo había ido a encontrar al que pensaba que era un colega, y en vez de ello me encontré en presencia, o mejor, en la no presencia, de alguien aterrorizado por quien le habría puesto delante de las narices documentos irrefutables que sin duda le habrían puesto en

dificultades. [...] ¿Qué habría podido decir [Garattini] a las casas farmacéuticas que generosamente sostienen una institución de aquel tamaño (850 investigadores) y dotado del poder del Instituto Mario Negri? [...] Un verdadero científico, de hecho, habría pedido un encuentro conmigo, me habría hecho preguntas, habría intentado ponerme en dificultades y, con los datos en la mano, si tales datos existieran, me habría contestado. [...] Huir es la más clara demostración de una derrota [...].

Hace muchos años, cuando yo me formaba como pediatra, pedí información a los farmacéuticos de mi hospital sobre el tratamiento del resfriado común. Me dieron fotocopias de un capítulo del libro *Bambini e farmaci*, publicado por el Instituto Mario Negri de Milán (aunque no escrito por Garattini de su puño y letra). Fue el primer texto que leí en lengua italiana y fue una lectura fascinante. De forma inequívoca explicaba que los mucolíticos, expectorantes y otros jarabes para el resfriado eran completamente inútiles (y tenga la seguridad de que la industria farmacéutica gana mucho más dinero con esas cosas que con las vacunas).

El ego de Montanari produce estupor. Se cree que uno de los más prestigiosos científicos de Europa tiene la obligación de rebajarse a hablar con él y dejar que le ponga sus ridículos papeles delante de las narices. Se cree que es un «colega» de Garattini; no, se cree muy superior porque Garattini «no tiene ni idea» de cómo se comporta un científico. Me viene a la cabeza el tango de Gardel: «Todo es igual, nada es mejor, lo mismo un burro que un gran profesor». Yo, si pudiera simplemente cederle al profesor Garattini mi asiento en el autobús, ya me consideraría privilegiado.

Un debate televisivo (y más uno por sorpresa, como si la gente fuera por el mundo con «los datos en la mano» por si alguien pide verlos) no lo gana necesariamente el que tiene razón. Lo gana el que habla con más aplomo, el que es rápido y mordaz en sus respuestas, el que es capaz de decir mentiras como si fueran verdades, el que puede soltar pullas ingeniosas, el que no tartamudea ni se pone colorado, o simplemente el más guapo. Tal vez por ello a los políticos les gustan los debates. Pero los científicos prefieren los razonamientos a las risotadas, prefieren escribir con calma en revistas científicas, citando la fuente que respalda cada una de sus afirmaciones. Y esos «documentos irrefutables» que Montanari pensaba ponerle al profesor delante de las narices, ¿por qué no nos muestra ninguno de ellos, aprovechando que su amigo Serravalle le deja once páginas de su libro para decir lo que quiera?

LAVERY, W. J. et al. «An overview of seminal plasma hypersensitivity and approach to treatment». *The Journal of Allergy and Clinical Immunology*, 2020; 8: 2937-2942.

GATTI, A. M. et al. «Investigation of the presence of inorganic micro- and nanosized contaminants in bread and biscuits by environmental scanning electron microscopy». *Critical Reviews in Food Science and Nutrition*, 2009; 49: 275-282.

GATTI, A. M. et al. «Heavy metals nanoparticles in fetal kidney and liver tissues». *Frontiers in Bioscience*, 2011; 3: 221-226.

GATTI, A. M. y MONTANARI, S. «New quality-control investigations on vaccines: micro- and nanocontamination». *International Journal of Vaccines & Vaccination*, 2017; 4: 7-14.

GATTI, A. M. et al. «Innovative scanning electron microscopic investigation in blood samples of patients affected by leukaemia: A physical-chemical-biological approach». *Micron*, 2021; 144: 103037.

GATTI, A. M. et al. «Silver nanoparticles in the fetal brain: new perspectives in understanding the pathogenesis of unexplained stillbirths». *Nanomedicine*, 2021; 16: 265-274.

«Il giallo del sequestro Gatti In aula per i militari malati». *Gazzetta di Modena*, 24 de febrero de 2018.

JAN, N. et al. «Nano-pollution: Why it should worry us». *Chemosphere*, 2022; 302: 134746.
LINSKAYA, A. N. y DOBROVOLSKAIA, M. A. «Understanding the immunogenicity and antigenicity of nanomaterials: Past, present and future». *Toxicology and Applied Pharmacology*, 2016; 299: 70-77.
«Modena, blitz della Finanza dal dottore no-vax "Accusato di truffa"». *Gazzetta di Modena*, 23 de febrero de 2018.

Alergia

En las últimas décadas, la incidencia de asma y alergias ha aumentado enormemente. Dos de las teorías más extendidas para explicar este hecho son el efecto de la contaminación atmosférica y la teoría de la higiene. Se cree que el exceso de higiene puede privar al sistema inmunitario de gérmenes contra los que luchar, y que este, perdido el rumbo, puede «volverse loco» y atacar al polen, a los alimentos o a otras substancias inocuas.

¿Tal vez las vacunas, al evitar infecciones, contribuyen a esta locura del sistema inmunitario? En algunos estudios parecía haber algo de cierto, pero la interpretación siempre es difícil porque muchas veces las familias que no vacunan a sus hijos hacen también otras muchas cosas que pueden influir, para bien o para mal, en la alergia.

En uno de los quince estudios que cita Serravalle como muy significativos (ver pág. 348), Hurwitz y Morgenstern (2000) reanalizan los datos que habían sido recogidos en un estudio entre 1994 y 1998 sobre casi 14.000 niños de entre 2 meses y 16 años de edad. De ellos, 284 no estaban vacunados ni contra difteria-tétanos-tosferina ni aisladamente contra el tétanos. Los niños vacunados tenían el doble de antecedentes de asma y habían sufrido un 63% más de síntomas de alergia respiratoria en los doce meses anteriores. Siempre es arriesgado usar los datos de un estudio para investigar otra cosa que no estaba en el plan inicial; los resultados así obtenidos suelen considerarse solo indicios que hay que comprobar con estudios posteriores específicamente diseñados. Además, tanto el estado vacunal como los síntomas y diagnósticos habían sido facilitados por los padres de cada niño en una encuesta (no se han revisado los historiales médicos). Y hay muy pocos niños en el grupo sin vacunar. Los autores concluyen que «el pequeño número de sujetos no vacunados y el diseño del estudio limitan nuestra capacidad para hacer inferencias causales firmes sobre la verdadera magnitud del efecto».

En Finlandia, Paunio et al. recogieron datos de medio millón de niños y jóvenes de entre 14 meses y 19 años en el momento de vacunarse con la triple vírica entre 1982 y 1986 (era el comienzo del uso de la vacuna, y no solo vacunaban a los de 1 año, sino también a los niños y adolescentes). Se preguntaba si habían pasado el sarampión, y si tenían asma, eccema atópico o rinitis alérgica. Los 20.000 que habían pasado el sarampión tenían significativamente más alergias que los que no lo habían pasado; aproximadamente un 30% más eccema, un 40% más rinitis y casi un 70% más asma: «No sabemos si esta asociación refleja un efecto causal. Estos hechos no respaldan la hipótesis de que pasar la infección natural del sarampión ofrezca protección contra las principales enfermedades atópicas».

En el Reino Unido, Bremner et al. compararon a más de cuatro mil niños con fiebre del heno (rinitis alérgica) y sus correspondientes controles sanos, seguidos durante más de siete años. No encontraron que el estar o no estar vacunado frente a difteria-tétanos-tosferina ni frente a sarampión-paperas-rubeola se asociase con el riesgo de rinitis. Pero sí encontraron que los que se habían vacunado con retraso (los que completaron las tres dosis de DTP después de los 12 meses, o recibieron la triple vírica después de los 24 meses) tenían menor riesgo de rinitis alérgica. Menos riesgo que los vacunados a tiempo, y menos riesgo que los no vacunados. ¡Lo que hubieran dicho los antivacunas si llega a ser al revés! Pero los autores del estudio no creen que la vacunación (tardía) proteja contra la alergia, sino que probablemente ha actuado un factor de confusión: muchas veces la vacuna se retrasa (sin necesidad) porque el niño tiene algún virus sin importancia. Y se retrasa más cuando el niño tiene un virus detrás de otro. Tal vez fue el hecho de haber pasado tantas infecciones leves en los primeros meses lo que protegió a esos niños contra la alergia.

Por supuesto, puede haber alergias a las vacunas, como a casi cualquier otra cosa. Los niños con alergia al látex se ponen fatal si intentan soplar un globito; sin embargo, no hay ninguna prueba de que el haber sido vacunado aumente el riesgo de tener luego alergias a otras cosas.

BREMNER, S. A. et al. «Timing of routine immunisations and subsequent hay fever risk». *Archives of Disease in Childhood*, 2005; 90: 567-573.

HURWITZ, E. L. y MORGENSTERN, H. «Effects of diphtheria-tetanus-pertussis or tetanus vaccination on allergies and allergy-related respiratory symptoms among children and adolescents in the United States». *Journal of Manipulative & Physiological Therapeutics*, 2000; 23: 81-90.

PAUNIO, M. et al. «Measles history and atopic diseases: a population-based cross-sectional study». *JAMA*, 2000; 283: 343-346.

POLIO Y SV40

A comienzos de los sesenta se descubrió que la mayoría de las vacunas inyectables usadas contra la polio hasta ese momento estaban contaminadas por un virus del mono hasta entonces desconocido, el SV40. El método utilizado para matar al virus de la polio en la vacuna inactivada no mataba al SV40. Se cambiaron los métodos de fabricación, y desde 1961 o 1963, según los países, las vacunas de la polio en Europa occidental y Estados Unidos han estado libres de SV40 (aunque Cutrone et al. encontraron el virus en algunas vacunas orales fabricadas en países del bloque comunista hasta 1978; estas vacunas se usaron también en algunos países africanos). Se calcula que en Estados Unidos, entre 1955 y 1963, de diez a treinta millones de personas recibieron la vacuna inyectable contaminada. Además, unos diez mil voluntarios que participaban en un estudio clínico entre 1959 y 1961 recibieron una vacuna oral contaminada; pero el problema se detectó y las primeras vacunas orales que se comercializaron ya estaban libres del virus.

Según Uriarte, el SV40 tiene una «fuerte acción cancerígena». ¿Qué significa esto?, ¿que produce cáncer en todas las personas, en la mitad, en la décima parte, en una de cada mil?

El virus SV40 produce cáncer en animales de laboratorio, de eso no hay duda. En el ser humano, la cosa no está tan clara. Se ha aislado el virus en algunos tipos raros de cáncer, como el mesotelioma (un tipo poco usual de cáncer pulmonar, que por otra parte se sabe que puede estar causado por la exposición al asbesto), el osteosarcoma, algunos tumores cerebrales y tumores de células gigantes. Los estudios de Strickler (2001), Hübner y López Ríos sugieren que algunos de esos casos son en realidad falsos positivos, errores de laboratorio. En todo caso, la presencia del virus dentro del tumor no quiere decir que el virus haya provocado el tumor.

Marín (págs. 137-138) da más detalles sobre este asunto. Cita los primeros estudios de Heinonen (1973) y Farwell (1979), que encontraban un aumento de la incidencia de cáncer en niños cuyas madres habían sido vacunadas durante el embarazo. Los verá también citados en el documento de los CDC. Heinonen encontró 24 casos de cáncer (de cualquier tipo) entre 50.000 niños, el doble de lo esperado; Farwell encontró que, de 15 casos de meduloblastoma (un tipo de cáncer que afecta a niños pequeños) observados entre 1956 y 1962, 10 correspondían a madres vacunadas contra la polio durante el embarazo.

Tras citar otros trabajos sobre la posible relación entre el virus y el cáncer, cae Marín en un lamentable ejercicio de desinformación:

> Que sepamos, no ha habido, desde sectores vacunalistas, estudios rigurosos de casos y controles que permitan conocer el alcance y la magnitud del fenómeno a lo largo del tiempo; y los existentes, como el de Mortimer y colaboradores, que data de 1981, minimizan o niegan el vínculo aunque admiten que el SV40 es oncogénico en los ratones.

Por supuesto, todos los estudios que cita vienen de «sectores vacunalistas», pues así es como llama él a todos los que no son antivacunas. Tras afirmar que no sabe si existen, usa el plural «los existentes, como el de Mortimer», es decir, que sabe que hay más de uno; pero, claro, como el resultado no le gusta, los rechaza. Cualquier autor imparcial habría explicado los mismos hechos con palabras muy distintas, algo así como: «Estudios rigurosos, como el de Mortimer, han mostrado que el vínculo es mínimo o inexistente».

El estudio de Mortimer no es de casos y controles (que consistiría en comparar a varios individuos con cáncer y otros varios sin cáncer, para ver cuántos se habían vacunado en cada grupo), sino de cohortes (que habitualmente da resultados más fiables, y consiste en seguir durante años a un grupo de individuos vacunados para ver cuántos sufren cáncer). De 1.073 individuos nacidos entre 1959 y 1961, que habían recibido la vacuna contaminada, a los 17-19 años habían muerto 15 (una cifra normal), y ninguno por cáncer. En 2001, Carroll-Pankhurst y otros publicaron el resultado de treinta y cinco años de seguimiento de los mismos sujetos: no había aumentado la incidencia de cáncer. Desde luego, es un estudio demasiado pequeño para ser concluyente. Pero no es el único.

Strickler et al. (1998), del Instituto Nacional del Cáncer de Estados Unidos, analizaron en el total de la población norteamericana, a partir de los registros nacionales de cáncer, los datos de incidencia de aquellos tipos de cáncer en los que se ha encontrado el virus: ependimoma (un tipo de tumor cerebral), tumor cerebral en general, osteosarcoma (del hueso) o mesotelioma. Compararon la incidencia de esos tumores en los nacidos entre 1947 y 1952, que habían recibido la vacuna sospechosa cuando tenían más de 3 años (46 millones de personas-año de observación); entre 1956 y 1962, que habían recibido la vacuna sospechosa cuando eran bebés (60 millones de personas-año de observación), y entre 1964 y 1969, que habían recibido la vacuna libre de SV40 (44 millones de personas-año). No encontraron ninguna asociación estadísticamente significativa entre la exposición al SV40 y la incidencia de cáncer, aunque los individuos eran todavía demasiado jóvenes para extraer conclusiones definitivas respecto al mesotelioma, un cáncer propio de edades avanzadas.

Así que el mismo Strickler volvió sobre el problema

del mesotelioma en 2003, sin encontrar tampoco ninguna relación con la exposición al SV40.

También en 1998, Olin y Giesecke, del Instituto Sueco para el Control de las Enfermedades Infecciosas y del Instituto Karolinska, tampoco hallaron diferencias en la incidencia de cáncer entre los que recibieron vacunas contaminadas o sin contaminar. Usaron datos del Registro Nacional del Cáncer, que cubre la totalidad de la población de Suecia.

En 2003, Engels et al. publicaron un completo estudio en Dinamarca, con los datos del Registro Nacional del Cáncer entre 1943 y 1997, con datos referidos al total de la población. Compararon tres grupos de personas: los nacidos entre 1946 y 1952 (vacunados con vacuna contaminada a partir de 1955, cuando tenían entre 3 y 9 años), entre 1955 y 1961 (vacunados a los pocos meses de nacer con vacuna contaminada) y entre 1964 y 1970 (vacunados con vacuna no contaminada). En el laboratorio, el virus es más cancerígeno en los animales recién nacidos. Por tanto, si el virus produce cáncer en el ser humano, se esperaría encontrar más cáncer en el segundo grupo y menos en el tercero. Por el contrario, la incidencia global de cáncer de cualquier tipo era máxima en el tercer grupo: 20,9 casos por 100.000 personas-año en los nacidos en 1946-1952; 24,4 casos entre los de 1955-1961, y 27,7 casos entre los de 1964-1970. Algo parecido ocurría con los tipos concretos de cáncer en que se sospechaba la intervención del SV40. La conclusión de los autores es que su estudio «no respalda la hipótesis de que el SV40 es una causa de cáncer en el ser humano». El cáncer, simplemente, aumentó con el tiempo.

La mayoría de estos estudios fueron publicados antes de que Marín escribiera su libro. En conclusión, lo que Uriarte denomina «fuerte acción cancerígena» podría ser, según algunos estudios, unos pocos casos, particularmente si la vacuna se administró durante el embarazo... y, según otros, nada de nada.

Casi todos mis lectores, padres jóvenes, han sido vacunados con vacuna Sabin, libre de contaminación, y sus hijos recibirán la Salk, igualmente libre del virus SV40. Incluso si estuviera plenamente demostrado que el virus SV40 produjo numerosos casos de cáncer en los seres humanos, decir «no vacune a su hijo porque hace cincuenta años había vacunas contaminadas» es tan absurdo como decir «no viaje en avión porque hace cincuenta años se estrelló un avión».

Tal vez no debería haber dedicado tantas páginas a una cuestión puramente histórica, pero creí importante mostrar cómo los científicos de verdad se toman en serio e investigan en profundidad cualquier posible riesgo de las vacunas, mientras que los antivacunas ocultan, falsean o ningunean los estudios científicos cuyos resultados no les gustan.

CENTERS FOR DISEASE CONTROL AND PREVENTION. «Frequently asked questions about cancer, simian virus 40 (SV40), and polio vaccine».

CARROLL-PANKHURST, C. et al. «Thirty-five year mortality following receipt of SV40 contaminated polio vaccine during the neonatal period». *British Journal of Cancer*, 2001; 85: 1295-1297.

CUTRONE, R. et al. «Some oral poliovirus vaccines were contaminated with infectious SV40 after 1961». *Cancer Research*, 2005; 65: 10273-10279.

ENGELS, E. A. et al. «Cancer incidence in Denmark following exposure to poliovirus vaccine contaminated with simian virus 40». *Journal of the National Cancer Institute*, 2003; 95: 532-539.

HÜBNER, R. y MARCK, E. VAN. «Reappraisal of the strong association between simian virus 40 and human malignant mesothelioma of the pleura (Belgium)». *Cancer Causes Control*, 2002; 13: 121-129.

LÓPEZ-RÍOS, F. et al. «Evidence against a role for SV40 infection in human mesotheliomas and high risk of false-positive PCR results owing to presence of SV40 sequences in common laboratory plasmids». *Lancet*, 2004; 364: 1157-1166.

MORTIMER, E. A. et al. «Long-term follow-up of persons inadvertently inoculated with SV40 as neonates». *The New England Journal of Medicine*, 1981; 305: 1517-1518.

NATIONAL CANCER INSTITUTE. «Simian Virus 40 and human cancer».

OLIN, P. y GIESECKE, J. «Potential exposure to SV40 in polio vaccines used in Sweden during 1957: no impact on cancer incidence rates 1960 to 1993». *Developments in Biological Standardization*, 1998; 94: 227-233.

STRICKLER, H. D. et al. «Contamination of poliovirus vaccines with simian virus 40 (1955-1963) and subsequent cancer rates». *Journal of American Medical Association (JAMA)*, 1998; 279: 292-295.

STRICKLER, H. D. et al. «Trends in U.S. pleural mesothelioma incidence rates following simian virus 40 contamination of early poliovirus vaccines». *Journal of the National Cancer Institute*, 2003; 95: 38-45.

STRICKLER, H. D. e INTERNATIONAL SV40 WORKING GROUP. «A multicenter evaluation of assays for detection of SV40 DNA and results in masked mesothelioma specimens». *Cancer Epidemiologics, Biomarkers & Prevention*, 2001; 10: 523-532.

POLIO Y SIDA

Hay otro virus al que se ha acusado de aparecer sin permiso en la vacuna contra la polio: el virus del sida (VIH). La historia apareció en una revista en 1992, y en el libro *The River* publicado en 1999 por el periodista Edward Hooper. Decía que la vacuna que Koprowski administró a más de un millón de personas en África (Congo, Ruanda y

Burundi) entre 1957 y 1960 estaba preparada en riñón de chimpancé y contaminada por el VIH, y que fue así como comenzó la epidemia del sida. Recuerdo haber visto un documental de televisión en que defendían la hipótesis.

Ni los datos históricos ni los nuevos estudios apoyan esa teoría. Las vacunas se administraban por vía oral; no fueron fabricadas en la misma África, sino importadas; no se fabricaron con riñón de chimpancé, sino de macaco; el análisis de las muestras de vacuna todavía existentes no encontró restos ni de chimpancé, ni de VIH ni del virus de la inmunodeficiencia de los simios (SIV, por sus siglas en inglés). Aunque el sida se descubrió en 1981, y los primeros casos diagnosticados retrospectivamente datan de finales de los cincuenta, el análisis de la variación genética del virus parece indicar que está entre nosotros desde los años cuarenta, puede que antes. En 2000, la Royal Society organizó una conferencia para debatir el tema, con la participación del mismo Hooper. Ninguno de los expertos encontró datos que apoyaran su teoría, que hoy se considera refutada.

Claro, algunos conspiracionistas, inasequibles al desaliento, siguen pensando que todos los científicos mienten como bellacos para protegerse unos a otros. Pero no es esa la forma habitual de comportarse de los científicos. Vale, alguno puede mentir para protegerse a sí mismo. Pero ¿a otro, probablemente a un competidor? Nadie tuvo ningún inconveniente en dar a conocer al público, desde el primer momento, los desastres de las primeras vacunas antipolio, la contaminación de los laboratorios Cutter, la contaminación con SV40...

Curiosamente, entre los que niegan y siempre negarán (sin necesidad de hacer ningún estudio) la teoría de que el sida comenzó en África por culpa de una vacuna que transmitió el virus accidentalmente están los seguidores de otras varias teorías conspirativas:

— Los que creen que el virus del sida fue fabricado en el laboratorio como arma biológica.
— Los que creen que el sida no empezó en África, y que esa es una mentira creada para humillar a los africanos.
— Los chiflados que creen que el sida fue enviado por Dios para castigar a los homosexuales.
— Los chiflados (¡y de esos hay muchísimos!) convencidos de que el sida no lo causa un virus, sino el abuso de las drogas u otros factores.
— Los chiflados que dicen que el sida, sencillamente, no existe.

(¿Cree que no pueden existir chiflados tan chiflados? Mire aquí: www.plural-21.org. Advertencia: casi todo lo que dicen en esa web es rigurosamente falso y puede perjudicar seriamente su salud.)

Aparentemente, Uriarte está entre los que creen que el sida no lo causa un virus. Digo «aparentemente» porque su forma de escribir no se distingue por la claridad; pero en las páginas 208 y 209 de su libro hay dos apartados distintos, uno sobre «causas de la enfermedad» (y en ese apartado no habla para nada del virus del sida), y otro sobre «sida de tipo infeccioso» (como si hubiera otro de tipo no infeccioso). Y ni siquiera está claro que crea que ese tipo infeccioso esté causado por el virus; textualmente escribe: «En ciertas personas inmunodeficientes, aparece una entidad vírica (HTLV) que ataca y destruye todo tipo de respuesta celular inmunitaria». Es decir, que el virus no es la causa, sino la consecuencia del sida, y que el virus aparece (¿por generación espontánea?; ver pág. 470) cuando el individuo ya está enfermo.

¿Y cuáles son, según Uriarte, las verdaderas causas del sida? Pues no está nada claro. Al hablar de causas no menciona el virus, pero tampoco dice «las causas son...», sino «entre los factores de mayor peso en la propagación de la enfermedad destacaremos...». En el peor de los casos, si Uriarte cree que «factores de propagación» es lo mismo que «causas», todo lo que dice después es una sarta de estupideces. En el mejor de los casos, si Uriarte olvidó mencionar el virus por un descuido, pero sí que cree que es la causa del sida, y si al hablar de «propagación de la enfermedad» se está refiriendo a la propagación del virus, pues al menos ha acertado con algunas de las vías de propagación, pues menciona los trasplantes, las transfusiones, la drogadicción o la promiscuidad. Pero seguiría siendo una estupidez decir que el virus del sida se transmite por «la utilización masiva de vacunas —polio, viruela, antigripal—» (ni siquiera los antivacunas han echado nunca la culpa a la vacuna de la gripe o a la de la viruela; la vacuna de la viruela había dejado ya de usarse cuando salió a la luz pública la epidemia del sida, y la vacuna de la gripe se administra sobre todo a ancianos, mientras que el sida ataca sobre todo a jóvenes) o por el «trabajo continuo en contacto directo con la gente —servicios de cuidados intensivos, quirófanos, centros de hemodiálisis y prisiones—». Eso es un alarmismo ridículo e injustificado. Nadie se contagia de sida por trabajar en contacto directo con nadie, a no ser que ese contacto sea sexual, o que tenga la mala suerte de pincharse con una aguja contaminada. Aun así, las probabilidades de que un médico o enfermera se contagie por un pinchazo accidental con una aguja contaminada son muy inferiores al 1%. Sobre todo, no se pierdan la perla final, un importante factor en la propagación del sida según Uriarte: «La vida vivida en angustia, soledad e incomprensión». ¡Lo que hay que oír!

Es lo malo de las teorías conspiranoicas: son todas tan bonitas, que da pena tener que elegir solo una. Si el mismísimo director de la CIA saliera por televisión diciendo: «Está bien, lo confieso, nosotros fabricamos el virus del sida y lo difundimos en África mediante vacunas envenenadas para eliminar el exceso de población», varios miles de conspiranoicos le contestarían: «No diga tonterías, el sida no está provocado por ningún virus», y al menos uno añadiría: «Exactamente; el sida está causado por la angustia, la soledad y la incomprensión».

VV.AA. *Discussion Meeting Issue 'Origins of HIV and the AIDS epidemic' organized by W. Hamilton, R. A. Weiss and S. Wain-Hobson* (Philosophical Transactions of the Royal Society of London. Series B). *Biological Sciences,* 2001; 356 (1410).

Malformaciones congénitas

Según Uriarte (pág. 218):

> [...] en la actualidad, debido a los nuevos descubrimientos de la inmunología, se puede afirmar que cualquier vacuna viva, inactivada, toxoide, polisacárido o fragmento de ADN puede interferir en el fenómeno del embarazo.
>
> Es clásica la recomendación de no quedar embarazada inmediatamente después de haber sido vacunada: resulta conveniente esperar un mínimo prudencial de 6 meses.

No nos dice a qué nuevos descubrimientos se refiere. «Se puede afirmar...» Cualquier tontería se puede afirmar, pero repetir una mentira mil veces no la convierte en verdad.

Tampoco dice quién ha hecho esa «clásica recomendación» (yo no la había oído nunca) de no quedar embarazada durante los seis meses después de vacunarse. Pero lo importante no es si la recomendación es clásica, sino si es correcta. Según los CDC, en general para aquellas vacunas que están contraindicadas durante el embarazo, es conveniente no quedarse embarazada hasta 28 días después de la vacunación.

Se recomienda la vacunación de la gripe durante el embarazo, porque la gripe causa más complicaciones en las embarazadas, y porque los anticuerpos también ayudarán a proteger al bebé durante los primeros meses. Si está embarazada, en cualquier trimestre, vacúnese cuando anuncien la campaña de vacunación de la gripe, normalmente en octubre.

En muchos países del mundo se vacuna a las embarazadas con dos dosis de antitetánica para evitar el tétanos neonatal. En España no hay costumbre, pues lo normal es que la embarazada ya está correctamente vacunada; pero, ojo, porque gracias a los antivacunas va a haber embarazadas no vacunadas, por lo que médicos y comadronas tendrán que acostumbrarse a preguntar siempre y a no dar nada por hecho.

Asimismo, también se recomienda la vacunación contra la tosferina para proteger al bebé durante los primeros meses, cuando más peligrosa es la enfermedad. Como no se dispone de una vacuna exclusiva para la tosferina, en la práctica se usa la de tosferina-tétanos-difteria (y es bueno que así sea, porque de este modo la embarazada recibe al menos una dosis de antitetánica). Es importante vacunarse en cada embarazo, aunque se haya vacunado recientemente por otro anterior; su obstetra o comadrona le dirá cuál es el momento más adecuado para vacunarse con el objetivo de que el nivel de anticuerpos que pase al bebé sea máximo.

Se recomienda tradicionalmente evitar las vacunas atenuadas (sarampión, paperas, varicela y sobre todo rubeola) durante el embarazo. Por precaución. Pero el seguimiento de miles de embarazadas vacunadas contra la rubeola por error ha demostrado que no pasa nada.

ADVISORY COMMITTEE ON IMMUNIZATION PRACTICES CENTERS FOR DISEASE CONTROL AND PREVENTION (CDC). «Guiding Principles for Development of ACIP Recommendations for Vaccination during Pregnancy and Breastfeeding». MMWR. Morbidity and mortality weekly report, 2008; 57: 580.

GALL, S. A. «Vaccines for pertussis and influenza: recommendations for use in pregnancy». *Clinical Obstetrics and Gynecology*, 2008; 51: 486-497.

MINISTERIO DE SANIDAD (España). *Vacunación de la tosferina en embarazadas.*

Inmigración y contagio

Dedica Serravalle varias páginas (226-231) a intentar tranquilizar a los padres sobre el supuesto peligro de que los inmigrantes extracomunitarios traigan epidemias a Europa. Lo presenta como una preocupación que a menudo le expresan los padres en la consulta, tentados de vacunar a sus hijos por miedo a los inmigrantes.

Ignoro si realmente en Italia se han difundido tales temores, por la prensa o por internet (porque no creo que a muchos padres se les ocurra, espontánea e independientemente, el mismo temor). O tal vez esté usando la estrategia del «hombre de paja»: atribuir al oponente (en este caso, a los vacunalistas) un argumento endeble que en realidad ellos nunca han usado, para refutarlo de un modo fácil y salir aparentemente victorioso del debate.

Claro que los inmigrantes no están literalmente «apestados». En los países pobres pero mínimamente bien organizados se toman muy en serio la vacunación. Y los que toman la decisión de jugarse la vida para intentar llegar a Europa no suelen ser los que viven en la más absoluta miseria, sino jóvenes sanos, responsables, con iniciativa, a menudo con estudios, decididos a encontrar una vida mejor en Europa y a trabajar duro para ayudar a sus familias, y con suficiente dinero para pagar lo que los traficantes de personas exigen. Solo en situaciones muy concretas, cuando en los países de origen hay brotes epidémicos, podrían los migrantes transmitir esas enfermedades. Por ejemplo, en Siria, en 2013, la guerra destrozó el sistema sanitario. La tasa de vacunación bajó rápidamente del 99 al 52% y apareció la polio. Hubo 36 casos en Siria y dos en Irak, y se temía que pudiera extenderse, con los refugiados, a los países vecinos e incluso a Europa. Por fortuna, fue posible terminar con el brote vacunando a 23 millones de niños en Oriente Medio.

El caso es que, como muy bien señala Serravalle, en los países del norte de África la tasa de vacunación contra difteria, tétanos, tosferina, sarampión y hepatitis B es muy alta, superior al 95%. Se pregunta a continuación por qué, si tan buenas son las vacunas: «A pesar de todo, el nivel de alarma por esas mismas patologías permanece alto» en esos países. La respuesta, que Serravalle no da, es que las autoridades sanitarias de África saben perfectamente, lo mismo que las de Europa y de todo el mundo, que esas enfermedades no han sido vencidas, y que volverán si no mantenemos una alta tasa de vacunación.

Lo que tampoco explica Serravalle es que, con frecuencia, somos los europeos los que transmitimos peligrosas enfermedades a otros continentes. A mediados de 2018 vi en el aeropuerto de México un cartel de la Secretaría de Salud de su Gobierno que en grandes letras anunciaba: «Aviso para viajeros a EUROPA. SARAMPIÓN». Recientemente en Europa se han presentado casos de sarampión, por lo que la Secretaría de Salud recomienda a las personas que viajen a Europa, principalmente a Italia, Rumanía, Grecia y Alemania, realizar las siguientes acciones: que todos los adultos no vacunados con dos dosis o que no hayan pasado el sarampión, así como los niños a partir de 6 meses, se vacunen 15 días antes de viajar a Europa. Y que estén atentos, durante 21 días después de su regreso, a cualquier fiebre o exantema.

La vacuna del sarampión es poco eficaz a los 6 meses de edad; por eso normalmente se pone a los 12 meses. Pero, en caso de peligro, menos da una piedra. Y la situación en las Américas es de grave peligro por la repetida aparición de brotes de sarampión importado, a menudo desde Europa.

Busqué datos al volver de México. De acuerdo con el ECDE (Centro Europeo para la Prevención y Control de Enfermedades), entre mayo de 2017 y abril de 2018 hubo en Europa más de 13.000 casos de sarampión (4.032 en Italia, 2.753 en Grecia, 2.436 en Francia, 2.127 en Rumanía...). De los 12.111 casos en los que se conocía el dato, el 83% no estaban vacunados, el 10% habían recibido una sola dosis y el 5% habían recibido dos dosis. Solo el 4% de los casos eran importados y el 25% estaban relacionados con un caso importado; el 71% eran endémicos, completamente europeos. (¡No son los inmigrantes! ¡Hay sarampión en Europa!) Durante ese periodo hubo 21 muertes por sarampión: 8 en Rumanía, 6 en Italia, 4 en Grecia, 2 en Francia y 1 en Alemania.

Poco antes, la Organización Panamericana de la Salud había publicado datos mundiales para el periodo de diciembre de 2016 a noviembre de 2017. El país con más casos de sarampión había sido la India (49.318), seguido de Nigeria, Congo, China y Pakistán. La sexta plaza la ocupaba Rumanía (4.993) y la séptima, Italia (4.892). Pero, claro, la India es un país muy grande. Si nos fijamos en la tasa por millón de habitantes, solo Gabón (657) superaba a Rumanía (252). Les seguían el Congo (91), Liberia (85), Italia (82)... Encontramos, pues, dos países europeos entre los cinco con más sarampión del mundo, e Italia está en esa posición gracias a los esfuerzos de sus antivacunas, superando a Nigeria (59). Hay que reconocer que las estadísticas no son igual de fiables en todos los países y que el número de casos en África o Asia podría ser bastante superior. Pero, de todos modos, más de cuatro mil casos de sarampión en Italia es una vergüenza. Y que encima seis de ellos hayan muerto... Seguro que no habían leído el libro de Serravalle y, por tanto, no sabían que el sarampión es una enfermedad leve y sin importancia.

Más tarde, la situación mejoró. Sobre todo, claro, con el confinamiento por la pandemia, que hizo disminuir el contagio de muchas otras infecciones. Sin embargo, pronto volvió a empeorar. Entre septiembre de 2023 y agosto de 2024 se declararon en Europa 18.449 casos de sarampión. 14.347 en Rumanía, 897 en Italia, 606 en Bélgica, 532 en Austria, 516 en Alemania, 492 en Francia, 270 en Polonia, 201 en España... El 87% estaban sin vacunar, y otro 8% solo habían recibido una dosis. Solo el 1,3% de los casos fueron importados de otro país, y solo el 0,6% se pudieron relacionar con un caso importado. Hubo 13 muertos: 12 en Rumanía y 1 en Irlanda.

No podemos seguir manteniendo la ficción de que hay que vacunarse porque los inmigrantes nos pueden traer infecciones, y mucho menos la peligrosa ficción de que no hace falta vacunarse. Es Europa la que, gracias a los antivacunas, vuelve a exportar el sarampión a América.

ECDC. «Monthly measles and rubella monitoring report», junio de 2018 y septiembre de 2024.

GOBIERNO DE MÉXICO. «Aviso para viajeros a Europa. Recientemente en Europa se han presentado casos de sarampión», 2 de abril de 2018.

OPS / OMS. *Boletín Semanal de Sarampión/Rubeola*. 2018; 24.

«Se cumple un año sin ningún caso de polio en Siria tras el brote de 2013». *La Vanguardia*, 21 de enero de 2015.

Colitis ulcerosa

Dice Uriarte en la página 217:

> Desde el año 1996 se viene observando la relación existente entre la aplicación de las vacunas del sarampión y de la rubeola y la aparición de colitis ulcerosa.
>
> Todavía no existen suficientes estudios como para llegar a contrastadas conclusiones. Pero las últimas informaciones apuntan hacia esa posible relación.

Y lo dice así, sin citar ninguna fuente. Con lo que se nos abre un mar de preguntas: ¿de verdad alguien dijo eso en 1996? ¿Quién?, ¿con qué argumentos? ¿Más gente lo ha «venido observando» desde entonces? ¿Cuáles son esas «últimas informaciones»? Y, sobre todo, ¿de qué intensidad sería esa relación? (es decir, ¿estamos hablando de que van a sufrir colitis ulcerosa 1 de cada 10 vacunados, o 1 de cada 1.000 o 1 de cada 100.000?).

Buscamos en pubmed.gov «ulcerative colitis AND (immunization OR vaccine OR measles OR rubella)». De este modo encontraríamos todos los artículos que en su título, resumen o palabras clave mencionan la colitis ulcerosa y al menos una de las palabras («vacunación», «vacuna», «sarampión» o «rubeola»). Aparecen (agosto de 2010) 170 artículos. Empiezo a repasar los títulos por el final (es decir, por los más antiguos), esperando encontrar algo sobre el asunto que nos ocupa. En general, basta con el título para ver que el artículo no tiene nada que ver (por ejemplo, «Aumento del metabolismo del ácido araquidónico en un modelo inmunitario de la colitis en el cobaya», un artículo sin duda apasionante de 1985).

El primer título prometedor es de 1987, de Gilat et al. En catorce hospitales de nueve países estudiaron los antecedentes de 197 pacientes jóvenes con colitis ulcerosa y 302 con enfermedad de Crohn, y por cada paciente buscaron dos controles sanos de la misma edad y sexo. Les pasaron un exhaustivo cuestionario. Los enfermos de Crohn tenían más antecedentes personales y familiares de eccema que sus controles. También había más casos de ambas enfermedades en familiares de primer y segundo grado de los enfermos. Los padres de los pacientes con colitis ulcerosa habían tenido más enfermedades gastrointestinales y cardiovasculares importantes en la época en que nacieron sus hijos. Las madres de los pacientes norteamericanos con cualquiera de las dos enfermedades habían tomado menos suplementos de vitaminas, minerales y hierro durante el embarazo que las madres de los controles sanos. Los enfermos consumían menos fibra y tenían más infecciones respiratorias; los pacientes de Crohn habían ingresado más veces en el hospital por problemas respiratorios y habían tomado más antibióticos. En cambio, no hubo diferencias significativas en el número de hermanos, el orden entre los hermanos, tomar el pecho, comer cereales o azúcar o muchos otros factores. ¿Y dónde salen las vacunas? Los pacientes de Crohn habían recibido menos vacunas de la viruela; los de colitis ulcerosa habían pasado menos la varicela.

Estudios así son, se comprende, el oscuro fundamento de la ciencia. Sus autores no pretenden haber «descubierto» nada importante, no corren a decir que «la vacuna de la viruela protege contra la enfermedad de Crohn» (sería una lástima, puesto que la viruela fue erradicada hace décadas y ya no se vacuna). Simplemente desbrozan el terreno, encuentran indicios que deberán ser comprobados (o no) por muchos más estudios posteriores.

El siguiente artículo sugerente es de 1990. Kangro et al. encontraron que una infección se asociaba con la exacerbación de los síntomas en 23 de 72 niños con una enfermedad inflamatoria crónica intestinal (colitis o Crohn);

la mayoría eran infecciones respiratorias o gastrointestinales, y en cinco de los casos el sospechoso fue el virus de la rubeola (el virus salvaje, no la vacuna), el de Epstein-Barr o el adenovirus.

En 1993 aparece un nombre que volveremos a ver, Wakefield et al. Encontraron virus del sarampión en la mucosa intestinal de varios pacientes con enfermedad de Crohn, y sugirieron que la enfermedad podría ser una respuesta al virus.

En Suecia, Ekbom, Wakefield et al. hallaron que los pacientes con enfermedad de Crohn (pero no los de colitis ulcerosa) tenían más tendencia a haber nacido durante epidemias de sarampión.

En 1994, unos japoneses (Saito et al.) describieron un caso de síndrome de Guillain-Barré (una especie de parálisis transitoria) asociado con rubeola (la enfermedad, no la vacuna) en una mujer de 56 años. El Guillain-Barré es una complicación muy rara de la rubeola; en este caso, la paciente también sufrió colitis ulcerosa.

Hasta ese momento, como vemos, algunos indicios sugerían que el sarampión o la rubeola podrían tener algo que ver con algunos casos de colitis ulcerosa. De la vacuna aún no se ha hablado. Si la relación es real y la causa de la colitis es la enfermedad, la vacuna, al evitar la enfermedad, podría en teoría evitar también la colitis. Ahora bien, si la causa de la colitis no es el virus en sí, sino la respuesta inmunitaria del organismo a ese virus, la vacuna, al producir la misma respuesta inmunitaria (en eso consiste una vacuna), podría en teoría producir la misma complicación. *A priori*, no se me ocurre ningún medio por el que la vacuna, con su virus medio muerto (inactivado), pudiera producir más colitis que la enfermedad en sí. Pero sigamos buscando estudios.

Por fin, en 1995, aparece uno que relaciona vacuna y colitis, un artículo de Thompson et al. (entre ellos, Wakefield) que no se menciona en la bibliografía de Uriarte, titulado «¿Es la vacuna del sarampión un factor de riesgo para la enfermedad inflamatoria intestinal?».

No es casualidad que el título sea una pregunta, y no una afirmación. Buscaron a 3.545 personas que habían sido vacunadas contra el sarampión en 1964, en uno de los primeros estudios sobre la vacuna (cepa Schwarz). Los compararon, por una parte, con 11.404 personas nacidas en 1958 que no habían sido vacunadas y, por otra parte, con 2.541 parejas de los vacunados (se supone que las parejas viven en condiciones muy similares y comen casi lo mismo, con lo que resulta un buen grupo de comparación). Encontraron que los vacunados tenían el triple de enfermedad de Crohn y más del doble de colitis ulcerosa, pero no había diferencias en la incidencia de celiaquía o de úlcera péptica (estas dos últimas eran preguntas «para despistar»). Sumando las dos enfermedades inflamatorias crónicas (colitis ulcerosa y Crohn), había 7 casos por cada 1.000 vacunados, 2,5 casos por cada 1.000 controles y 4 casos por cada 1.000 cónyuges (algunos de los cuales tal vez estaban vacunados).

Según práctica habitual, un comentario editorial acompaña en el mismo número al artículo. En las revistas científicas, los autores, espontáneamente, envían artículos al director, y el comité editorial decide si son lo bastante buenos e interesantes para publicarlos o no. En los editoriales, el proceso es el contrario: la dirección de la revista solicita a un experto un breve comentario sobre algún tema de actualidad o sobre alguno de los artículos más novedosos o llamativos que se publican en ese mismo número. El editorialista comenta los puntos fuertes y débiles del estudio, y ayuda a los lectores a poner la información en perspectiva. En este caso, el editorial comenta algunas incertidumbres del estudio, recomienda hacer más estudios para comprobarlo, y recuerda «las frecuentes y devastadoras consecuencias de la infección por el virus salvaje del sarampión» y «los millones de vidas salvadas como resultado de la vacunación».

Un par de meses después, el 27 de mayo, se publicaron en la revista (según práctica igualmente habitual, que nadie vea conspiraciones donde no las hay) varias cartas criticando el estudio, y la respuesta de los autores. Señalaban problemas metodológicos sobre si los grupos eran comparables o no, si los diagnósticos eran fiables... Señalaban también que no se había encontrado hasta el momento ADN del virus del sarampión en el intestino de los enfermos, solo corpúsculos que vistos al microscopio electrónico se parecían. Y que la enfermedad de Crohn estaba aumentando en Inglaterra desde mucho antes de empezar las vacunaciones, mientras que la colitis ulcerosa estaba disminuyendo (muy lentamente).

Mientras tanto, los mismos autores (Thompson, Pounder y Wakefield) publicaron otro estudio en otra revista.

Intentaron comprobar en Inglaterra los datos del estudio en Suecia (Ekbom y Wakefield, antes citado), pero no hallaron relación alguna entre el riesgo de enfermedad inflamatoria intestinal y las epidemias de sarampión en la infancia.

Y se siguió investigando, por supuesto. En 1996, los japoneses Haga et al. no consiguieron encontrar ni rastro del ADN de los virus del sarampión, las paperas o la rubeola en los intestinos de 15 pacientes con enfermedad de Crohn y 14 con colitis ulcerosa.

En enero de 1997, expertos canadienses (Ward y DeWals) revisaron todo lo conocido en aquel momento, y concluyeron que no había suficientes datos para aceptar o descartar que el virus del sarampión y la vacuna tuvieran un papel en la colitis ulcerosa o en la enfermedad de Crohn.

Se habrán fijado en que varios de los estudios que sugieren una relación entre el virus o la vacuna y la colitis ulcerosa o la enfermedad de Crohn tienen al doctor Wakefield entre sus autores. A veces sale el último, pero eso no significa que sea menos importante; muchas veces, el director de una investigación, que ya no tiene necesidad de «hacer méritos», deja los primeros puestos a sus colaboradores.

Siguieron apareciendo estudios. En 1997, uno, del mismo Wakefield (Daszak et al.), encontró restos del virus del sarampión en el intestino de varios enfermos de Crohn.

Investigadores italianos (Balzola et al.) dieron con otra prueba acusadora: anticuerpos IgM contra el sarampión en el 78% de los enfermos de Crohn, en el 59% de los pacientes con colitis ulcerosa y solo en el 3% de los donantes de sangre sanos que servían como controles. Los pacientes tenían alrededor de 40 años y, por tanto, los anticuerpos no se debían a que fueron vacunados, sino a que pasaron el sarampión. Los anticuerpos de tipo IgM suelen asociarse a enfermedad activa, como si el organismo todavía estuviese luchando contra el virus.

Con todo, los anticuerpos o los fragmentos de virus no son más que indicios indirectos. Hasta ahora, lo más serio a favor de una relación entre la vacuna y la inflamación intestinal era el estudio retrospectivo de cohortes de Wakefield, expuesto a sesgos por pérdidas de seguimiento. En Inglaterra, Feeney et al. publicaron en 1997 un estudio de casos y controles; compararon a 140 pacientes de enfermedad inflamatoria intestinal, nacidos después de 1968, con 280 controles sanos, de la misma edad y sexo y que vivieran en la misma zona. No les preguntaron si estaban vacunados (¡cualquiera se acuerda!), sino que revisaron el historial médico de cuando eran niños. Si la vacuna tuviera algo que ver, habría más personas vacunadas entre los enfermos que entre los sanos. Pero no fue así; estaban vacunados el 56% de los enfermos y el 57% de los sanos. Ninguna diferencia.

Y ahora quizá el estudio clave de toda esta historia, que no aparece con la estrategia de búsqueda planteada porque no habla de «ulcerative colitis», sino de «colitis» en general; el estudio de Wakefield et al. publicado en 1998 en la revista *Lancet*.

Se trata de una serie de casos clínicos, sin controles (es decir, un estudio de muy baja calidad, que solo permite plantear hipótesis que deben ser comprobadas con otros estudios de casos y controles y de cohortes, o mejor aún, con estudios prospectivos aleatorizados). Doce niños de 3 a 10 años acudieron a una unidad de gastroenterología pediátrica. Tras un desarrollo inicial normal, empezaron a perder adquisiciones psicomotrices, incluyendo el lenguaje, y a presentar diarrea y dolor abdominal. Las biopsias intestinales mostraban cambios inflamatorios (básicamente, hipertrofia folicular linfoide, algo que por otra parte se encuentra en muchos niños sanos). En ningún momento dice Wakefield que se trate de colitis ulcerosa, y, de hecho, años después lo consideró una nueva enfermedad, «colitis autística». Nueve de los niños tenían autismo; uno, psicosis desintegrativa, y otros dos, una posible encefalitis posviral o posvacunal. Los padres asociaban el comienzo de los síntomas con la vacuna triple vírica en ocho de los niños, con el sarampión en uno y con una otitis media en otro más.

Este estudio, resumido como «la vacuna triple vírica produce autismo», ha provocado ríos de tinta, pánico general, un grave descenso en la cobertura vacunal en el Reino Unido y en otros países, así como un rebrote del sarampión en zonas en las que ya estaba controlado. Ya hablamos de él a propósito del autismo (ver pág. 375).

En 1999, otro estudio de Wakefield (Montgomery et al.) investiga la edad en que pasaron varias enfermedades infantiles los miembros de una cohorte de 7.019 individuos nacidos en 1970, que estaban siendo seguidos para otros estudios. Encontraron que el haber pasado las paperas antes de los 2 años se asociaba con un riesgo 25 veces mayor de colitis ulcerosa, y que el hecho de haber pasado las paperas y el sarampión en el mismo año se asociaba con un riesgo siete veces mayor de colitis ulcerosa y cuatro veces mayor de Crohn. El año siguiente, otro estudio de los mismos autores (Morris et al.) sobre los mismos sujetos encontró que la enfermedad inflamatoria intestinal no se asociaba con el hecho de haber sido vacunado de sarampión antes de los 5 años.

En Estados Unidos, Pardi et al. enviaron un cuestionario a 1.164 personas que, según los archivos de la Clínica Mayo, habían pasado el sarampión antes de los 5 años. Contestaron poco más de la mitad, y entre ellos encontraron seis casos de Crohn y otros tantos de colitis ulcerosa, lo que sería el triple de lo normal. En otro estudio, los mismos autores no encontraron relación entre la enfermedad intestinal y el hecho de que la madre hubiera pasado el sarampión entre el segundo trimestre del embarazo y los seis meses posparto.

También en Estados Unidos, Davis et al. publicaron en 2001 un estudio de casos y controles, comparando a 155 pacientes con colitis ulcerosa o Crohn, nacidos entre 1958 y 1989, encontrados entre las historias clínicas informatizadas de cuatro instituciones sanitarias, y por cada uno de ellos cinco controles comparables. No había relación entre haber sido vacunado, ni la edad de vacunación, con el riesgo de enfermedad. Más aún, el riesgo relativo, aunque no estadísticamente significativo, era menor que 1; es decir, la tendencia era más bien a que los vacunados tuviesen menos Crohn y menos colitis ulcerosa.

Otro estudio de casos y controles, en Israel (Lavy et al.), encontró una asociación entre la enfermedad de Crohn (pero no la colitis ulcerosa) y el hecho de haber pasado el sarampión en la infancia o la presencia de anticuerpos contra el sarampión. No había asociación con la vacunación.

¿Qué tenemos hasta ahora? Algunos estudios que hallan una relación entre el sarampión y la enfermedad inflamatoria intestinal (incluyendo alguno de Wakefield), y otros que no. Un estudio de Wakefield (1995) que encuentra relación entre la vacuna y la enfermedad, y otros (incluyendo uno del mismo Wakefield) que no la encuentran. En 2001, analizando todo lo conocido hasta el momento, Davis y Bohlke concluyen que no hay pruebas de que el sarampión o la vacuna causen enfermedad inflamatoria intestinal.

Y esto es lo que hay antes de 2002, la fecha de publicación del libro de Uriarte. Lo que «se viene observando desde 1996» es en realidad un solo estudio en 1995, que él no cita en su bibliografía. De los dieciocho estudios que acabamos de comentar, él solo incluye uno en su bibliografía, el de Wakefield en 1998, que no habla de colitis ulcerosa. Entonces, ¿de dónde se saca lo de la colitis ulcerosa? ¿Lo oyó por la radio, o lo soñó? Los estudios sí que han sido suficientes para que los expertos hayan llegado a la «contrastada conclusión» de que no hay relación, y las «últimas informaciones» no «apuntan hacia esa posible relación», sino en sentido contrario. Para Uriarte, cuatro líneas que debió de escribir en un minuto. Para mí, varias páginas y varios días de trabajo. Trabajo que he tenido que hacer porque él no se tomó la molestia de hacerlo antes de escribir una frase sin fundamento en su libro. Me temo que no podré rebatir cada uno de sus errores con el mismo detalle.

Se siguió investigando en años sucesivos. En 2003, Seagroatt y Goldacre analizaron retrospectivamente los ingresos hospitalarios por colitis ulcerosa o Crohn entre

1979 y 1998 en el sur de Inglaterra. Encontraron que los ingresos no aumentaban en esos veinte años (cuando sí habían aumentado en décadas anteriores), y que no había diferencias en la incidencia entre los nacidos antes o después del comienzo del programa de vacunación con triple vírica. Concluían que la vacuna no se había asociado con un aumento de esas enfermedades.

En 2005, Baron et al., en el norte de Francia, pasaron un cuestionario de 140 preguntas a las familias de 222 pacientes con enfermedad de Crohn y a 60 con colitis ulcerosa, que habían enfermado antes de cumplir los 17 años, entre 1988 y 1997, y a sus correspondientes controles.

Para la enfermedad de Crohn, eran factores de riesgo los antecedentes familiares, la lactancia materna, la vacuna BCG (tuberculosis) y el eccema, mientras que beber agua del grifo era un factor protector. Para la colitis ulcerosa eran factores de riesgo los antecedentes familiares, la enfermedad de la madre durante el embarazo y el compartir habitación (con un hermano, por ejemplo), mientras que el hecho de haber sido operado de apéndice era un factor protector. Sí, lo ha leído bien, la lactancia materna aumentaba el riesgo; los autores ya dicen que les parece raro, pero es lo que hay. La vacuna triple vírica no tenía relación en el análisis multivariable (el que tiene en cuenta la interacción de unos factores con otros); sin embargo, en el análisis univariable se asociaba con un riesgo menor de Crohn. Sí, significativamente menor. En mi opinión, estos sorprendentes resultados señalan, más que nada, la conveniencia de tomarse este tipo de estudios con calma y esperar a que haya varios y todos coincidentes antes de lanzarse a dar conclusiones.

El que parece ser el último estudio sobre el tema hasta la fecha (de la primera edición de este libro): Bernstein et al. (2007), en Canadá, hicieron análisis de sangre a 235 enfermos de Crohn, 137 de colitis ulcerosa y 310 controles sanos, todos entre los 18 y los 50 años de edad. El porcentaje de seropositivos al sarampión (95-98%) y a la parotiditis (72-78%) era similar en los tres grupos, pero había significativamente más seropositivos a la rubeola en el grupo control (98%) que entre los enfermos de Crohn (91%) o colitis ulcerosa (93%). No se puede distinguir con seguridad qué positividades se deben a la vacuna o a la infección natural; concluyen que ni la infección ni la vacuna parecen aumentar el riesgo.

Intento actualizar este capítulo en 2024, y, ¡santo cielo!, repitiendo la búsqueda en PubMed salen ahora 7.829 estudios. No es posible que se haya investigado tanto desde entonces; sin duda es que el algoritmo procesa las búsquedas de otro modo, añadiendo sinónimos y términos similares, y produce un montón de resultados sin interés. Pero cuando pido que los términos de búsqueda aparezcan en el título del artículo (es decir, que realmente hable sobre esos temas y no los mencione solo de pasada), no aparece ninguna novedad. Parece que Davis y Bohlke tenían razón cuando en 2001 divisaban el fin de la controversia. Es un tema que los científicos ya consideran zanjado y sobre el que no se está investigando.

BALZOLA, F. A. et al. «IgM antibody against measles virus in patients with inflammatory bowel disease: a marker of virus-related disease?». *European Journal of Gastroenterology and Hepatology*, 1997; 9: 661-663.

BARON, S. et al. «Environmental risk factors in paediatric inflammatory bowel diseases: a population based case control study». *European Journal of Gastroenterology and Hepatology*, 2005; 54: 357-363.

BERNSTEIN, C. N.; RAWSTHORNE, P. y BLANCHARD, J. F. «Population-based case-control study of measles, mumps, and rubella and inflammatory bowel disease». *Inflammatory Bowel Disease*, 2007; 13: 759-762.

DASZAK, P. et al. «Detection and comparative analysis of persistent measles virus infection in Crohn's disease by immunogold electron microscopy». *Journal of Clinical Pathology*, 1997; 50: 299-304.

DAVIS, R. L. et al. «Vaccine Safety Datalink Team. Measles-mumps-rubella and other measles-containing vaccines do not increase the risk for inflammatory bowel disease: a case-control study from the Vaccine Safety Datalink project». *Archives of Pediatric and Adolescent Medicine*, 2001; 155: 354-359.

DAVIS, R. L. y BOHLKE, K. «Measles vaccination and inflammatory bowel disease: controversy laid to rest?». *Drug Safety*, 2001; 24: 939-946.

EKBOM, A. et al. «Perinatal measles infection and subsequent Crohn's disease». *Lancet*, 1994; 344: 508-510.

FEENEY, M. et al. «A case-control study of measles vaccination and inflammatory bowel disease». *Lancet*, 1997; 350: 764-766.

GILAT, T. et al. «Childhood factors in ulcerative colitis and Crohn's disease. An international cooperative study». *Scandinavian Journal of Gastroenterology*, 1987; 22: 1009-1024.

HAGA, Y. et al. «Absence of measles viral genomic sequence in intestinal tissues from Crohn's disease by nested polymerase chain reaction». *European Journal of Gastroenterology and Hepatology*, 1996; 38: 211-215.

KANGRO, H. O., et al. «A prospective study of viral and mycoplasma infections in chronic inflammatory bowel disease». *Gastroenterology*, 1990; 98: 549-553.

LAVY, A. et al. «Measles is more prevalent in Crohn's disease patients. A multicentre Israeli study». *Digestive and Liver Disease*, 2001; 33: 472-476.

MONTGOMERY, S. M. et al. «Paramyxovirus infections in childhood and subsequent inflammatory bowel disease». *Gastroenterology*, 1999; 116: 796-803.

MORRIS, D. L. et al. «Measles vaccination and inflammatory bowel disease: a national British Cohort Study». *The American Journal of Gastroenterology*, 2000; 95: 3507-3512.

PARDI, D. S. et al. «Perinatal exposure to measles virus is not associated with the development of inflammatory bowel disease». *Inflammatory Bowel Diseases*, 1999; 5: 104-106.
PARDI, D. S. et al. «Early measles virus infection is associated with the development of inflammatory bowel disease». *The American Journal of Gastroenterology*, 2000; 95: 1480-1485.
SAITO, M. et al. «A case of post-rubella Guillain-Barré syndrome associated with ulcerative colitis». *Rinsho Shinkeigaku*, 1994; 34: 1121-1124.
SEAGROATT, V. y GOLDACRE, M. J. «Crohn's disease, ulcerative colitis, and measles vaccine in an English population, 1979-1998». *Journal of Epidemiology and Community Health*, 2003; 57: 883-887.
THOMPSON, N. P. et al. «Is measles vaccination a risk factor for inflammatory bowel disease?». *Lancet*, 1995; 345: 1071-1074.
THOMPSON, N. P.; POUNDER, R. E. y WAKEFIELD, A. J. «Perinatal and childhood risk factors for inflammatory bowel disease: a case-control study». *European Journal of Gastroenterology and Hepatology*, 1995; 7: 385-390.
WAKEFIELD, A. J. et al. «Evidence of persistent measles virus infection in Crohn's disease». *Journal of Medical Virology*, 1993; 39: 345-353.
WAKEFIELD, A. J. et al. «Ileal-lymphoid-nodular hyperplasia, non-specific colitis, and pervasive developmental disorder in children». *Lancet*, 1998; 351: 637-641.
WARD, B. y DEWALS, P. «Association between measles infection and the occurrence of chronic inflammatory bowel disease». *Canada Communicable Disease Report*, 1997; 23: 1-5.

Aluminio

El aluminio, como recuerda Offit, se viene usando como coadyuvante en las vacunas desde hace más de setenta años sin que se hayan observado problemas graves.

Según Uriarte (pág. 60): «Las necesidades diarias [de aluminio] rondan entre los 10-12 mg». Es una afirmación completamente falsa; no existen necesidades diarias de aluminio porque el aluminio no es necesario para ninguna función orgánica. Se puede vivir perfectamente sin aluminio. El Institute of Medicine de Estados Unidos no define ninguna «necesidad diaria» de aluminio.

En la misma página, Uriarte afirma que «el hidróxido de aluminio está presente en cantidades importantes, aproximadamente unos 10 mg» en varias vacunas. Es decir, según sus mismos datos, necesitaríamos tomar una vacuna al día para cubrir nuestras «necesidades» de aluminio. ¿Y la gente lee estas cosas en un libro y no le chirrían los oídos? En realidad, las vacunas que contienen aluminio tienen menos de 1 mg de ese metal (entre 0,12 y 0,18 mg, algo más si lo expresamos como hidróxido, porque entonces hay que añadir el peso del oxígeno y del hidrógeno).

Visto que Uriarte es un gran conocedor del aluminio, no debería sorprender que en la página 183, al hablar de los supuestos efectos adversos de la vacuna del tétanos, afirme:

> Las sales de aluminio, que se acumulan en el sistema nervioso, pueden alterar las estructuras neurológicas y desencadenar procesos de demenciación, encefalitis y/o degenerativos.

Así, por la cara, y sin citar fuentes. Para ver qué hay de verdad en esas afirmaciones, habría que responder a varias preguntas distintas:

— ¿De verdad el aluminio se acumula en el sistema nervioso, y de verdad puede producir demencia, encefalitis o degeneración?

— ¿Qué cantidad de aluminio hace falta para producir esos problemas?
— ¿De dónde viene el aluminio que se acumula?, ¿qué otras fuentes de aluminio hay a lo largo de nuestra vida?
— ¿Qué porcentaje de aluminio total acumulado se debe a las vacunas?
— ¿Se ha demostrado alguna relación entre las vacunas y la demencia, la encefalitis y los procesos degenerativos del cerebro?

Recurro al libro de Marín, habitualmente más claro en sus argumentaciones. Dedica algo más de tres páginas (de la 70 a la 73) al aluminio. Intentaré analizar separadamente cada una de sus ocho afirmaciones:

1. «Las vacunas que contenían sulfato doble de aluminio y potasio fueron las responsables de las poliomielitis asociadas a la vacunación en los años cincuenta.»

Marín basa esta sorprendente afirmación en el libro del antivacunas Georget. Aparentemente, no ha encontrado ninguna otra publicación más seria en la que basarla (y yo tampoco; buscando en PubMed no he encontrado nada al respecto). Digo que es una afirmación sorprendente porque la causa de la poliomielitis vacunal no era el aluminio, sino el propio virus atenuado de la polio, y porque esas complicaciones no se limitaron a los años cincuenta, sino que se siguen produciendo allí donde se sigue usando la vacuna oral de la polio.

La vacuna de la polio oral no lleva aluminio y, que yo sepa, no lo ha llevado jamás. La vacuna de la polio inyectada, cuando va sola (no con otras vacunas), tampoco lleva aluminio. Buscando «*aluminum*» y «*polio vaccine*» en PubMed solo encuentro un par de artículos referentes al asunto que nos ocupa, pero la historia que cuentan es muy distinta.

Ante un caso de polio, había que averiguar si se debía al virus salvaje (virulento) o al virus de la vacuna (atenuado). Uno de los métodos usados para distinguirlos era añadir, en el laboratorio, cloruro o sulfato de aluminio a la muestra de virus estudiada. El aluminio estabilizaba el virus atenuado y lo hacía resistente al calor, pero aumentaba la sensibilidad al calor del virus virulento. A esta caraterística de los virus se la llamó «marcador A» o «marcador aluminio».

Vemos una aplicación en el estudio de McLean et al. sobre 37 niños con meningitis aséptica (es decir, no bacteriana) diagnosticados en Toronto en 1962. La mayoría de las meningitis eran causadas por virus ECHO. Había entre ellos 7 niños que habían sido hospitalizados con episodios febriles en los treinta días posteriores a la vacunación con polio oral (que se había administrado ese año a 780.000 personas en la zona). Tres de esos siete presentaban dolor de cabeza, dos tenían debilidad generalizada y uno convulsiones. Seis de los siete se curaron entre el segundo y cuarto día, y el otro tardó casi dos semanas; todos tenían poliovirus con marcador aluminio propio de virus vacunal. Otros tres de los 37 niños tenían polio paralítica, y en los tres casos los virus «mostraban marcadores aluminio característicos de cepas virulentas». Es decir, no eran «virus con aluminio», sino virus «con marcador aluminio»: virus que, tratados con aluminio en el tubo de ensayo, reaccionaban de distinta manera, lo que demostraba que unos (los que produjeron poliomielitis) eran virus salvajes y otros (los que produjeron otros efectos secundarios más leves) eran virus vacunales. Pero los niños no habían recibido aluminio porque no había aluminio en aquella vacuna. Y eso debe de ser lo que Georget no entendió y sus seguidores repitieron sin comprobar.

2. «Aunque la normativa española habla de una presencia máxima de 0,2 microgramos por mililitro de agua para que esta sea potable, algunas vacunas tienen más de 500 microgramos por dosis, y esto supone administrar aluminio [...] en cantidades que superan en 2.000, 3.000 o 4.000 veces los niveles permitidos para el agua potable.»

Yo es que alucino... ¿De verdad lo dice en serio? ¿Y a mí qué me importa si las vacunas tienen más o menos aluminio que el agua potable? Estoy seguro de que el arroz tiene más proteínas que el agua potable, pero eso no significa que el arroz sea tóxico. Simplemente, que el arroz no es agua.

Varios derivados del aluminio se usan a veces en el tratamiento del agua como coagulante o floculante, para precipitar las impurezas que contiene. Es decir, para que el agua sea potable, ¡le añaden aluminio! La OMS, en la tercera edición (2006) de sus guías para la calidad del agua potable, dice:

> Dadas las limitaciones de los datos de estudios con animales como modelo para seres humanos y la incertidumbre que presentan los datos de estudios con seres humanos, no puede determinarse un valor de referencia basado en efectos sobre la salud; no obstante, se determinan concentraciones factibles basadas en la optimización del proceso de coagulación en las plantas de tratamiento del agua de consumo que utilizan coagulantes de aluminio: 0,1 mg/l o menos en grandes instalaciones de tratamiento de agua, y 0,2 mg/l o menos en instalaciones pequeñas.

Lo que coincide, en efecto, con el límite de 200 µg/l (0,2 µg/ml) que establece en España el Real Decreto 140/2003, de 7 de febrero, por el que se establecen los criterios sanitarios de la calidad del agua de consumo humano.

Obsérvese la argumentación de la OMS: no es que más de esa cantidad sea tóxica; es que, como no se sabe cuál es la cantidad tóxica, han usado un criterio de «factibilidad». Podemos tratar el agua con menos de 0,2 mg/l de aluminio, y, por tanto, no hay motivo para echar más cantidad.

El límite del cloro (cloruro) en el agua potable es de 250 mg/l. Pero la leche materna contiene 420, y el calostro, 910 mg/l. ¡El calostro tiene casi cuatro veces más cloro que el agua potable! Pues claro, ¿de verdad creía que la leche es agua?

Y por si le interesa saberlo, el queso y el jamón tienen unas cincuenta veces más sodio que el nivel permitido para el agua potable. Por eso no bebemos jamón cuando tenemos sed. Tampoco se bebe nadie un vaso de vacunas, aunque estén fresquitas de la nevera.

¿Cuántos litros de agua bebe un niño en toda su infancia? ¿Cuántos litros de vacunas se inyecta? No llega ni de lejos a los 50 ml. Es lógico que el límite permitido de aluminio en las vacunas sea bastante distinto del límite en el agua potable, ¿no le parece?

Con todo, las vacunas sí que cumplen el límite máximo de aluminio para vacunas, aunque Marín se olvide de mencionarlo.

3. El aluminio «una vez absorbido, es atrapado por la transferrina [...] sin posibilidad de ser eliminado se une a las membranas celulares, se acumula lentamente (varios días)».

No exactamente. De acuerdo con Ganrot, que ha revisado extensamente (más de setenta páginas) el metabolismo y la toxicidad del aluminio, este metal no se acumula en días, sino en décadas.

La absorción del aluminio por vía oral (como bien dice Marín) es muy baja, inferior a 0,1-0,3 %. Pero algo se absorbe. Las principales fuentes de aluminio son el agua, la comida y los antiácidos.

El agua, como hemos visto, debería llevar menos de 0,2 mg de aluminio por litro. Los animales (y, por tanto, la carne) suelen tener unos 0,5 mg de aluminio por kilo. Hay aluminio en la leche materna (unos 15-30 µg/l), el triple en la leche de vaca y unas diez veces más en la leche del biberón (sin contar el que aporta el agua con la que preparan la leche).

Los vegetales tienen ente 1 y 20 mg/kg (como media, unos 3). La planta del té acumula aluminio en las hojas, y es una fuente importante. La dieta normal de una persona suele contener entre 1 y 20 mg de aluminio al día, pero los que toman antiácidos para el ardor de estómago superan fácilmente 1 g.

La ingesta de 2 g diarios de aluminio en forma de antiácidos produce un aumento de la excreción renal de aluminio, que se multiplica por cinco o por diez. Un adulto excreta habitualmente unos 30 µg diarios de aluminio (esta no es la parte que no se absorbe, sino la parte que se absorbe y luego se excreta).

La intoxicación por aluminio es un hecho muy raro, puesto que la absorción es muy baja y la eliminación, muy buena. En décadas recientes, una importante fuente de intoxicación por aluminio ha sido la diálisis renal: el aluminio própio del agua y el que se usaba para eliminar de la sangre el fósforo. Esto dio lugar a la aparición de dos enfermedades, las únicas que se sabe con seguridad que están causadas por el aluminio: la encefalopatía por diálisis y la osteomalacia por diálisis (hoy en día se controla estrictamente el nivel de aluminio en la diálisis).

Sí que se cree que, una vez fijado a ciertos tejidos, como el cerebro, el aluminio ya no se elimina. La cantidad normal de aluminio en el cerebro humano es de unos 0,5 mg/kg, aumentando gradualmente desde los 0,2 mg en el recién nacido hasta los 0,6-0,7 mg en el anciano. La concentración de 1,5 a 5 mg de aluminio por kilo de cerebro resulta mortal. Aparentemente, la evolución nos ha dotado de sistemas muy eficientes de excreción del aluminio para no alcanzar esos niveles de forma natural en toda la vida.

En cualquier caso, la cantidad de aluminio en las vacunas es ridículamente pequeña en comparación con la que se ingiere con los alimentos y el agua a lo largo de nuestra vida.

Ah, y por si estaba preocupado, el aluminio de los cacharros de cocina o del papel de aluminio también es una cantidad pequeñísima y sin importancia.

4. Las «demencias y alteraciones cognitivas han sido extensamente descritas por expertos en relación al aluminio contenido en el agua potable».

Muy bien, casi me ha convencido para dejar de beber agua potable. Pero si el problema es el agua potable, ¿qué tienen que ver las vacunas? ¿Me está diciendo que esos expertos a los que cita se equivocan y el aluminio del agua no es malo, solo el de las vacunas?

En realidad, lo que Marín presenta como un hecho probado no es más que una hipótesis, sobre la que se ha investigado y se sigue investigando mucho sin resultados claros. Por ejemplo, Rondeau et al., en un estudio publicado en 2009, tras seguir a casi dos mil ancianos durante quince años, se limitan a concluir muy prudentemente que «un alto consumo de aluminio en el agua de bebida podría ser un factor de riesgo para la enfermedad de Alzheimer». Podría...

Exley (2020) encontró más aluminio en el cerebro de personas con Alzheimer, esclerosis múltiple o autismo que en el de personas sanas. Claro, el análisis solo se puede hacer después de la muerte. Solo había cinco cerebros con autismo, muertos a los 15, 22, 33, 44 y 50 años, y su nivel de aluminio a esa edad no explicaría por qué tenían autismo a los 2 años. Incluso si estos datos se confirmasen, solo indicarían una asociación, no necesariamente causal; podría ser que las personas con esas enfermedades consumiesen más aluminio, o que las neuronas afectadas fijasen el aluminio más que las neuronas sanas.

Si busca en internet, encontrará decenas de páginas que afirman a gritos que el aluminio es la causa del Alzheimer. No las cito por no darles más publicidad de la que ya tienen. Salen como setas con solo buscar unos segundos en Google. Encontré una que directamente recomendaba tirar a la basura todos los cacharros de cocina de aluminio e ir a comprar otros nuevos con un imán en el bolsillo para comprobar que son de hierro. (¡Qué desconfiados! Si es de hierro o de aluminio, ya lo dice la etiqueta de la olla.)

Hay que aprender a buscar información en fuentes serias. En español, es muy recomendable la web de la Fundación Alzheimer España (alzfae.org.). En ella encontrará un documento, «Prevención de la enfermedad», que no menciona ni el aluminio ni las vacunas.

En la web de la Alzheimer's Society (alzheimers.org.uk) encontrará una página sobre «Metals and the risk of dementia», que concluye: «No se ha establecido una relación convincente entre el aluminio y el desarrollo de la enfermedad de Alzheimer».

En Canadá, la Alzheimer Society (alzheimer.ca) incluye el aluminio entre los «mitos» sobre el Alzheimer (ojo al buscar en sus webs: los ingleses escriben «*aluminium*», los norteamericanos y canadienses, «*aluminum*»).

Parece claro que el aluminio no tiene nada que ver con el Alzheimer, y en cualquier caso, la pequeñísima cantidad de aluminio en las vacunas palidece ante la cantidad mucho mayor que la persona irá ingiriendo inevitablemente en las décadas posteriores.

5. Varios autores han descrito una nueva enfermedad, «vinculada al aluminio vacunal», la miofascitis por macrófagos, con dolores neuromusculares y articulares y fatiga crónica, que en «un tercio de los casos se acompaña de enfermedades autoinmunes como esclerosis en placas, dermatomiositis, tiroiditis de Hashimoto y artritis reumatoide».

Bueno, es cierto que lo han descrito, y es cierto que es nuevo, pero de ahí a que sea una enfermedad... La miofascitis por macrófagos se encuentra al hacer una biopsia del músculo; en el sitio en que años o décadas atrás se había puesto la vacuna se observan macrófagos alterados que contienen aluminio en su interior.

El problema es que no se ha hecho un estudio con grupo control. Gherardi realizó biopsias musculares a pacientes con fatiga crónica, dolores musculares y todos esos problemas arriba enumerados, y encontró aluminio en los macrófagos.

Sin embargo, no se han hecho biopsias musculares a sujetos sanos. Esos macrófagos cargaditos de aluminio, ¿aparecen en todas las personas que se vacunan, en la mayoría o solo en unas pocas? Hasta que no se hagan biopsias a unos cuantos cientos de personas, por lo demás sanas, no lo sabremos. Pero, claro, las personas sanas no suelen hacerse biopsias musculares.

Si al menos los pacientes biopsiados hubieran tenido dolor justo en el músculo donde les pincharon la vacuna, y en ningún otro sitio... Pero es que tenían dolores generalizados por todo el cuerpo. ¿Qué nos hace pensar que unos macrófagos raros en el hombro izquierdo son la causa de un dolor en el codo derecho? Cuando además es probable que todo el mundo tenga esos macrófagos en ese hombro. Ahora imagine que esos macrófagos con aluminio aparecen en todas o casi todas las personas vacunadas (personalmente es lo que creo, pero de momento no se sabe, es solo una suposición; será difícil de demostrar, porque hace falta que la biopsia coincida con el sitio exacto donde pusieron la vacuna). Pues eso, si casi todos los vacunados (y eso quiere decir «casi todos los adultos») tienen esos macrófagos con aluminio, todo dependerá de a quién le hagamos la biopsia: «Encontradas lesiones de miofascitis macrofágica en treinta pacientes asmáticos», «... en treinta pacientes diabéticos», «... en treinta mujeres con menopausia precoz». Pero en el asma, en la diabetes o en la menopausia precoz no se hacen biopsias musculares, y, por tanto, no se encuentran esos macrófagos. Si me hago la biopsia yo, probablemente también tendré miofascitis macrofágica. ¿Creerá usted que es el aluminio de las vacunas el que me impulsa a escribir libros, o es pura coincidencia?

Por cierto, si el aluminio permanece durante décadas en el músculo, entonces no va al cerebro, ¿verdad? Bueno es saberlo.

En 2003, Gherardi proponía la existencia de una nueva enfermedad causada por el aluminio. Y concluía que habría que buscar alternativas más seguras al aluminio para seguir disfrutando de los «inestimables beneficios» de las vacunas (este detalle no lo da Marín: el descubridor de la miofascitis macrofágica es decididamente favorable a la vacunación).

El doctor Gherardi ha seguido publicando trabajos sobre la miofascitis macrofágica. En 2019 la relacionaba con otra supuesta enfermedad, el síndrome autoinmune inflamatorio inducido por adyuvantes (ASIA, por sus siglas en inglés) y con el síndrome de la guerra del Golfo.

Pero Ameratunga et al. señalan que el ASIA está lejos de ser una enfermedad definida y aceptada. Los criterios diagnósticos propuestos son tan amplios que incluirían a cualquier paciente con una enfermedad autoinmune y a una gran parte de la población general. Los pacientes que reciben inmunoterapia («vacunas») contra la alergia reciben inyecciones periódicas a lo largo de tres a cinco años, en total cientos de veces más aluminio que en una vacuna normal, y sin embargo su riesgo de sufrir una enfermedad autoinmune no aumenta, sino que disminuye.

En cuanto al síndrome de la guerra del Golfo, no está clara todavía cuál es su causa. Entre las muchas que se han propuesto a lo largo de los años están las vacunas contra el carbunco (en inglés, *anthrax*), que se administraron a los soldados antes de la guerra. Vacunas que no se administran normalmente a la población general. Pero el presunto culpable en aquellas vacunas no era el aluminio, sino otro ingrediente, el escualeno, que se ha usado también en algunas vacunas contra la gripe. La teoría de la vacuna ha sido descartada; un artículo reciente (Nguyen, 2024) cita como posibles causas la piridostigmina que los soldados tomaban como antídoto en previsión de un posible ataque con gas nervioso, los insecticidas y pesticidas o el humo de los pozos de petróleo incendiados. Ni siquiera menciona las vacunas (¿porque el Gobierno norteamericano quiere ocultar que sus vacunas tuvieron la culpa? No es eso; la piridostigmina y los insecticidas para evitar los mosquitos también los administraba el Gobierno norteamericano; puestos a ocultar una cosa, lo ocultarían todo).

Algunos otros autores, además de Gherardi, han escrito sobre supuestos casos de miofascitis macrofágica, pero sigue sin haber pruebas concluyentes de que esa miofascitis sea una enfermedad, de que esté causada por las vacunas o de que el mecanismo causal sea precisamente el aluminio.

Ya en 2003, Siegrist interpretó que se trataba simplemente de una especie de «tatuaje» de aluminio en el lugar de la inyección, sin relación con ninguna enfermedad concreta. En 2008, Lach y Cupler, tras encontrar los macrófagos con aluminio en las biopsias musculares de ocho niños con distintas enfermedades, todas ellas de causa claramente hereditaria (distrofia de Duchenne, déficit de citocromo C oxidasa, enfermedades mitocondriales...), concluyeron también que era un simple hallazgo casual sin relación con las enfermedades en cuestión.

En 2023, Matsumura et al., tras una exhaustiva revisión, concluyeron que los artículos sobre miofascitis macrofágica y daños en el sistema nervioso central inducidos por el aluminio de las vacunas eran científicamente incorrectos.

El aluminio en las vacunas se viene usando desde hace casi noventa años, lo han recibido miles de millones de personas, se han hecho decenas de estudios y, que sepamos, es seguro.

6. Decenas de científicos, reunidos el año 2000 en un Congreso sobre Aluminio y Salud, publicaron unas recomendaciones que hicieron llegar a la OMS y a los gobiernos. Marín reproduce la frase que más le ha gustado de dicho informe: «Una concentración aumentada de aluminio en las fórmulas alimenticias para niños o en las soluciones alimenticias para nutrición parenteral ha sido asociada con consecuencias neurológicas y enfermedades metabólicas de los huesos».

Ante todo, hay que explicar que «ha sido asociada» es el cuidadoso lenguaje que usan médicos y científicos cuando no tienen pruebas claras de una relación causal. El meningococo causa la meningitis y el tabaco produce cáncer, pero el aluminio solo «ha sido asociado». Es muy distinto.

En segundo lugar, el doctor Marín no consiguió encontrar en el dichoso documento ninguna frase criticando el aluminio de las vacunas, y por tanto solo nos ofrece una que critica el aluminio de los biberones y la nutrición parenteral. ¿Por qué cree usted que los científicos esos no hablan de vacunas? ¿Miedo a los fabricantes de vacunas? No parecen tener ningún miedo a los fabricantes de fórmulas infantiles. ¿No será que las vacunas no les parecieron una fuente preocupante de aluminio?

Comentario al margen: no dejan de sorprenderme los procesos mentales de los antivacunas. Parece admitir que si lo dicen «decenas de científicos», debe de ser verdad. Insiste en que son decenas y en que son científicos, aparentemente para convencer mejor a sus lectores. Pero entonces, lo que dicen no ya decenas, sino decenas de miles de científicos que recomiendan las vacunas, ¿no es también un argumento convincente?

7. «La toxicidad del aluminio vacunal ha sido reflejada por el doctor Dario Miedico y el doctor Ezzio Battistel.»

Sigue una explicación al respecto, y una referencia bibliográfica. Un artículo de «Miedico et al.» (supongo que Battistel es el colaborador) publicado ¡en el boletín de la Liga por la Libertad de Vacunación!

¿Ve cómo funciona la cosa? Marín cita estudios científicos verdaderos de científicos auténticos para hablar del posible peligro del aluminio, en general, o del peligro del aluminio en el agua o en algunos alimentos, en particular. En cambio, sobre el peligro del aluminio en las vacunas no encuentra artículos serios que hablen más que de miofascitis, que es un posible efecto secundario leve. Aparte de la miofascitis, los supuestos peligros del alumnio en las vacunas solo aparecen en artículos publicados por los propios antivacunas.

Es como si un enemigo de la lactancia materna, después de citar decenas de estudios que muestran que el exceso de sodio en la dieta produce hipertensión, infartos de miocardio y accidentes vasculares cerebrales, concluyera: «Y la leche materna lleva sodio, y por tanto es tóxica». Y, claro, la leche materna lleva sodio, y aluminio, y cientos de ingredientes que, en ciertas dosis, podrían ser tóxicos. Pero no son tóxicos a la dosis que hay en la leche. Y el aluminio no es tóxico a la dosis que hay en las vacunas.

¿Y no puede ser, pensará usted, que esos Miedico y Battistel sean dos prestigiosísimos expertos que han publicado sesudos artículos científicos y, además, un artículo en el boletín antivacunas? No suele ir así la cosa. Uno de los objetivos de la bibliografía es respaldar tus argumentos (en lenguaje vulgar, «deslumbrar y cerrar la boca a tu adversario»), por eso usas la fuente más convincente posible. Si el mismo artículo (o parecido) se ha publicado en una revista seria de neurología y en el boletín de la asociación, sería la revista de neurología la que citarías.

En todo caso, hay una manera sencilla de comprobar si Miedico y Battistel son reputados científicos internacionales: buscar sus publicaciones en PubMed. Como ya he referido, en estos momentos PubMed recoge más de 37 millones de citas bibliográficas de artículos de revistas científicas, no solo las más importantes sino también la mayoría de las poco importantes, no solo en inglés sino en cualquier idioma en que haya revistas científicas, no solo de la medicina «oficial» sino también de algunas revistas «serias» de homeopatía, acupuntura y otras medicinas alternativas.

Si buscamos «Miedico D [Author]» (sin comillas y sin coma entre medio; es la forma correcta de buscar el apellido y la inicial del nombre), aparecen trece artículos, todos entre 1968 y 1973, que no hablan de vacunas, ni de aluminio ni de toxicidad, sino de hormonas. Es probable que no sea el mismo doctor Miedico.

Y si buscamos «Battistel E [Author]», aparecen catorce estudios, entre 1980 y 2022, que tratan sobre distintos problemas bioquímicos que nada tienen que ver ni con las vacunas ni con el aluminio, y que parecen haber sido escritos por al menos dos doctores Battistel distintos.

Ya que estamos en ello, ¿se acuerda de Georget, el antivacunas francés que también hablaba sobre el aluminio? Busquemos «Georget M [Author]»: nueve estudios científicos de al menos dos investigadores distintos, ninguno de ellos sobre las vacunas.

Y es que los verdaderos científicos, los que investigan sobre las vacunas o sobre el aluminio y publican artículos serios, no suelen escribir en los boletines de las asociaciones antivacunas.

Este tipo de búsqueda solo funciona, claro, con apellidos poco frecuentes. Si buscamos, por poner un ejemplo, a «Johnson M», aparecen más de ocho mil artículos científicos, probablemente escritos por miles de investigadores distintos. Se podría afinar más buscando el tema sobre el que queremos saber si ha escrito, por ejemplo, «Fulano F [Author] AND (immunization OR vaccine)», para saber si algún doctor Francisco Fulano ha escrito algo sobre vacunas o sobre vacunación. Los autores españoles son un problema, porque a veces firman sus artículos con los dos apellidos y a veces con uno solo, y a veces unen los dos apellidos con un guion para que los extranjeros no confundan el primer apellido con un segundo nombre; de modo que hay que buscarlos con todas las opciones.

8. El hidróxido de aluminio de las vacunas también se ha relacionado con la aparición de cáncer en el sitio de la inyección «en animales domésticos». «La frecuencia, que no para de aumentar, se sitúa entre 1 y 13 de cada 10.000 gatos vacunados.»

Cierto... hasta cierto punto. Si busca «vaccine-associated sarcoma» en PubMed, encontrará más de sesenta artículos científicos (el sarcoma es un tipo de cáncer; en este caso concreto se refiere al cáncer del músculo). El problema se detectó en 1991. Y solo tres artículos hablan de animales distintos del gato: siete casos en hurones en 2003, un caso en un caballo en 2010 y tres casos en pájaros (tejedores comunes) en 2022. No se menciona ni un solo perro (pese a que millones de perros son vacunados en todo el mundo, probablemente más que gatos). Es decir, aunque Marín pretenda asustar con un genérico «animales domésticos», lo cierto es que se trata de un problema casi exclusivo de los gatos, que reaccionan a la vacuna de forma distinta a otras especies. El aluminio de la vacuna podría estar involucrado o no. Sí, se han hallado restos de aluminio en el tumor, pero eso podría ser solamente una huella. El culpable podría ser cualquier otro componente de la vacuna. La más reciente revisión (Hartmann, 2023) menciona el aluminio como una hipótesis no probada.

¿A usted le preocupan los tumores de los gatos? A mí más bien me tranquilizan (y no solo porque no soy gato). Me tranquiliza saber que un efecto secundario poco frecuente (1 de cada 1.000-10.000 gatos vacunados) y tardío (no es que salga un cáncer a los dos días de la vacuna, por tanto no es fácil darse cuenta de que hay una relación) se ha detectado en gatos, y en pocos años han aparecido decenas de estudios científicos, que se han publicado sin cortapisas en revistas serias, con un nombre que no deja lugar a dudas («sarcoma asociado a la vacuna»), sin ningún temor a la reacción de la «poderosa industria de las vacunas veterinarias», sin ningún intento por ocultar la verdad. Créame si le digo que los seres humanos (en general) reciben mejor asistencia médica que los gatos (en general, aunque me temo que algunos gatos de algunos países reciben mucha mejor atención que muchas personas de otros países), y que se pone mucho más cuidado en diagnosticar las enfermedades, buscar la causa y hallar el tratamiento en los seres humanos que en los gatos, y que hay muchos más científicos y centros de investigación y mucho más presupuesto para investigar sobre problemas humanos que gatunos. Si las vacunas causasen sarcomas, no ya en 1 de cada 10.000 personas, sino en 1 de cada 100.000 o incluso un millón, lo sabríamos.

AMERATUNGA, R. et al. «Evidence Refuting the Existence of Autoimmune/Autoinflammatory Syndrome Induced by Adjuvants (ASIA)». *The Journal of Allergy and Clinical Immunology*, 2017; 5: 1551-1555.

EXLEY, C. y CLARKSON, E. «Aluminium in human brain tissue from donors without neurodegenerative disease: A comparison with Alzheimer's disease, multiple sclerosis and autism». *Scientific Reports*, 2020; 10: 7770.

FERNÁNDEZ-LORENZO, J. R.et al. «Aluminum contents of human milk, cow's milk, and infant formulas». *Journal of Pediatric Gastroenterology and Nutrition*. 1999; 28: 270-275.

FERNÁNDEZ MARTÍN, J. L. y CANNATA, J. B. «Evolución de la concentración de aluminio en la solución final de diálisis: estudio multicéntrico en centros de diálisis españoles». *Nefrología*, 2000; 20: 342-347.

GANROT, P. O. «Metabolism and possible health effects of aluminum». *Environmental Health Perspectives*, 1986; 65: 363-441.

GHERARDI, R. K. «Myofasciite à macrophages et hydroxyde d'aluminium: vers la définition d'un syndrome des adjuvants». *Revue Neurologique* (París), 2003; 159: 162-164.

GHERARDI, R. K. et al. «Myalgia and chronic fatigue syndrome following immunization: macrophagic myofasciitis and animal studies support linkage to aluminum adjuvant persistency and diffusion in the immune system». *Autoimmunity Reviews.* 2019; 18: 691-705.

GOBIERNO DE ESPAÑA. *BOE*, 21 de febrero de 2003; 45: 7228-7245.

HARTMANN, K. et al. «Feline Injection-Site Sarcoma and Other Adverse Reactions to Vaccination in Cats». *Viruses*, 2023;15: 1708.

LACH, B. y CUPLER, E. J. «Macrophagic myofasciitis in children is a localized reaction to vaccination». *Journal of Child Neurology*, 2008; 23: 614-619.

MATSUMURA, N. et al. «Critical evaluation on roles of macrophagic myofasciitis and aluminum adjuvants in HPV vaccine-induced adverse events», *Cancer Science*, 2023; 114: 1218-1228.

MCLEAN, D. M. et al. «Enterovirus infections in Toronto during 1962». *Canadian Medical Association Journal*, 1963; 89: 16-19.

NGUYEN, F. y SHETTY, A. K. «Gulf War illness with or without post-traumatic stress disorder: differential symptoms and immune responses». *Military Medical Research*, 2024; 11: 5.

OFFIT, P. A. y JEW, R. K. «Addressing parents' concerns: do vaccines contain harmful preservatives, adjuvants, additives, or residuals?». *Pediatrics*, 2003; 112: 1394-1397.

RONDEAU, V. et al. «Aluminum and silica in drinking water and the risk of Alzheimer's disease or cognitive decline: findings from 15-year follow-up of the PAQUID cohort». *American Journal of Epidemiology*, 2009; 169: 489-496.

SIEGRIST, C. A. «Les adjuvants vaccinaux et la myofasciite a macrophages». *Bulletin de l'Académie Nationale de Médecine*, 2003; 187: 1511-1518.

WALLIS, C. et al. «An aluminum marker for the differentiation and separation of virulent and attenuated polioviruses». *Journal of Experimental Medicine*, 1962; 115: 763-775.

Diabetes

Afirma Uriarte, en la página 217 de su libro, que la diabetes «se viene relacionando con la utilización de las vacunas de las paperas y de la hepatitis B» desde los años noventa. Según su costumbre, no cita fuentes, ni se molesta en hacer la más mínima estimación del riesgo (¿estamos hablando de un caso entre mil o entre un millón?).

En realidad, es una sola persona, el doctor Classen, el que «ha venido relacionando» las vacunas y la diabetes, y no solo las de la hepatitis y las paperas, sino también otras. Uriarte, en efecto, incluye un artículo de Classen en su bibliografía.

El caso es que sus estudios tienen serios problemas metodológicos, nadie más ha encontrado los mismos resultados y, además, es el fundador y director de una empresa, Classen Immunotherapies Inc. (en 2024 su web ya no está activa), que ha patentado y pretende vender ciertos métodos estadísticos para detectar reacciones adversas a los medicamentos y para hacer más seguras las vacunas. En particular, ha patentado (!) el vacunar a los niños justo al nacer, «aunque se podrían añadir más dosis durante el primer mes», porque según sus estudios una primera dosis de vacuna justo al nacer evita la diabetes.

DeStefano identificó a todos los niños diagnosticados de diabetes en cuatro mutuas de salud norteamericanas, y los 252 enfermos se compararon con 768 controles sanos, emparejados por sexo y edad (más/menos una semana). No se encontró ninguna asociación significativa entre ninguna de las vacunas y la diabetes; tampoco había diferencia entre los vacunados de hepatitis al nacer o a los 2 meses. Sus resultados coinciden con otros estudios anteriores: no hay relación entre las vacunas y la diabetes.

En un metaanálisis de once estudios sobre diversas vacunas y diabetes, Morgan et al. no encontraron ninguna asociación. Por su parte, Glanz et al., estudiando retrospectivamente los historiales de 584.171 niños nacidos entre 2004 y 2014 en ocho organizaciones norteamericanas de atención de salud, observaron que la ausencia o retraso en las vacunaciones o el número de vacunas recibidas en los primeros dos años no se asociaba con la incidencia de diabetes. En cambio, la cantidad de aluminio inyectada, sí. Los niños que habían recibido en total más aluminio (más de 3 mg) durante los primeros dos años tenían menos (sí, menos) diabetes.

DESTEFANO, F. et al. «Childhood vaccinations, vaccination timing, and risk of type 1 diabetes mellitus». *Pediatrics*, 2001; 108: E112.

GLANZ, J. M. et al. «The Childhood Vaccination Schedule and the Lack of Association With Type 1 Diabetes». *Pediatrics*, 2021; 148: e2021051910.

MORGAN, E. et al. «Vaccinations and childhood type 1 diabetes mellitus: a meta-analysis of observational studies». *Diabetologia*, 2016; 59: 237-243.

La «teoría endógena»

Dice Marín en la página 300:

> Somos conscientes de que la mera formulación de la teoría endógena puede producir hilaridad y asombro en aquellos sectores del mundo tecno-científico instalados en los postulados clásicos de la biología.

¡Mira, por fin una verdad en este libro! Es cierto, produce hilaridad y asombro.

La «teoría endógena» es una tontería monumental, una hija tardía de la teoría de la generación espontánea. Obsérvese que una la pongo entre comillas y la otra no. Porque la teoría de la generación espontánea es una teoría que, aunque equivocada, alguna vez fue defendida por un gran número de científicos serios. Así funciona la ciencia: se montan teorías, que son formas de comprender y explicar los fenómenos observados, y con el paso del tiempo algunas de ellas sobreviven, porque siguen permitiendo comprender y explicar las nuevas observaciones, y otras han de ser descartadas, porque aparecen nuevos fenómenos que ya no se pueden explicar con la antigua teoría. Así pues, decía, durante mucho tiempo muchos científicos serios creyeron en la teoría de la generación espontánea, hasta que los cuidadosos experimentos de Pasteur les convencieron de lo contrario. A algunos les costó mucho aceptarlo (es muy difícil renunciar a unas ideas que has tenido por ciertas desde que te las explicaron en la universidad), pero todos lo hicieron, porque los científicos son así: no se aferran a sus creencias, sino que aceptan el peso de las pruebas. A los pocos años de los experimentos de Pasteur, ningún científico serio seguía creyendo en la generación espontánea.

La «teoría endógena», en cambio, jamás ha sido propuesta o defendida por ningún científico serio. Solo por cuatro chiflados. Marín solo consigue citar a tres seguidores de esa teoría: Wilhelm Reich, Tissot y Georget (psiquiatra el primero, antivacunas los otros dos). Según ellos, bacterias y protozoos pueden derivar de las células del cuerpo humano. Los gérmenes no son la causa de la infección, sino la consecuencia; no invaden el organismo, sino que surgen de él, de las células muertas por la enfermedad. Esto, según Marín atribuye a Georget, «explicaría algunos fenómenos aún no aclarados», como:

— Que el alcoholismo «esté presente en muchos casos de tuberculosis» o que «el tétanos se desarrolle en personas ancianas con úlceras».
— Que tétanos y tuberculosis «no sean inmunizantes y que, por tanto, una misma persona las pueda volver a padecer ya que ¿cómo inmunizarse contra uno mismo?».
— «Que células de especies diferentes den lugar a cepas tetánicas diferentes.»

Es otro ejemplo de lo que hemos llamado «socialización de la ignorancia»; pretenden hacernos creer que unos fenómenos «aún no han sido aclarados», simplemente porque ellos no los entienden. Pero son fenómenos aclarados desde hace tiempo:

— El alcoholismo se asocia a la tuberculosis porque produce un descenso de la inmunidad, y porque muchas veces los alcohólicos son además pobres, están malnutridos, viven hacinados...
— El tétanos se desarrolla en ancianos porque las esporas están por todas partes, invaden los tejidos necrosados de las úlceras y el anciano ya ha perdido la inmunidad de las vacunas que le pusieron cuando era niño.
— El tétanos no es inmunizante, eso es un hecho: la gente que sobrevive al tétanos no queda inmunizada. Se cree que el motivo es que la dosis letal de toxina tetánica es inferior a la dosis necesaria para producir inmunidad. Es decir, el que recibe mucha toxina se muere, y el que tiene la suerte de recibir tan poca toxina que sobrevive no puede quedar inmunizado. Por eso la vacuna no contiene toxina, porque una dosis tan baja que no produjese enfermedad tampoco produciría inmunidad.

La vacuna contiene toxoide (anatoxina), que es la toxina modificada para que deje de ser tóxica, pero que se parece lo suficiente a la toxina de verdad para que los anticuerpos contra el toxoide sean también eficaces contra la toxina.

Hasta hace poco se creía que la inmunidad natural contra el tétanos era completamente imposible; sin embargo, algunos estudios han encontrado, en poblaciones rurales remotas, personas que nunca se habían vacunado y tenían inmunidad. Por ejemplo, Matzkin y Regev encontraron, entre 200 judíos falasha de Etiopía, que 197 tenían anticuerpos contra el tétanos, y el 30% de ellos alcanzaban niveles protectores (pero solo el 9% de los menores de 10 años tenían niveles protectores). Suponen que la repetida exposición a mínimas cantidades de gérmenes y toxinas que no son suficientes para causar la enfermedad puede, a lo largo de los años, llegar a producir una respuesta inmunitaria.

— La tuberculosis sí que es inmunizante. La prueba de la tuberculina (PPD) demuestra precisamente la existencia de inmunidad. La mayoría de las personas que sobreviven a la infección tuberculosa quedan inmunizadas para toda la vida, y no pueden ser infectadas por nuevos bacilos procedentes del exterior. Por desgracia, conservan en el interior de su organismo bacilos vivos, que en un momento en que disminuye la inmunidad por algún motivo pueden reactivarse. Pero eso no confirma la «teoría endógena», no se trata de que los bacilos tuberculosos aparezcan de la nada o se formen a partir de las células del cuerpo humano, sino de que ya estaban allí; entraron y se quedaron.

— ¡Claro que es posible inmunizarse contra uno mismo! ¿No ha oído hablar de las enfermedades autoinmunes?

— Lo de que especies diferentes dan lugar a cepas tetánicas diferentes es falso. El microbio es el mismo, pero puede afectar a distintos animales.

Más adelante, Marín intenta presentar los oncovirus que se han encontrado implantados en el ADN de especies superiores como una prueba de la «teoría endógena». Pero una vez más se equivoca; si el virus ya está allí, ya está allí. En un cadáver no se crían larvas si primero no va una mosca a poner huevos, en una fruta podrida no crecen hongos si primero no se han depositado esporas del hongo, y de una célula humana no sale un oncovirus si primero su ADN no estaba allí escondido entre el ADN humano.

Lo más asombroso es que Marín se atreve a llamar en su defensa nada menos que a Semmelweis. Justo después de reconocer que «la teoría endógena puede producir hilaridad y asombro», añade:

> Ahora bien, no será ni la primera vez ni la última que esto sucede en el devenir del conocimiento humano. También sufrió mofa y escarnio el doctor Semmelweis [...].

Semmelweis sufrió mofa y escarnio precisamente de los que pensaban como Marín, de los que creían en la generación espontánea y no sabían que los microbios pueden causar enfermedades. A Semmelweis solo se le reconoció como un gran pionero de la ciencia cuando la teoría microbiana de Pasteur ofreció un marco conceptual que permitía comprender sus hallazgos.

Ignác o Ignaz Semmelweis (1818-1865) fue un médico húngaro que trabajó en el Hospital General de Viena entre 1846 y 1848. Había dos departamentos de maternidad en el hospital, la Primera Clínica y la Segunda Clínica. En la Primera Clínica, la mortalidad por fiebre puerperal (una grave infección de la madre tras el parto, hoy sabemos que habitualmente causada por estreptococos, y en aquel entonces casi siempre mortal) era devastadora. Morían de media el 10% de las madres, y en algunos meses el 30%. Una de cada tres madres moría después de dar a luz. En la Segunda Clínica, en cambio, la mortalidad era inferior al 4%. Toda Viena lo sabía, las mujeres pedían de rodillas no ser ingresadas en la Primera Clínica, y muchas preferían dar a luz en la calle. (¿Y por qué no en casa? Existían ayudas estatales para las mujeres que daban a luz en el hospital, pues las autoridades pensaban que de esa forma las madres podían recibir instrucción sobre puericultura y podía disminuirse la mortalidad infantil. Las madres que daban a luz en la calle podían alegar que estaban de camino al hospital, y por tanto seguían teniendo derecho a recibir las ayudas.) Semmelweis estaba horrorizado por la mortalidad en la Primera Clínica, que era la suya. No comprendía cuál podía ser la causa, qué podían estar haciendo mal. Constantemente revisaba cualquier posible diferencia entre las dos clínicas, y no encontraba la solución. Hasta que la muerte por sepsis de un colega que se había cortado accidentalmente al hacer una autopsia le hizo comprender de repente: en la Primera Clínica se formaban los estudiantes de Medicina, que también practicaban autopsias; en la Segunda Clínica se formaban las estudiantes de comadrona, que no las hacían. Propuso la hipótesis de que algún «material cadavérico» (no se conocían todavía los gérmenes patógenos) producía la fiebre puerperal; en consecuencia, ordenó a todo el personal que se lavara las manos con lejía antes de atender un parto, y la mortalidad disminuyó espectacularmente.

El hallazgo de Semmelweis era totalmente empírico:

supone que el hecho de lavarse las manos con lejía funcionará, lo prueba, demuestra que funciona, pues ya está. Pero muchos médicos de su época no lo aceptaron justo porque no encajaba con las teorías dominantes. ¿Cómo puede una sustancia tóxica, presuntamente presente en los cadáveres, ser suficiente como para causar la muerte? Porque, ojo, los médicos de la época no serían muy escrupulosos, pero seguro que se lavaban las manos después de una autopsia, aunque solo fuera por no ir por ahí con las manos manchadas de sangre. Las minúsculas cantidades de lo que sea que pueda quedar debajo de las uñas no pueden causar la muerte, y esto de lavarse con lejía no tiene ningún sentido. Y precisamente este argumento fue el que luego contribuyó a afirmar la teoría microbiana: un veneno o sustancia tóxica no podría causar la muerte en tan pequeña cantidad (bueno, la toxina del tétanos o la del botulismo sí, pero no lo sabían); en cambio, un ser vivo sí. Porque los gérmenes no son endógenos, no aparecen espontáneamente en el cuerpo de la madre, sino exógenos, traídos por las manos del médico. Y, aunque esas manos en apariencia estén limpias, pueden contener unos pocos gérmenes que en el cuerpo de la madre se multiplican y se convierten en miles de millones. No basta con que las manos estén limpias, tienen que estar desinfectadas. (Sin embargo, Uriarte y Marín, en varios lugares de sus libros, atacan la teoría microbiana y acusan a la medicina de tener una especie de obsesión con destruir todos los microbios, ver pág. 206.)

Una vez más, los científicos aprenden de la experiencia. Todos los estudiantes de Medicina escuchan en su formación la historia de Semmelweis, para que aprendan que no hay que desdeñar los hechos y aferrarse a las teorías. Por supuesto, sigue siendo duro renunciar a una teoría, una teoría aparentemente sólida, confirmada por numerosos estudios científicos, que te enseñaron en tu juventud y has defendido durante años. Cuando un estudio nuevo contradice una teoría sólidamente establecida, lo primero que piensan los científicos es que el estudio puede estar equivocado. Se lanzan a comprobarlo y, en efecto, muchas veces el estudio estaba equivocado o había sido mal interpretado. Pero cuando los nuevos estudios, desde distintos ángulos y por distintos equipos de investigadores, coinciden y respaldan los nuevos hallazgos, la antigua teoría, por sólida que pareciera, se tambalea y cae en pocos años.

Un ejemplo de hallazgo empírico, previo a cualquier teoría, son las vacunas. En realidad, el empirismo aislado, sin teoría que lo explique, es probablemente inexistente: nuestra mente tiende a buscar teorías para comprender cualquier cosa. Jenner, como Semmelweis, tenía una teoría sobre el funcionamiento de su vacuna, pero se equivocaba completamente. No sabía que existían los microbios, ni mucho menos que existían los virus. El mismo Pasteur no sabía que sus vacunas inducían la formación de anticuerpos; el concepto y el nombre «anticuerpo» no aparecieron hasta 1890, y se tardaron muchas décadas más en saber cómo son y cómo actúan. Así pues, lo primero fueron los hechos comprobados, y solo muchos años después se consiguió proponer una teoría que explicara esos hechos.

Un ejemplo de teoría puramente «teórica», en cambio, es la homeopatía. Hace dos siglos, a Hahnemann se le ocurrió que «lo similar se cura con lo similar», y todavía hay gente que lo cree, inasequible al desaliento, aunque desde entonces cientos de estudios hayan fracasado en sus intentos de demostrar que la homeopatía funciona, aunque los nuevos descubrimientos, no ya de la medicina, sino de la química y la física, hagan su teoría cada vez más absurda. Ellos sí que son capaces de rechazar miles de hechos, durante siglos, para agarrarse a una teoría.

Pero característicamente ven la paja en el ojo ajeno y no ven la viga en el suyo, y así dice Marín, en la página 297, y pretendiendo con ello apoyar la «teoría endógena»:

> Por otro lado, es preciso recordar que, aunque años después recibió el Premio Nobel (1997), Stanley Prusiner fue duramente criticado por amplios sectores del mundo científico cuando planteó la existencia de «proteínas infectantes» o priones.

Prusiner publicó su primer artículo sobre priones en 1982, y evidentemente el Premio Nobel no fue sino el reconocimiento final, pues ya habían aceptado sus hallazgos mucho antes. Así que ya ve cómo están las cosas: la comunidad científica tardó veinte años en reconocer a Semmelweis, seis años en reconocer a Pasteur, quince en darle el Nobel a Prusiner, cinco en retirar del mercado el Vioxx y menos de un año en retirar la vacuna del rotavirus. Y, mientras tanto, unos señores que después de dos siglos todavía no reconocen a Jenner, y después de siglo y medio todavía no reconocen a Pasteur, pretenden criticar nuestra cerrazón mental y darnos lecciones de amplitud de miras.

De todos modos, la «teoría endógena» podría parecer una chifladura inocente. ¿Qué me importa a mí si estos señores creen que los microbios no causan las infecciones, sino que salen de ellas? ¿Por qué he de desperdiciar diez páginas del libro en contradecirles? Como si quieren creer que la Luna es un queso o que los Reyes Magos nos traen regalos si somos buenos.

Pero no es una teoría inocente, sino que tiene graves consecuencias. Como ejemplo de «infecciones endógenas», Uriarte (pág. 37) pone «la meningitis, la poliomielitis, la tuberculosis, el sida, etc.». Y si esas enfermedades no están producidas por bacterias y virus venidos de fuera, sino que las bacterias y los virus aparecen, a partir de las células humanas, después de que el individuo ya esté enfermo, ¿qué es lo que causa la enfermedad? Según Uriarte,

> la aplicación abusiva de cierta *medicación* antibiótica, de inmunoterapia, de *radiaciones ionizantes*, de antiinflamatorios, de antitérmicos, de analgésicos, así como la práctica indiscriminada de *ciertas intervenciones quirúrgicas*, el uso frecuente de *las drogas* y la vivencia de un estado de *angustia* e impotencia no compartidas pueden favorecer la aparición de la infección endógena [las negritas son suyas].

Puesto que hace siglos no había antibióticos, ni radiaciones, ni antitérmicos ni drogas, y las únicas causas de la lista que existían eran la angustia y la impotencia, y a pesar de eso tenían muchas más enfermedades infecciosas que ahora, cuando sí que disponemos de antibióticos, radiaciones, analgésicos e intervenciones quirúrgicas, cabe deducir que nuestros antepasados estaban muy, pero que muy muy muy angustiados.

Es decir, que puedes tener relaciones sexuales con cualquiera, sin preservativo, porque no cogerás el sida, que es endógeno. Mientras no estés angustiado ni tomes antitérmicos, no hay peligro. ¿Es eso lo que piensa enseñar a sus hijos? Y un individuo que tenga el sida puede seguir acostándose, sin preservativo, con todas las mujeres que quiera, porque no les puede pegar nada. ¿Le gustaría que su hija conociese a un individuo así?

Y no, no estoy sacando las cosas de contexto, porque Uriarte se encarga de machacar los mismos conceptos una y otra vez. En su página 36 dice:

> Hemos de distinguir entre la persona seropositiva y el portador crónico, conceptos que para muchos no están

> muy claros [...]. Es decir, que podemos ser seropositivos del sida infeccioso y no padecer la infección ni transmitirla; igualmente podemos resultar seropositivos de hepatitis B y no padecer la infección, ni tan siquiera transmitirla.

Claramente es Uriarte una de esas personas que no tienen clara la diferencia entre «seropositivo» y «portador crónico». Una persona es seropositiva para un determinado microbio cuando tiene en su sangre anticuerpos contra ese microbio (recuerde: antígeno es la sustancia, germen, polen o alimento contra la que se produce una respuesta, mientras que anticuerpo es la inmunoglobulina que nuestro cuerpo fabrica contra ese antígeno). En la mayoría de los casos, esa persona está sana: la persona que ha pasado la rubeola, o que se ha vacunado contra la rubeola, es seropositiva para la rubeola; la persona que ha pasado el sarampión, o que se ha vacunado contra el sarampión, es seropositiva para el sarampión... En muchos casos, ser seropositivo significa también ser inmune, que no puedes ya pasar la enfermedad; pero no siempre. Los niveles de anticuerpos pueden ser insuficientes para proteger contra la enfermedad.

En unas pocas enfermedades es posible que una persona, aparentemente sana (o aparentemente enferma) se convierta en portadora crónica, conservando el germen en su organismo durante más de un año (a veces durante toda la vida) y contagiando a otras personas. Puede ocurrir, por ejemplo, en la hepatitis B, en el sida o en la fiebre tifoidea (salmonela).

La mayoría de las personas que pasan la hepatitis B no se convierten en portadores crónicos. Habitualmente es posible distinguirlos mediante un análisis de sangre: el portador crónico tiene en su sangre el antígeno de superficie del virus (HbsAg, antes llamado «antígeno Australia»), pero es seronegativo para los anticuerpos contra el antígeno de superficie y contra el antígeno central *(core)*, anti-HBs y anti-HBc. En cambio, la persona totalmente curada es seropositiva para anti-HBs y anti-HBc, pero tiene el HbsAg negativo.

Ahora bien, el caso del sida es completamente distinto. Todos los seropositivos (que tienen en su sangre anticuerpos contra el VIH) son al mismo tiempo portadores crónicos y pueden contagiar la enfermedad. Unos son portadores sanos y otros, enfermos. Sin tratamiento, todos los portadores sanos se convierten en portadores enfermos en un periodo más o menos largo (normalmente de nueve a once años), y mueren de unos seis a veinte meses después de presentar los primeros síntomas de enfermedad. Con los tratamientos actuales (2024) es todavía imposible curar el sida haciendo desaparecer por completo el virus del organismo y garantizando que el individuo esté limpio de infección y curado para siempre. Solo es posible retrasar la aparición de los síntomas o prolongar la supervivencia una vez que la enfermedad ha aparecido.

Solo hay una circunstancia en que una persona puede ser seropositiva para el sida y, sin embargo, no estar infectada y no ser contagiosa: el bebé hijo de una madre infectada. Todos ellos han recibido anticuerpos de su madre a través de la placenta y, por tanto, todos son seropositivos, pero sin tratamiento, solo uno de cada siete tiene el virus en su sangre y, por tanto, será portador durante el resto de su vida (el porcentaje es muchísimo más bajo cuando la madre recibe un tratamiento adecuado durante el embarazo). Los demás bebés irán perdiendo poco a poco los anticuerpos que recibieron de su madre, normalmente antes del año, y dejarán de ser seropositivos.

Aparte de este caso excepcional de los bebés, no existen personas seropositivas al VIH que no sean portadoras y que no puedan contagiar. El riesgo de contagio puede variar (es mayor en la persona que se ha contagiado hace poco o en la que está clínicamente enferma, porque tiene más virus en su sangre; es menor en la persona clínicamente sana que lleva mucho tiempo contagiada, porque el número de virus en la sangre es menor), pero siempre existe. Decir que una persona seropositiva para el VIH puede no ser contagiosa es un grave error y una grave irresponsabilidad que puede tener consecuencias mortales.

Aunque no tiene que ver con las vacunas, quisiera aprovechar para hacer una advertencia sobre el sida. Encontrará por internet (y por otros sitios) a mucha gente que dice que el sida no lo causa el VIH (entre ellos, ya lo hemos visto, Uriarte y Marín) o que dicen disponer de una cura para el sida (una cura definitiva y distinta del tratamiento que le ofrecerán en cualquier hospital). No haga caso, son mentiras, y además muy peligrosas para la salud de quienes se las creen.

Entre los que dicen que el sida no está producido por el VIH hay dos o tres científicos de verdad, investigadores serios que en otro tiempo efectuaron estudios bien hechos sobre otros temas, pero que se han dejado cegar por el orgullo, por el «defendella y no emendalla». Hace décadas, cuando nadie sabía cuál era la causa del sida, decenas de científicos propusieron decenas de hipótesis. Estudio tras estudio, en distintos centros de investigación de distintos países, fueron confirmando la teoría del virus y descartando todas las demás, y todos los científicos se acabaron convenciendo, excepto esos dos o tres que se aferran a su teoría original y no piensan cambiar ni aunque se hunda el mundo. Es una lástima, pero a algunas personas les ocurre. El resto de los que no creen en el VIH son simples conspiranoicos cuyo proceso mental parece ser: «Si diez mil científicos dicen A y uno solo dice B, es evidente que el que dice B tiene que tener razón, y no necesito más pruebas».

Algunos de los que afirman que el VIH no causa el

sida dicen que la causa son, precisamente, los antirretrovirales, los medicamentos que se usan en su tratamiento. Es una estupidez como la copa de un pino. Esos medicamentos se inventaron muchos años después de aparecer el sida. No hace falta ser investigador y trabajar en un lejano laboratorio; cualquier médico de atención primaria (de una cierta edad, me recuerda mi esposa) ha visto a lo largo de su carrera cuál era la evolución de los pacientes con sida en los años ochenta, sin tratamiento, y cuál es la evolución ahora, con tratamiento. La gran tragedia del sida es que los medicamentos son demasiado caros, y que en el tercer mundo los enfermos siguen muriendo porque no se los pueden permitir.

Entre los que dicen disponer de un tratamiento revolucionario para el sida «que la ciencia oficial no quiere aceptar», que yo sepa no hay nadie que haya sido científico serio en ningún momento de su vida. Algunos están simplemente chiflados, pero la mayoría son estafadores que quieren sacarle el dinero. Lo terrible es que, al tiempo que le sacan el dinero, le pueden matar, recomendándole que deje el tratamiento de verdad para tomar sus ridículas pócimas.

BEST, M. y NEUHAUSER, D. «Ignaz Semmelweis and the birth of infection control». *Quality and Safety in Health Care*, 2004; 13: 233-234.

MATZKIN, H. y REGEV, S. «Naturally acquired immunity to tetanus toxin in an isolated community». *Infection and Immunity*, 1985; 48: 267-268.

TAN, S. Y., BROWN, J. «Ignac Philipp Semmelweis (1818-1865): handwashing saves lives». *Singapore Medical Journal*, 2006; 47: 6-7.

La hipoteca vacunal

Marín, en la página 258, habla de un «concepto de nuevo cuño que podemos denominar deuda o hipoteca vacunal». Básicamente consiste en que por culpa de las vacunas nos vemos obligados a seguir vacunando, porque, de lo contrario, habría epidemias.

Pues claro. Y si dejásemos de fabricar insulina, morirían de golpe millones de diabéticos. Y si dejásemos de practicar la agricultura, morirían de hambre más de seis mil millones de personas, porque es evidente que toda esa gente no puede subsistir de la caza y la recolección. Y si dejásemos de llevar agua a las grandes ciudades mediante costosas presas y conducciones, ¿qué beberían esos millones de personas hacinadas? El progreso es lo que tiene. Volver a la caverna sería un desastre.

De todos modos, sorprende la ingenua incoherencia. ¿No decían que las vacunas son inútiles y que si las enfermedades han disminuido es por la higiene? ¿No nos están recomendando todo el rato que dejemos de vacunar? ¡Y ahora resulta que, si dejamos de vacunar, habrá epidemias! Por fin una verdad en ese libro.

Efectos secundarios

Continuamente se estudian e investigan los efectos secundarios de las vacunas, como los de cualquier otro medicamento. De hecho, con más cuidado que los de otros medicamentos: le aseguro que a todos los médicos nos preocupan los posibles efectos secundarios de nuestros tratamientos, y por supuesto nos preocupan mucho más los problemas de las vacunas, que se administran a niños previamente sanos, que los de otros medicamentos que solo se administran a personas que ya estaban gravemente enfermas. Además, las vacunas se administran a muchísima gente, lo que permite descubrir incluso efectos secundarios muy raros, que apenas afectan a una persona entre un millón. Muchos medicamentos usados para tratar enfermedades raras no se han administrado todavía a un millón de personas, y por tanto todavía podrían aparecer efectos secundarios nunca vistos.

Cada tipo de efecto secundario requiere un tipo de estudio. Los que ocurren muy raramente, pero poco tiempo después de la vacunación, pueden detectarse mediante sistemas de farmacovigilancia (ver pág. 330), en que los médicos y otras personas notifican posibles efectos. La notificación solo es una pista que pone en movimiento la maquinaria investigadora; luego harán falta otros estudios de otro tipo (esta es la parte que los antivacunas no entienden) para ver si existe una relación o fue pura coincidencia. Para efectos secundarios raros que puedan suceder años después de la vacunación hacen falta estudios de otro tipo, por ejemplo, de casos y controles (comparar los antecedentes de un grupo de enfermos y otro de personas sanas). A veces se pueden comparar dos países cercanos que hayan empezado a vacunar en distinta fecha o usando distintos tipos de vacuna.

Para los efectos inmediatos y frecuentes (por ejemplo, si la vacuna produce fiebre o dolor), parece que bastaría con preguntar a los padres: «¿Tuvo su hijo alguna reacción después de la vacuna?». Pero no es tan sencillo. Primero, los niños tienen molestias ligeras con mucha frecuencia; ¿cómo saber si esa tos o esa diarrea son debidas a la vacuna o no? Segundo, los padres pueden fijarse más en esa tos o en esa diarrea si saben que su hijo acaba de ser vacunado y están buscando posibles efectos.

Solo como ejemplo, explicaré con detalle uno entre muchísimos estudios que se han hecho en distintas épocas y en distintos países. Se trata de un estudio sobre los efectos inmediatos de la vacuna triple vírica, que se llevó a cabo en Finlandia cuando aquel país emprendió en 1982 el programa para la eliminación del sarampión, la rubeola y las paperas. Antes de empezar ya sabían, por estudios anteriores, que era el componente sarampión el que más reacciones provocaba, la rubeola menos y las paperas casi ninguna.

Peltola y Heinonen decidieron hacer un estudio aleatorizado, controlado con placebo. Para conseguir una similitud casi perfecta, tanto en las características genéticas del niño como en las circunstancias ambientales, buscaron hermanos gemelos.

Entre 1982 y 1983 se vacunaron en Finlandia 686 pares de gemelos de entre 14 meses y 6 años de edad. Se pidió a los padres su participación voluntaria, y finalmente se obtuvieron los datos completos de 581 pares de gemelos. Cada niño se pinchaba dos veces, con tres semanas de diferencia. La primera vez, uno de los gemelos recibía la vacuna y al otro le pinchaban un placebo (una ampolla de falsa vacuna que contenía los mismos excipientes que la de verdad, cantidades ínfimas del antibiótico neomicina y de rojo de fenol, pero sin antígenos víricos), y al cabo de tres semanas, al revés. Las vacunas estaban marcadas con un código, de forma que ni los padres ni los profesionales que las administraban podían saber cuál había recibido la vacuna y cuál no. Los padres rellenaban cada día durante 21 días un completo cuestionario con todos los posibles síntomas, y solo después de haberse recogido todos los cuestionarios se abrieron los códigos para saber cuáles correspondían a la vacuna y cuáles al placebo.

El efecto secundario más frecuente fue la irritabilidad; a los diez días de la vacunación había un 4,1% más de niños irritables entre los vacunados. También a los nueve o diez días había más fiebre en los niños vacunados:

	PLACEBO	VACUNA
Febrícula (<38,5° rectal)	16,9%	19,1%
Fiebre moderada (38,6°-39,5°)	0,9%	3,6%
Fiebre alta (>39,5°)	0,1%	1,3%

Obsérvese que casi un 17% de los niños tenían febrícula con el placebo. Y no piense ahora que eso es una reacción a los excipientes del placebo, porque no había la más mínima variación temporal que pudiera indicar una reacción específica. Tenían febrícula el 16,2% de los niños en los primeros seis días tras administrar el placebo, y el 15,6% entre los días 13 a 21. Sencillamente, los niños pequeños tienen febrícula con frecuencia. Si no se hace un estudio controlado con placebo es fácil atribuir a la vacuna un 19% de febrícula, en realidad vemos que la diferencia es de menos del 3%. Sí que es culpable la vacuna de la fiebre moderada o alta, en 3 y 1 de cada 100 niños, respectivamente.

En cuanto a los síntomas del sarampión (exantema y conjuntivitis, que constituyen una forma atenuada de esta enfermedad), también se producían a los 9 o 10 días:

	PLACEBO	VACUNA
Exantema	3%	4,3%
Conjuntivitis	1,2%	2,9%
Dolor articular	0,3%	1%

La diferencia de estos síntomas continuaba más o menos igual hasta los 12 días. Evidentemente, el exantema no es rojo y vistoso como el del verdadero sarampión, pues entonces no habría ni uno en el grupo placebo. Simplemente una ligera erupción, que se puede confundir con cualquier cosa.

Por último, los niños vacunados tuvieron apenas un poco más de diarrea a los 11-12 días (no estadísticamente significativo), menos náuseas y vómitos entre los 7 y los 10 días, y menos tos y mocos entre los 9 y los 12 días:

	PLACEBO	VACUNA
Tos o mocos (11-12 días)	15,2%	13,9%
Náuseas o vómitos (7-8 días)	1,2%	0,4%
Diarrea (11-12 días)	1,2%	1,8%

En la tabla doy los datos para el periodo en que la diferencia era más grande.

Peltola y Heinonen sugieren que esta pequeña disminución en la tos y los mocos, y más pequeña aún en las náuseas, podría deberse a un efecto temporal e inespecífico de la vacuna: durante unos días, las defensas del organismo son estimuladas de forma general, lo que disminuye el riesgo de pillar un virus.

Ninguno de los efectos adversos afectó a más del 6% de los niños (entendiendo por «afectó» la diferencia entre el grupo placebo y el vacunado).

Peltola y Heinonen publicaron los resultados de su estudio en 1986; y catorce años más tarde, en 2000, volvieron a publicar un nuevo análisis más detallado de los mismos datos. Observaron que el 4% de los niños presentaban reacciones locales (enrojecimiento en el lugar de la inyección), lo mismo con la vacuna que con el placebo: no era una reacción a la vacuna, sino al pinchazo. También observaron que los niños de 4 a 6 años, que estaban recibiendo la segunda dosis de vacuna, sufrían 19 veces menos reacciones adversas que los que recibían la primera dosis. Y el alto porcentaje de tos y mocos que se observa una semana después de la vacunación, tanto con la vacuna como con el placebo, tiene ahora un nombre: es el «efecto del vacunado sano». Tanto los padres como los profesionales tienden a posponer la vacunación cuando el niño presenta síntomas de infecciones banales. No sería necesario, puesto que dichas infecciones no son verdaderas contraindicaciones de la vacuna, pero se hace: «Ya lo vacunaremos cuando se le pase el resfriado». El resultado: la mayoría de los niños se vacunan en el momento en que menos mocos tienen. Y el hecho de no tener mocos, como bien saben los padres, puede ser un estado transitorio y de breve duración.

PELTOLA, H. y HEINONEN, O. P. «Frequency of true adverse reactions to measles-mumps-rubella vaccine. A double-blind placebo-controlled trial in twins». *Lancet*, 1986; 1: 939-942.

TURCOTTE, K.; RAINA, P. y MOYER, V. A. «Above all, do no harm: assessing the risk of an adverse reaction». *The Western Journal of Medicine*, 2001; 174: 325-329.

VIRTANEN, M. et al. «Day-to-day reactogenicity and the healthy vaccinee effect of measles-mumps-rubella vaccination». *Pediatrics*, 2000; 106: E62.

WHARTON, M. «Vaccine safety: current systems and recent findings». *Current Opinion in Pediatrics*, 2010; 22: 88-93.

QUIÉN OCULTA QUÉ

A título de comparación, vamos a ver qué efectos secundarios reconocen los antivacunas y las autoridades sanitarias. Decida usted quién se está esforzando por dar una información más completa. Estos son los efectos secundarios de la triple vírica, según Uriarte (pág. 117):

Se trata de la combinación de las vacunas del sarampión, la rubeola y las paperas. Cabe señalar las siguientes complicaciones: encefalitis, meningitis, mielitis, neuritis, úlcera de colon, trombocitopenia, artritis, sarampión y paperas.

Eso es todo, no dice nada más, al menos en ese capítulo, que es el capítulo «de los efectos secundarios de cada una de las vacunas». Y veamos ahora la información de la ficha técnica de la vacuna Priorix (nombre comercial, según la Agencia Española del Medicamento), fácilmente accesible en internet, actualizada en octubre de 2023:

Resumen del perfil de seguridad

El perfil de seguridad que se muestra a continuación está basado en aproximadamente un total de 12.000 sujetos a los que se les administró Priorix en ensayos clínicos.

Las reacciones adversas que podrían ocurrir tras la administración de una vacuna combinada de sarampión, parotiditis y rubeola corresponden a las observadas tras la administración de las correspondientes vacunas monovalentes solas o en combinación.

En ensayos clínicos controlados, se realizó un seguimiento activo de los signos y los síntomas durante un periodo de 42 días. Además, se solicitó a los vacunados que notificaran cualquier manifestación clínica que ocurriera durante el periodo del ensayo clínico.

Las reacciones adversas más frecuentes tras la administración de Priorix fueron enrojecimiento en el lugar de la inyección y fiebre ≥38 °C (rectal) o ≥37,5 °C (axilar/oral).

Tabla de reacciones adversas

Las reacciones adversas notificadas se listan de acuerdo con las siguientes frecuencias:

Muy frecuentes (≥1/10)
Frecuentes (≥1/100 a <1/10)
Poco frecuentes (≥1/1.000 a <1/100)
Raras (≥1/10.000 a <1/1.000)

Datos de ensayos clínicos

Sistema de clasificación de órganos	Frecuencia	Reacciones adversas
Infecciones e infestaciones	Frecuentes	Infección del tracto respiratorio superior
	Poco frecuentes	Otitis media
Trastornos de la sangre y del sistema linfático	Poco frecuentes	Linfoadenopatía
Trastornos del sistema inmunológico	Raras	Reacciones alérgicas
Trastornos del metabolismo y la nutrición	Poco frecuentes	Anorexia
Trastornos psiquiátricos	Poco frecuentes	Nerviosismo, llanto anormal, insomnio
Trastornos del sistema nervioso	Raras	Convulsiones febriles
Trastornos oculares	Poco frecuentes	Conjuntivitis
Trastornos respiratorios, torácicos y mediastínicos	Poco frecuentes	Bronquitis, tos
Trastornos gastrointestinales	Poco frecuentes	Aumento de tamaño de la glándula parótida, diarrea, vómitos

Trastornos de la piel y del tejido subcutáneo	Frecuentes	Erupción cutánea
Trastornos generales y alteraciones en el lugar de la administración	Muy frecuentes	Enrojecimiento en el lugar de la inyección, fiebre ≥38 °C (rectal) o ≥37,5 °C (axilar/oral)
	Frecuentes	Dolor e inflamación en el lugar de la inyección, fiebre >39,5 °C (rectal) o >39 °C (axilar/oral)

En general, la categoría de frecuencias para las reacciones adversas fue similar tras la primera y la segunda dosis de la vacuna. La excepción fue el dolor en el lugar de la inyección, que fue «frecuente» tras la primera dosis de la vacuna y «muy frecuente» tras la segunda dosis.

Datos poscomercialización

Las siguientes reacciones adversas han sido identificadas en raras ocasiones durante la vigilancia poscomercialización. Debido a que son notificadas voluntariamente por una población de tamaño desconocido, no se puede proporcionar una estimación verdadera de la frecuencia:

Sistema de clasificación de órganos	Reacciones adversas
Infecciones e infestaciones	Meningitis, síndrome similar al sarampión, síndrome similar a las paperas (incluyendo orquitis, epididimitis y parotiditis)

Trastornos de la sangre y del sistema linfático	Trombocitopenia, púrpura trombocitopénica
Trastornos del sistema inmunológico	Reacciones anafilácticas
Trastornos del sistema nervioso	Encefalitis,* cerebelitis, síntomas similares a la cerebelitis (incluyendo trastorno transitorio de la marcha y ataxia transitoria), síndrome de Guillain-Barré, mielitis transversa, neuritis periférica
Trastornos vasculares	Vasculitis
Trastornos de la piel y del tejido subcutáneo	Eritema multiforme
Trastornos musculoesqueléticos y del tejido conjuntivo	Artralgia, artritis

* Se ha notificado encefalitis con una frecuencia inferior a 1 caso por cada 10 millones de dosis. El riesgo de encefalitis tras la administración de la vacuna es muy inferior al riesgo de encefalitis causada por las enfermedades naturales (sarampión: 1 de cada 1.000 a 2.000 casos; parotiditis: 2-4 de cada 1.000 casos; rubeola: aproximadamente 1 de cada 6.000 casos).

¿DE CUÁNTO DINERO ESTAMOS HABLANDO?

¿De verdad es todo por dinero? ¿Ganan tanto los fabricantes de vacunas como para poder montar una gigantesca mentira, comprar a miles de científicos y a cientos de gobiernos?

Fernández Conde et al., del Ministerio de Sanidad, han publicado un detallado estudio sobre el coste de las vacunas en España. Dan los precios que paga el Estado, que lógicamente serán más bajos que el precio normal de venta al público; comprando un millón te hacen descuento. De entrada, casi sorprende lo baratas que son: una vacuna de tétanos y difteria para adulto solo cuesta 5,59 euros. Una dosis de hexavalente (difteria, tétanos, tosferina, polio, *Haemophilus* y hepatitis B), 29,95 euros. La triple vírica (sarampión, paperas, rubeola), 10,48 euros. Las vacunas más nuevas son algo más caras (todavía no han amortizado los gastos de investigación); en estos momentos las más caras son la del herpes zóster para los ancianos, 130 euros, y la del meningococo B, 68 euros.

Sumando todas las vacunas del calendario vigente a lo largo de toda la vida, incluyendo las de la gripe (hasta una media de 83 años), el precio sería de 1.282,18 euros para un varón y de 1.311,28 euros para una mujer (un poco más por las vacunas en el embarazo). Si excluimos las vacunas de embarazadas y ancianos, todas las vacunas de un niño hasta los 14 años cuestan 563,04 euros.

El gasto para vacunar a toda la población española cada año se estima en 565 millones de euros, que representaría un 0,5% del gasto sanitario total; pero los autores incluyen el coste de poner la vacuna, alrededor del 14,65% del total, así que el coste de las vacunas sería de unos 482 millones de euros. En estas cifras no se incluyen las vacunas del COVID.

Es mucho dinero, desde luego: 482 millones. Yo hay semanas que gano menos. Pero habría que compararlo con otras cifras para tener una perspectiva adecuada.

Compare los 563 euros por niño con la cifra que gastará esa misma persona en ir al cine, en facturas de teléfono móvil, en chicles y chucherías, en cafés... Si se toma un café al día en una cafetería, al cabo de un año y medio habrá superado la cifra. Si contamos lo que gastará ese niño en juguetes, o lo que le costará el primer coche que se compre, la diferencia ya es abismal.

¿Cuánto cuesta un frasquito de crema antiarrugas, una crema de afeitar, la pasta de dientes, el gel de baño? ¿Cuántos frascos de esas cosas consume usted en un año, y cuántas vacunas? No nos engañemos, el gran negocio de la industria farmacéutica no está en las vacunas; los productos cosméticos, los jarabes para la tos, los medicamentos de uso crónico (para la hipertensión, el colesterol o la artrosis) o las vitaminas y reconstituyentes dejan mucho más dinero.

Y el gasto total, 482 millones de euros, comparémoslo con otros gastos:

— 22.247 millones gastó el Sistema Nacional de Salud español el año 2023 en medicamentos adquiridos con receta y medicamentos hospitalarios. No incluye la parte que pagaron los beneficiarios, ni los medicamentos que compra la gente sin receta o con recetas de médicos privados.
— 29 millones costaba en 2023, según la Wikipedia en inglés, un solo tanque Leopard 2 de último modelo. Los modelos antiguos de segunda mano, como los que España envió a Ucrania, se valoran en 5,74 millones.
— 3.600 millones gastaban cada año los españoles en «medicinas alternativas», según estimaciones publicadas en su página web (septiembre de 2010) por la FEMALT (Fundación Europea de Medicinas Alternativas). De ellos, la mitad correspondían a productos y la mitad a consultas. Decían que es su «aportación a la riqueza del país». Le juro que eso decían en su página web, pero en 2024 la web ya no existe, no he encontrado datos actualizados.
— 3.180 millones nos gastamos los españoles en lotería de Navidad en 2022. Solo en la de Navidad.

- — 493,25 millones fue la cifra mundial de ventas en 2023 de Boiron, la poderosa multinacional farmacéutica homeopática. Un importante descenso desde los 534,24 millones del año anterior. Pero de todas formas tiene su mérito, puesto que sus productos no sirven para nada.
- — 1.259 millones ingresó el Fútbol Club Barcelona en la temporada 2022-2023.
- — 1.657 millones ha recaudado en taquilla la película *El rey león*, según la Wikipedia. Y solo es la décima más taquillera de la historia.

Por supuesto, al fabricante de vacunas le gustaría ganar mucho dinero vendiendo vacunas, lo mismo que al panadero le gustaría ganar mucho dinero vendiendo pan. No vale la pena montar una conspiración mundial por esta porquería; se gana más vendiendo caramelos.

Las vacunas antiguas, las que están desde hace años en el calendario, son bastante baratas y dejan pocos beneficios. Porque, de aquellos 482 millones de euros en vacunas, solo una parte serían beneficios, y a repartir entre muchos accionistas de varias compañías.

Si un gobernante quisiera favorecer a algún amiguete que tiene acciones en un laboratorio, habría métodos mucho más sencillos que vacunar a toda la población. Podría, simplemente, concederle una ayuda para investigación.

Hay más dinero a ganar, durante un tiempo, con las nuevas vacunas, hasta que los precios bajen. Vacunar a una chica contra el papiloma costaba en 2010 casi tanto como todas las demás vacunas juntas (en 2024 ya solo cuestan 45 euros cada una de las dos dosis). Ahí sí que había suficiente dinero como para hacer publicidad, organizar cursos y congresos, convencer a los médicos, a la opinión pública y a los gobiernos.

He dicho «convencer», no «comprar». No creo que a ningún experto le hayan pagado un millón de euros para que mienta sobre la eficacia o la seguridad de ninguna vacuna. Entre otras cosas, porque no bastaría con comprar a uno. No sirve de nada que un científico diga: «Esta vacuna es una maravilla», si otros mil científicos de todo el mundo contestan: «Mentira, esta vacuna es una birria». Habría que comprarlos a todos, al menos a la mayoría, y sencillamente no hay tanto dinero en juego. Ni siquiera la industria del tabaco, mucho más poderosa, ha conseguido comprar el silencio o la connivencia de los médicos. Pero sí hay suficiente dinero para dar más voz a los partidarios de un cierto medicamento o vacuna que a sus detractores (organizando conferencias y simposios a los que médicos y periodistas pueden asistir gratuitamente), para conceder becas de investigación (lo que hace que se investigue más sobre determinados temas), para enviar toneladas de información a las personas adecuadas... Claramente, los avances médicos que tienen detrás un buen «padrino» se difunden mucho más rápidamente.

¿Se habría empezado la vacunación contra el papiloma en España más tarde si los laboratorios no hubieran hecho una labor de promoción? Tal vez habríamos esperado unos años a ver qué resultado daba la vacuna en otros países donde la incidencia del virus es mayor (ver pág. 209).

En general, los gobiernos se mueven por criterios económicos. Y los gobiernos democráticos, además, por criterios de imagen, por los votos. Para decidir si administra o no una vacuna determinada, el Gobierno debe tener en cuenta, por un lado, cuánto cuesta la enfermedad (muertes, tratamientos, hospitalizaciones, horas de trabajo perdidas) y, por otro, cuánto cuesta la vacunación (precio de las vacunas, coste de su aplicación, efectos secundarios y sus consecuencias). Hay que comprender que el Gobierno y el laboratorio farmacéutico no son aliados, sino que tienen objetivos enfrentados: el laboratorio quiere ganar más dinero, pero el gobierno quiere pagar menos.

Si de verdad las vacunas produjesen montones de casos de autismo, encefalopatía o asma, las retirarían del mercado, y como se ha hecho con decenas de medicamentos, se diría el motivo sin ningún reparo. Así ocurrió con la vacuna del rotavirus (ver pág. 207). Incluso si está usted convencido de que el Gobierno ocultaría el motivo verdadero, tendrá que admitir que la retiraría del mercado, aduciendo un motivo falso, «ya no es necesaria» o cualquier cosa similar. Porque, ¿quién va a pagar durante años el tratamiento de esos hipotéticos niños con autismo, con encefalopatía, con asma? Si siguen poniendo vacunas, y gratis, es porque con cada vacuna ahorran dinero, porque el gasto de todos los posibles efectos secundarios es muy inferior al gasto de las enfermedades que se producirían si no vacunasen.

Y también se cuentan los votos. Un gobierno debe calcular cuánta gente se enfadaría y dejaría de votarle si hubiera una epidemia de difteria o de polio.

Al gobierno le interesa ahorrar dinero y a usted le interesa el bienestar de su hijo. Casualmente, ambos intereses coinciden. Usted quiere que su hijo esté sano porque le quiere, y el gobierno quiere que esté sano para no tener que pagarle un hospital, y para que de mayor trabaje y pague impuestos.

A veces se oye decir que «los expertos en vacunas están a sueldo de la industria farmacéutica». Por supuesto, algunos expertos en vacunas están a sueldo de las farmacéuticas. ¿Quién cree, si no, que fabrica las vacunas?, ¿el electricista? Pero hay más, muchos más expertos que no trabajan para la industria. Decenas de catedráticos de universidad, de epidemiólogos, de directores de hospitales, cientos de especialistas en pediatría o en enfermedades infecciosas trabajan de un modo u otro para el Estado.

Gervás et al. han analizado algunos de los conflictos éticos que plantean las vacunaciones. Lea su artículo, ellos lo explican mejor que yo.

Con la pandemia de COVID, los argumentos sobre la economía de las vacunas alcanzaron máximas cotas de absurdo. Mucha gente estaba convencida de que la pandemia la habían provocado a propósito los laboratorios farmacéuticos, o, en general, «los poderosos», para enriquecerse con las vacunas. O que los laboratorios habían sido avisados con antelación, y por eso ya tenían la vacuna medio preparada y la sacaron tan rápido.

En realidad, fueron tan rápido porque corría mucha prisa, porque estaban muriendo millones de personas, y porque el SARS-CoV-2 se parecía mucho al SARS-CoV-1 de 2002. En aquella ocasión, la epidemia terminó antes de que estuviera preparada una vacuna, y se dejó de investigar; pero parte del trabajo ya estaba hecho.

¿Cuánto cuestan las vacunas del COVID? El 1 de agosto de 2021, *El País* informaba, siguiendo al *Financial Times*, que los precios habían subido: la de Pfizer de 15 a 19,5 euros, y la de Moderna de 19 a 21 euros. Es decir, que con una sola vez que dejó de ir al cine y a cenar (barato) por culpa del confinamiento, ya podía comprar una vacuna. Y si una vez dejó de ir al teatro y a cenar un poco bien, ya le llegaba para tres dosis. ¿Y la gasolina que dejó de echarle al coche?, ¿y los aviones y hoteles que no pagó durante aquellos meses?

El Economista (4 de abril de 2023) calculaba que «el gasto mundial en vacunas Covid-19 superará los 380.000 millones de dólares en siete años hasta 2027». ¿Un gran negocio? Según Reuters (20 de enero de 2022), el Fondo Monetario Internacional esperaba superar su previsión inicial de 12.500.000 millones de dólares en pérdidas por la pandemia. ¿De verdad cree que miles de poderosas empresas, aviación, petróleo, turismo, apuestas deportivas, automóvil... iban a perder miles de millones sin quejarse, solo para que las farmacéuticas pudieran vender unas cuantas vacunas?

Si a usted le hubieran avisado con un año de antelación de que iba a haber una terrible pandemia y un confinamiento, ¿se habría puesto a fabricar vacunas? Seguro que usted, lo mismo que yo, lo que habría hecho es avisar a la humanidad para evitarlo a tiempo, porque ambos somos buenas personas. Pero si fuera un egoísta sin escrúpulos y quisiera aprovechar esa información para enriquecerse, ¿de verdad habría fabricado vacunas? ¿Cuánto gastó usted en vacunas? (nada, pero las primeras tres dosis le costaron al Estado unos 50 euros), ¿y cuánto gastó en mascarillas? Para descubrir y fabricar vacunas se requiere personal altamente especializado, instalaciones y maquinaria carísimas, y no hay garantía de éxito. Había docenas de vacunas en investigación, pero muchas no llegaron a ningún sitio, y otras llegaron tarde, y al final perdieron todo lo invertido.

Yo hubiera ido sobre seguro: mascarillas. La maquinaria para fabricarlas ya está inventada y los operarios no necesitan una gran formación. Yo habría hipotecado mi casa para pedir un préstamo, habría alquilado locales, comprado maquinaria, contratado y formado personal, y al iniciarse la pandemia, me habría presentado ante los gobiernos de Europa: «Tengo 5.000 millones de mascarillas en mis almacenes y doblando turnos puedo fabricar 100 millones más al día, que en poco tiempo podrían subir a 300 o 400 millones». Ni siquiera habría intentado dar un «pelotazo»; me conformaría con 5 céntimos de beneficio limpio por mascarilla. Haga cálculos.

«Aprobado el presupuesto de la temporada 2023/24 y la liquidación del curso 2022/23». F.C. Barcelona, 21 de octubre de 2023.

«Boiron SA presenta los resultados del ejercicio cerrado el 31 de diciembre de 2023». *Marketscreener.com*, 25 de abril 2024.
«Cuánto se gasta en la Lotería de Navidad por habitante». *Newtral*, 8 de diciembre de 2023.
«El gasto público total en medicamentos y productos sanitarios creció un 5,1% en 2023». *Diariofarma*, 1 de abril de 2024.
FERNÁNDEZ CONDE, S. et al. «Actualización del coste de vacunar a lo largo de toda la vida en España para el año 2023». *Revista Española de Salud Pública*. 2023; 97: e202312116.
GERVÁS CAMACHO, J.; SEGURA BENEDICTO, A. y GARCÍA-ONIEVA ARTAZCOZ, M. «Ética y vacunas: más allá del acto clínico». En: REYES, M. y SÁNCHEZ, M. (eds.). *Bioética y pediatría. Proyectos de vida plena*. Ergon-Sociedad de Pediatría Madrid Castilla-La Mancha, Madrid, 2010.

Información práctica

El huevo y la triple vírica

Hace un tiempo que veo a niños a los que se obliga a comer huevo antes de administrarles la triple vírica, o a los que se niega la vacunación porque no han comido huevo. Es un error. La cantidad de huevo presente en las vacunas actuales es tan absolutamente minúscula que los niños, incluso los alérgicos conocidos a este alimento, se pueden vacunar con normalidad. Se recomienda, como con todas las vacunas y todos los niños, esperar media horita en la sala de espera del médico antes de volver a casa. Incluso los niños que han sufrido reacciones importantes al huevo (no una simple urticaria, sino problemas respiratorios graves y urgentes) se pueden vacunar, aunque se recomienda, por precaución (nunca pasa nada), no hacerlo en el centro de salud, sino en el hospital, y esperar allí media hora.

PIQUER-GIBERT, M. et al. «Recommendations for administering the triple viral vaccine and antiinfluenza vaccine in patients with egg allergy». *Allergologia et Immunopathologia*, 2007; 35: 209-212.

TORRES BORREGO, J. y GUZMÁN, E. G. «Seguridad de la vacunación triple vírica en pacientes con alergia al huevo». *Anales de Pediatría*, 2006; 64: 464-467.

Lactancia materna

> En criaturas con lactancia materna [...] la respuesta inmunitaria posvacunación puede ser muy inferior a la esperada. [Uriarte, pág. 180]

No es cierto. Hace décadas se lanzó la hipótesis de que la lactancia materna podría matar al virus de la vacuna de la polio oral y, por tanto, disminuir la eficacia de la vacuna. Hoy se sabe que la lactancia materna no disminuye la respuesta a las vacunas, y que los niños que toman el pecho pueden y deben vacunarse a la misma edad que los otros (la leche materna es muy buena, pero no protege contra la difteria, el tétanos, la tosferina...).

Sí que se ha observado que las vacunas producen menos reacción febril (concretamente, la mitad) en niños que toman el pecho. No se sabe si eso se extiende a otros posibles efectos adversos, pero en todo caso sería un motivo para vacunar a los niños mientras toman el pecho, aprovechando que les sienta mejor.

Alguna vez he oído decir que a los niños con lactancia materna no hace falta vacunarlos hasta que se destetan, porque la lactancia les protege. No es cierto. La lactancia es buena, pero no milagrosa. Los niños que toman el pecho tienen tanto derecho a las vacunas como los que toman el biberón.

PISACANE, A. et al. «Breastfeeding and risk for fever after immunization». *Pediatrics*, 2010; 125: e1448-1452.

Antes y después de las vacunas

Roush y Murphy (con la ayuda de una legión de investigadores, porque el esfuerzo se las trae) han comparado en Estados Unidos el número de casos y la mortalidad por las distintas enfermedades antes de la vacunación con los datos más recientes disponibles.

	ANTES DE LAS VACUNAS				EN LA ACTUALIDAD	
	MEDIA ANUAL ESTIMADA		EL PEOR AÑO		ENFERMOS	MUERTOS
ENFERMEDAD	ENFERMOS	MUERTOS	ENFERMOS	MUERTOS	(2006)	(2004)
Difteria	21.053	1.822	30.508	3.065	0	0
	1936-1945	(1936-1945)	(1938)	(1936)		
Sarampión	530.217	440	763.094	552	55	0
	(1953-1962)	(1953-1962)	(1958)	(1958)		
Paperas	162.344	39	212.932	50	6.584	0
	(1963-1968)	(1963-1968)	(1964)	(1964)		
Tosferina	200.752	4.034	265.269	7.518	15.632	27
	(1934-1943)	(1934-1943)	(1934)	(1934)		
Poliomielitis aguda	19.794	1.393	42.033	2.720	0	0
	(1941-1950)	(1941-1950)	(1949)	(1949)		
Poliomielitis paralítica	16.316	1.879	21.269	3.145	0	0
	(1951-1954)	(1951-1954)	(1952)	(1952)		

	ANTES DE LAS VACUNAS				EN LA ACTUALIDAD	
	MEDIA ANUAL ESTIMADA		EL PEOR AÑO		ENFERMOS	MUERTOS
ENFERMEDAD	ENFERMOS	MUERTOS	ENFERMOS	MUERTOS	(2006)	(2004)
Rubeola	47.745 (1966-1968)	17 (1966-1968)	488.796 (1964)	24 (1968)	11	0
Rubeola congénita	152 (1966-1969)	¿?	20.000 (1964-1965)	2160 (1964-1965)	1	0
Viruela	29.005 (1900-1949)	337 (1900-1949)	110.672 (1920)	2.510 (1902)	0	0
Tétanos	580 (1947-1949)	472 (1947-1949)	601 (1948)	511 (1947)	41	4
Hepatitis A	117.333 (1986-1995)	137 (1986-1995)	254.518 (1971)	298 (1971)	3.579	18
Hepatitis B aguda	66.232 (1982-1991)	237 (1982-1995)	74.361 (1985)	267 (1985)	4.713	47
Haemophilus invasivo	20.000 (años 80)	1.000 (años 80)	¿?	¿?	208	5 (2005)
Neumococo invasivo	63.067 (1997-1999)	6.500 (1997-1999)	64.400 (1999)	7.300 (1999)	5.169	4.850 (2005)
Varicela	4.085.120 (1990-1994)	105 (1990-1994)	5.358.595 (1988)	138 (1973)	48.455	19

En la tabla adjunta, hepatitis B «aguda» significa que no se tienen en cuenta las complicaciones tardías de la enfermedad, como insuficiencia hepática o cáncer de hígado.

Del *Haemophilus* y del neumococo solo se cuentan las formas invasivas (meningitis y neumonías), no las otitis u otras infecciones menores.

Obsérvese que los datos antiguos de la viruela son de cuando ya se llevaba un siglo vacunando (aunque no con la misma intensidad y eficacia que posteriormente). Antes de la vacuna había sido mucho peor.

Los datos provienen básicamente de la declaración obligatoria de enfermedades y de los certificados de defunción. Ambos están muy subestimados, y cuanto más antiguos, más subestimados, porque se ponía menos cuidado en rellenar esos documentos. Lógicamente, se pone más cuidado en declarar enfermedades graves, como la viruela, que leves, como la varicela. Aun ahora se cree que el número de varicelas, por ejemplo, es doce veces superior al declarado. De los 19 muertos por varicela en 2004, once eran mayores de 50 años; probablemente no murieron por varicela, sino por herpes zóster, producido por el mismo virus. Las muertes por sarampión, especialmente los datos antiguos, están claramente subestimadas: no es posible que hacia 1960 hubiera solo medio millón de casos al año en Estados Unidos, cuando sabemos que casi todos los niños lo pasaban; debían de ser más de diez veces más. Y, por tanto, tampoco es posible que solo hubiera cuatrocientas o quinientas, cuando hemos visto que hoy en día, con mejor asistencia, la mortalidad suele estar en torno al 1 por 1.000 (ver pág. 168). Pero puede ocurrir que, cuando un niño muere por complicaciones del sarampión, como encefalitis o neumonía, el médico anote en el certificado «encefalitis» o «neumonía» en vez de anotar «sarampión».

Los datos actuales, al menos para las enfermedades más graves, probablemente están muy poco o nada subestimados. Esas enfermedades se han vuelto muy raras, y si un médico viera un caso de viruela o de polio o una muerte por sarampión, correría a declararlo.

ROUSH, S. W. y MURPHY, T. V. «Vaccine-Preventable Disease Table Working Group. Historical comparisons of morbidity and mortality for vaccinepreventable diseases in the United States». *The Journal of the American Medical Association*, 2007; 298: 2155-2163.

Medicinas «alternativas» y vacunas

Muchos médicos alternativos (pero no todos) están en contra de las vacunas. Uriarte y Marín son homeópatas. Lo que no deja de ser curioso, porque las vacunas son «homeopáticas», estrictamente hablando.

El inventor de la homeopatía fue Samuel Hahnemann (1755-1843). En su opinión, los demás médicos practicaban la «alopatía», que consiste en curar las enfermedades con lo contrario de lo que las produce (pero los demás médicos no eran conscientes de ese principio, ni se llamaban a sí mismos «alópatas»). Hahnemann propone, en cambio, curar las enfermedades con algo similar a lo que las produce (*similia similibus curantur*, lo similar se cura con lo similar) con el fin de estimular la *vis medicatrix naturae* (la expresión es de Hipócrates): la capacidad curativa de la naturaleza o fuerza vital.

En una cosa tenía razón Hahnemann: muchos de los remedios, probablemente la mayoría, que usaban los médicos de su época eran inútiles (muchas plantas medicinales) o perjudiciales (otras plantas medicinales, y sobre todo las sangrías). Por desgracia, muchos de sus seguidores parecen no haberse dado cuenta de que los médicos de ahora ya no usamos los mismos tratamientos que Hahnemann criticaba. Son los naturópatas y fitoterapeutas quienes siguen usando algunas de aquellas hierbas.

Pero no nos vayamos del tema. El caso es que si tuviéramos que buscar hoy en día ejemplos de esos conceptos de «curar con lo contrario» o «curar con lo similar», lo primero que me viene a la cabeza son los antibióticos y las vacunas. La enfermedad está causada por un microbio, el antibiótico mata al microbio (es lo contrario). O bien se administra una dosis muy pequeña del mismo microbio para estimular la *vis medicatrix naturae* (los anticuerpos). Y es que la medicina moderna no funciona por principios filosóficos, sino científicos. No decimos: «Este tratamiento me gusta porque es lo contrario; este no me gusta porque es similar», sino: «Este tratamiento me gusta porque funciona, porque en un estudio bien hecho se ha demostrado que los pacientes que lo siguen mejoran; este otro no me sirve porque los estudios demuestran que no funciona; este tercero no sé qué decir porque nadie ha hecho un estudio...». Si los estudios demuestran que los antibióticos funcionan, los usamos, y si los estudios demuestran que las vacunas funcionan, las usamos también, aunque «filosóficamente» sean todo lo contrario. Y también usamos, si hay estudios que demuestran su eficacia, hierbas o extractos de hierbas, productos «naturales» o artificiales, masajes o psicoterapia, relajación o ejercicio físico...

Curiosamente, algunos homeópatas dicen que las vacunas no son homeopáticas. (Bueno, dicen que existen unas «vacunas homeopáticas», unas cosas raras que hacen ellos y cuya eficacia jamás se ha demostrado; pero que las otras, las vacunas «normales», no son homeopáticas. Uriarte [pág. 53] afirma que son «isopáticas», que por lo visto no es ni chicha ni limoná.) Tal vez lo digan porque no han sido diluidas millones de veces ni vienen en forma de bolitas blancas. Pero la dilución casi infinita y las bolitas blancas no son más que accesorios, la forma concreta en que Hahnemann llevó a la práctica la homeopatía. Él mismo aceptaba y defendía como homeopáticas las vacunas (exactamente la de la viruela, la única que existía en su época).

La obra clave de Hahnemann, el libro que constituye el fundamento de la homeopatía, es su *Organon*. Publicó cinco ediciones en vida; la sexta, que escribió en 1842, no se publicó hasta 1921. La quinta edición (*Exposición de la doctrina médica homeopática, u Organon del arte de curar*, traducido de la quinta edición alemana, 2.ª edición, Imprenta de J. Torner, Barcelona, 1846) puede leerse completa en internet, concretamente el ejemplar escaneado de la biblioteca de la Universidad Complutense: http://books.google.es/books?id=pHIAP8Gelc4C.

Uno de los primeros capítulos se titula «Ejemplos de curaciones homeopáticas hechas involuntariamente por médicos de la escuela antigua». Explica primero por qué los remedios homeopáticos pueden funcionar aunque no sea a «dosis homeopáticas» (transcribiré los párrafos actualizando la ortografía):

> Si en los casos que voy a referir, las dosis de los medicamentos han sido superiores a las que prescribe la medicina homeopática, naturalmente de esto se sigue el peligro que en general ocasionan las altas dosis de agentes homeopáticos. Sin embargo, en diversas circunstancias, que no siempre es fácil descubrir, comúnmente se observa que dosis muy considerables de remedios homeopáticos curan sin causar perjuicio notable. [pág. 44]

Siguen numerosos ejemplos de curaciones conseguidas con «lo similar», y uno de esos ejemplos es la vacuna:

> ¿Es posible que la vacuna garantice de las viruelas sino de un modo homeopático? Porque sin hablar de otras relaciones de semejanza que entre ambas enfermedades existen, tienen de común [...]. La vacuna, considerada como medio homeopático, no puede ser eficaz sino cuando se emplea antes de la aparición de las viruelas que son más fuertes que ella. De esta manera produce una enfermedad muy análoga a la viruela, y por consiguiente homeopática, y como terminado su curso no puede el cuerpo humano por lo general ser afectado por segunda vez de una enfermedad de este género, se encuentra en adelante al abrigo de todo contagio semejante. [pág. 61]

Luego habla más veces de la vacuna, y en dos ocasiones cita a Jenner, al que evidentemente ha leído, no para criticarlo, sino para apoyarse en sus ejemplos. Por segunda vez declara que la vacuna es plenamente homeopática (¡nada de «isopática»!) y, por tanto, eficaz:

> Nadie ignora que cuando la viruela sobreviene después de inoculada la vacuna, en el momento destruye a esta homeopáticamente y no le permite hacer su curso, tanto porque tiene más fuerza que ella, como porque se le asemeja mucho. Por la misma razón, cuando la vacuna se acerca al término de su madurez, su grande semejanza con la viruela hace que homeopáticamente disminuya y suavize bastante esta última, cuando llega a declararse, y le imprime un carácter más benigno, como lo atestiguan Muhry y muchos otros autores. [págs. 99-100]

Y aquí hace una referencia bibliográfica, nada menos que al tratado *On Vaccine Inoculation*, de Robert Willan (1757-1812, el padre de la dermatología y uno de los pioneros de la vacunación), publicado en Londres en 1806, que también encontrará en Google Books.

Pero quizá lo más asombroso es la «Noticia sobre la vida y trabajos de Hahnemann», de autor anónimo (sin duda un homeópata o al menos un simpatizante), que cierra el libro. Entre los numerosos elogios, no puede faltar la traca final: la comparación con otros grandes sabios incomprendidos. Habrá leído mil veces el argumento: «A Galileo no le creyeron, a mí tampoco me creen; por lo tanto, yo soy tan listo y tengo tanta razón como Galileo». Pues bien:

> Pero las dificultades inherentes a su doctrina, los muchos enemigos que le rechazaban sin comprenderle y la grande importancia de su descubrimiento han hecho que la homeopatía fuese acogida como lo fue en el siglo XVII la circulación de la sangre, y en el XVIII la vacuna, y como lo fueron los descubrimientos de Galileo, de Newton, de Descartes, etc.; como ellos, sufre igual suerte.

Los enemigos, que rechazan la vacuna sin comprenderla...

Muchos homeópatas son todavía fieles a las enseñanzas de Hahnemann, y por tanto admiten la eficacia de la vacunación. Lehrke et al., en Alemania, pasaron un cuestionario a 219 médicos homeópatas y a 281 médicos no homeópatas. Encontraron que en general los homeópatas no rechazaban por principio las vacunas, sino que consideraban unas más importantes que otras. Recomendaban las vacunas del tétanos, la difteria y la polio casi en el mismo porcentaje que los médicos no homeópatas, pero eran menos partidarios de las otras vacunas.

En el año 2002 se produjo en Inglaterra un episodio que casi daría risa si no fuera por sus graves repercusiones para la salud. Schmidt y Ernst, del Departamento de Medicina Complementaria de la Universidad de Exeter, hicieron una encuesta a homeópatas, quiroprácticos y médicos generales cuyos correos electrónicos aparecían en internet. (Edzard Ernst, que era homeópata, se dedica desde 1993 a revisar la eficacia de las distintas medicinas alternativas. Ya no es homeópata. Vale la pena buscar en www. pubmed. gov los artículos escritos por Ernst, E.) Fingieron ser una madre que preguntaba si era conveniente vacunar a su hijo de 1 año con la triple vírica. A aquellos médicos que contestaban les explicaban que en realidad no eran esa madre, sino que estaban haciendo un estudio, y les daban la oportunidad de retirar (pero no modificar) su respuesta y aquí no ha pasado nada. Obsérvese que hacerse pasar por un cliente para comprobar cómo actúa un profesional es una técnica habitualmente usada por las asociaciones de consumidores, por ejemplo: «Nos hemos subido a cien taxis, hemos llevado el coche a reparar a cincuenta talleres...». Lo que no es habitual es ofrecer la oportunidad de retirarse; realmente a los médicos los trataron con guante blanco.

Pues bien, de 111 médicos generales no contestó ni uno. De 168 homeópatas contestaron 104, y 27 de ellos retiraron su respuesta. De los 77 que mantuvieron su respuesta, 2 recomendaron vacunar y 31 recomendaron no vacunar. De 63 quiroprácticos, 22 respondieron y 6 retiraron la respuesta; de los 16 que mantuvieron su respuesta, 4 recomendaron vacunar y 3 recomendaron no vacunar. Aparentemente, la mayoría de los que contestaron no se mojaron.

Schmidt y Ernst publicaron sus resultados en una carta a la *British Medical Journal*, con una conclusión en términos bien moderados:

> Estos datos sugieren que algunos proveedores de medicina complementaria están aconsejando a la gente en contra de los programas del Gobierno. Los médicos generales, por otra parte, parece que no responden en absoluto a los correos electrónicos de los pacientes sobre este delicado asunto.

Al leer esto en la Sociedad de Homeópatas británica se enfadaron muchísimo. Crump y Oxley, presidente y vicepresidente de la asociación, contestaron con una carta que decía lo siguiente:

> Su estudio parece haber usado métodos dudosos y posiblemente no éticos para extraer información potencialmente sensacional. La confianza pública en nuestra profesión puede haber sufrido un golpe por este informe. La Sociedad de Homeópatas no anima a sus miembros a aconsejar a los pacientes contra la vacunación.

Es decir, a ver si lo he entendido bien: el simple hecho de que alguien diga que algunos homeópatas están en contra de las vacunas es insultante y puede desprestigiar a toda la profesión. Pues si se llegan a enterar de que dos homeópatas españoles han publicado sendos libros contra las vacunas...

Por su parte, Busse, Morgan y Campbell han analizado y rebatido los argumentos antivacunación de algunos quiroprácticos. Morgan es quiropráctico él mismo, y ferviente partidario de la vacunación (ver pág. 76).

Uriarte (pág. 125) habla de un «tratamiento isopático» inventado por médicos homeópatas para tratar las supuestas complicaciones de las vacunas, administrando la misma vacuna pero a diluciones homeopáticas, en «curas» que duran varios días y que se pueden repetir hasta diez veces, con intervalos de dos semanas. Supongo que así dan tiempo a que los síntomas desaparezcan por sí solos, mientras el paciente va pagando. Y como a nadie le gusta quedar por tonto, la gente tiende a pensar que cuantas más veces se tuvo que hacer la «cura» y más dinero tuvo que pagar, más grave era su dolencia y, por tanto, más efectivo el tratamiento. No existe ningún estudio que pruebe la eficacia de esos «tratamientos».

BUSSE, J. W.; MORGAN, L. y CAMPBELL, J. B. «Chiropractic antivaccination arguments». *Journal of Manipulative and Physiological Therapeutics*, 2005; 5: 367-373.

CRUMP, S. C. y OXLEY, M. «Society of Homeopaths does not advise against vaccination». *British Medical Journal*, 2003; 326: 164.

ERNST, E. «The attitude against immunisation within some branches of complementary medicine». *European Journal of Pediatrics*, 1997; 156: 513-515.

LEHRKE, P. et al. «Attitudes of homoeopathic physicians towards vaccination». *Vaccine*, 2001; 19: 4859-4864.

SCHMIDT, K. y ERNST, E. «Survey shows that some homoeopaths and chiropractors advise against MMR». *British Medical Journal*, 2002; 325: 597.

Las vacunas «voluntarias»

En España, todas las vacunas son voluntarias. Pero hay unas incluidas en el calendario oficial de vacunaciones, que se ponen gratuitamente a todo el mundo, y otras que no están en el calendario, y que la Asociación Española de Pediatría recomienda, y que los padres tienen que pagar de su bolsillo. Muchas de esas vacunas que recomendaba la AEP han acabado en el calendario oficial al cabo de los años, otras no (o todavía no).

Personalmente, me parece un error que la Asociación Española de Pediatría haya optado por promocionar un calendario de vacunaciones distinto al del Ministerio de Sanidad. Si existen sólidos argumentos para administrar de forma universal esas vacunas en nuestro país, deberían ser capaces de convencer a las autoridades sanitarias (y a los expertos que las aconsejan). Si los argumentos no son lo bastante contundentes para convencer a autoridades y expertos, entonces tampoco justifican, a mi modo de ver, que se realice una campaña directamente dirigida a convencer a los «pediatras de a pie» y a los padres.

Muchos padres se preguntan qué hacer.

Yo, que no soy un experto en enfermedades infecciosas, sino un humilde autor de libros de divulgación, no puedo decir más que lo que dicen los expertos que asesoraron al ministerio para elaborar su calendario: esas vacunas no parecen ser, en la situación actual española, tan importantes y necesarias como para ponerlas en el calendario y repartirlas gratis. Tampoco son tan inútiles o peligrosas como para prohibirlas.

Lo importante es que, tome la decisión que tome, no le dé más vueltas. Si opta por no vacunar a su hijo de esas enfermedades, no se pase luego media vida pensando «lo he puesto en peligro», «mira que si ahora coge una pulmonía», «todo por ahorrarme unos euros; total, podría haber vendido la tele»... Y si opta por vacunarlo, tampoco se pase la vida pensando «mira que si por culpa de la vacuna coge el autismo, el cáncer, la encefalitis...». No hay que darle más vueltas, porque de momento no parece haber claras diferencias entre una opción u otra. El día que el Ministerio de Sanidad decida que es claramente beneficioso vacunar, las pondrán en el calendario. El día que decidan que es claramente perjudicial vacunar, las retirarán del mercado. Si no hacen ni una cosa ni otra es porque la diferencia, en realidad, es bastante pequeña.

No vacuné a mi hijo, ¿ahora qué hago?

Pues vacúnelo lo antes posible.

El calendario varía un poco según las distintas edades. En principio, su pediatra o enfermera sabrán qué hacer; si no es así, invíteles a buscar este documento en internet (o se lo imprime): «Calendario acelerado de vacunaciones.

Ponencia de Programas y Registros de Vacunaciones» (Ministerio de Sanidad, 2023). Verá que, por un lado, dice cuántas dosis hay que poner de cada vacuna, según la edad del niño (o adolescente), y, por otro, cuánto tiempo tiene que pasar entre vacuna y vacuna.

Posiblemente habrá cambios con el tiempo. Si busca en internet «calendario acelerado de vacunaciones», es probable que encuentre la versión más moderna.

Sobre todo, tenga en cuenta que las vacunas que ya han sido puestas, puestas se quedan. Es decir, si su hijo necesita tres dosis, pero ya le puso la primera, aunque sea hace diez años, ahora solo le faltan dos dosis. Nunca hace falta empezar a vacunar desde el principio.

MINISTERIO DE SANIDAD. «Calendario acelerado de vacunaciones. Ponencia de Programas y Registros de Vacunaciones». Ministerio de Sanidad, Madrid, 2013. [Documento accesible en internet].

Dónde encontrar información en internet

Anna Kata, una antropóloga que ha estudiado las páginas antivacunas en internet, lo ha definido como «una caja de Pandora posmoderna». Ya sabe, la caja aquella que contenía todos los males del mundo. Muchas de las páginas que se encuentran al buscar «vacunas» son páginas antivacunas, llenas de desinformación, mentiras y teorías conspirativas.

El problema, en general, es cómo distinguir páginas serias de las que no lo son. Curiosamente, Kata encontró que una de las páginas más fiables en cuestión de vacunas es la Wikipedia en inglés: aunque cualquiera puede hacer cambios, también cualquiera puede corregir los errores y borrar las estupideces.

Para cuestiones de salud, una página muy útil dirigida al público general es Medline Plus (medlineplus.gov), bajo el auspicio de las autoridades sanitarias norteamericanas. Ofrece información propia y enlaces a páginas serias de otras instituciones. Muchas de las informaciones (pero no todas) están también en español.

A continuación se expone una selección de páginas específicamente dedicadas a vacunas o enfermedades infecciosas. En ellas encontrará fácilmente otros enlaces a otras páginas serias:

OMS: www.who.int
UNICEF: www.unicef.org
Ministerio de Sanidad: www.sanidad.gob.es
Organización Panamericana de la Salud: www.paho.org/es
Asociación Española de Pediatría: www.vacunasaep.org
Asociación Española de Vacunología: www.vacunas.org
European Centre for Disease Prevention and Control: www.ecdc.europa.eu
Immunization Action Coalition: www.immunize.org
Institute for Vaccine Safety: www.vaccinesafety.edu
Centers for Disease Control and Prevention: www.cdc.gov/vaccines

KATA, A. «A postmodern Pandora's box: Anti-vaccination misinformation on the Internet». *Vaccine*, 2010; 28: 1709-1716.

Índice temático

Otros títulos del autor en Booket:

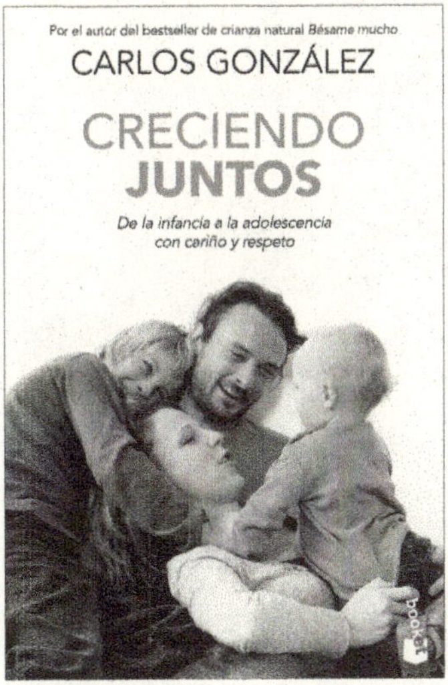

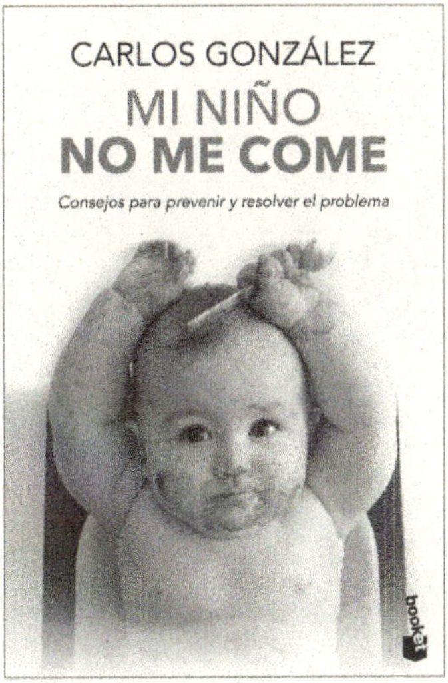

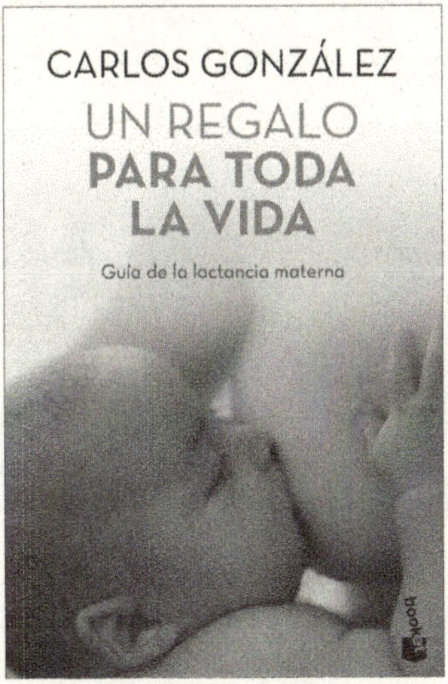

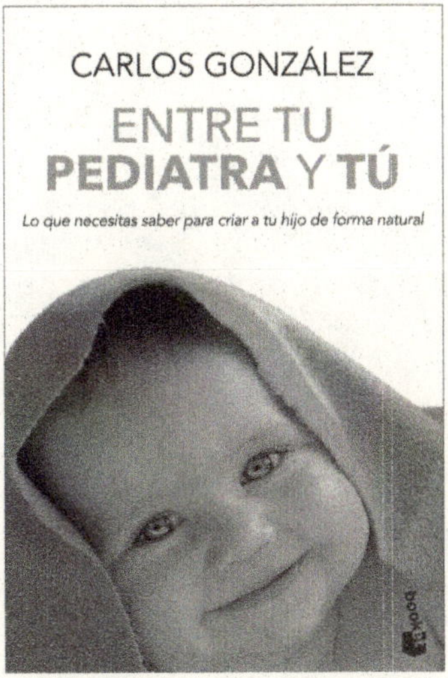